全国高等医药院校医学检验技术专业第四轮规划教材

临床输血学检验

第4版

（供医学检验技术专业使用）

主　编　胡丽华

编　者　（以姓氏笔画为序）

王　琳（华中科技大学同济医学院附属协和医院）

王学锋（上海交通大学医学院附属瑞金医院）

王海燕（青岛大学附属医院）

陈凤花（华中科技大学同济医学院附属协和医院）

周吉成（广西医科大学第一附属医院）

赵　莲（军事医学研究院卫生勤务与血液研究所）

胡丽华（华中科技大学同济医学院附属协和医院）

宫济武（北京医院）

秦　莉（四川大学华西医院）

夏　荣（复旦大学附属华山医院）

钱宝华（海军军医大学第一附属医院）

曾小菁（贵州医科大学附属医院）

穆士杰（空军军医大学第二附属医院）

学术秘书　陈凤花

中国健康传媒集团

中国医药科技出版社

内 容 提 要

　　本教材"是全国高等医药院校医学检验技术专业第四轮规划教材"之一。全书共十五章，主要介绍了红细胞血型系统、红细胞血型检测技术、白细胞抗原系统、人类白细胞抗原检测技术、血小板血型系统、血小板血型检测技术、临床输血相关技术、血液成分的制备和保存、血液成分的临床应用、特殊输血、自体输血、新生儿溶血病、自身免疫性溶血性贫血、输血不良反应与输血传播疾病、临床输血管理与质量控制等相关内容，具有重点突出、概念明确、简明实用等特点。本教材为书网融合教材。即纸质教材有机融合电子教材、教学配套资源（PPT、微课、视频、图片等）、题库系统、数字化教学服务（在线教学、在线作业、在线考试）。

　　本教材供高等医药院校医学检验技术专业及相关专业本科、专科和成人教育（专升本）各层次学生用作教材，也可作为临床检验人员日常工作、继续教育和职称考试的参考书。

图书在版编目（CIP）数据

临床输血学检验/胡丽华主编 . — 4 版 . —北京：中国医药科技出版社，2019.12
全国高等医药院校医学检验技术专业第四轮规划教材
ISBN 978 – 7 – 5214 – 1330 – 4

Ⅰ . ①临… 　Ⅱ . ①胡… 　Ⅲ . ①输血 – 血液检查 – 医学院校 – 教材 　Ⅳ . ①R446.11

中国版本图书馆 CIP 数据核字（2019）第 288703 号

美术编辑 陈君杞
版式设计 友全图文
出版 **中国健康传媒集团** | 中国医药科技出版社
地址 北京市海淀区文慧园北路甲 22 号
邮编 100082
电话 发行：010 – 62227427 　邮购：010 – 62236938
网址 www.cmstp.com
规格 889 × 1194 mm $^1/_{16}$
印张 $18^1/_4$
字数 403 千字
初版 2004 年 9 月第 1 版
版次 2019 年 12 月第 4 版
印次 2024 年 6 月第 3 次印刷
印刷 北京侨友印刷有限公司
经销 全国各地新华书店
书号 ISBN 978 – 7 – 5214 – 1330 – 4
定价 **70.00 元**

获取新书信息、投稿、
为图书纠错，请扫码
联系我们。

数字化教材编委会

主　　编　胡丽华

编　　者　（以姓氏笔画为序）

王　琳（华中科技大学同济医学院附属协和医院）

王学锋（上海交通大学医学院附属瑞金医院）

王海燕（青岛大学附属医院）

陈凤花（华中科技大学同济医学院附属协和医院）

周吉成（广西医科大学第一附属医院）

赵　莲（军事医学研究院卫生勤务与血液研究所）

胡丽华（华中科技大学同济医学院附属协和医院）

宫济武（北京医院）

秦　莉（四川大学华西医院）

夏　荣（复旦大学附属华山医院）

钱宝华（海军军医大学第一附属医院）

曾小菁（贵州医科大学附属医院）

穆士杰（空军军医大学第二附属医院）

学术秘书　陈凤花

全国高等医药院校医学检验技术专业规划教材是在教育部、国家药品监督管理局的领导和指导下，在广泛调研和充分论证基础上，由中国医药科技出版社组织江苏大学医学院、温州医科大学、中山大学中山医学院、华中科技大学同济医学院、中南大学湘雅医学院、广东医科大学、上海交通大学医学院、青岛大学医学部、广西医科大学、南方医科大学、中国人民解放军总医院等全国20多所医药院校和部分医疗单位的领导和专家成立教材建设委员会，在出版社与委员会专家共同规划下，由全国相关院校的专家编写出版的一套供全国医学检验技术专业教学使用的本科规划教材。

本套教材坚持"紧扣医学检验专业本科教育培养目标，以临床实际需求为指导，强调培养目标与用人需求相结合"的原则，近20年来历经三轮编写修订，逐渐形成了一套行业特色鲜明、课程门类齐全、学科系统优化、内容衔接合理的高质量精品教材，深受广大师生的欢迎，为医学检验技术专业本科教育做出了积极贡献。

本套教材的第四轮修订，是在我国高等教育教学改革的新形势和医学检验专业更名为医学检验技术专业、学制由5年缩短至4年、学位授予由医学学士变为理学学士的新背景下，为更好地适应新要求，服务于各院校教学改革和新时期培养医学检验专门人才需求，在2015年出版的第三轮规划教材的基础上，由中国医药科技出版社于2019年组织全国40余所本科院校300余名教学经验丰富的专家教师不辞辛劳、精心编撰而成。

本轮修订教材含理论课程教材10门、实验课教材6门，供全国高等医药院校医学检验技术专业教学使用。具有以下特点：

1. 适应学制的转变 第四轮教材修订符合四年制医学检验技术专业教学的学制要求，为目前的教学提供更好的支撑。

2. 坚持"培养目标"与"用人需求"相结合 紧扣医学检验技术专业本科教育培养目标，以医学检验技术专业教育纲要为基础，以国家医学检验技术专业资格准入为指导，将先进的理论与行业实践结合起来，实现教育培养和临床实际需求相结合，做到教师好"教"、学生好"学"、学了好"用"，使学生能够成为临床工作需要的人才。

3. 充实完善内容，打造教材精品 专家们在上一轮教材基础上进一步优化、精炼和充实内容。坚持"三基、五性、三特定"，注重整套教材的系统科学性、学科的衔接性。进一步精炼教材内容，突出重点，强调理论与实际需求相结合，进一步提高教材质量。

4. 书网融合，使教与学更便捷更轻松 全套教材为书网融合教材，即纸质教材与数字教材、配套教学资源、题库系统、数字化教学服务有机融合。通过"一书一码"的强关联，为读者提供全免费增值服务。按教材封底的提示激活教材后，读者可通过PC、手机阅读电子教材和配套课程资源（PPT、微课、视频等），并可在线进行同步练习，实时反馈答案和解析。同时，读者也可以直接扫描书中二维码，阅读与教材内容关联的课程资源，从而丰富学习体验，使学习更便捷。教师可通过PC在线创建课程，与学生互动，开展在线课程内容定制、布置和批改作业、在线组织考试、讨论与答疑等教学活动，学生通过PC、手机均可实现在线作业、在线考试，提升学习效率，使教与学更轻松。此外，平台尚有数据分析、教学诊断等功能，可为教学研究与管理提供技术和数据支撑。

　　编写出版本套高质量的全国高等医药院校医学检验技术专业规划教材，得到了相关专家的精心指导，以及全国各有关院校领导和编者的大力支持，在此一并表示衷心感谢。希望本套教材的出版，能受到全国高等医药院校医学检验技术专业广大师生的欢迎，对促进我国医学检验技术专业教育教学改革和人才培养做出积极贡献。希望广大师生在教学中积极使用本套教材，并提出宝贵意见，以便修订完善，共同打造精品教材。

中国医药科技出版社

2019年10月

全国高等医药院校医学检验技术专业第四轮规划教材

建设委员会

　　输血医学是医学领域中由多个学科交叉发展起来的一门新兴学科，是将献血者血液输给患者进行以救治为根本目的，进行研究、开发、应用，从而保证临床输血安全的科学。近年来随着免疫学、分子生物学、遗传学、病毒学、低温生物学等学科的发展，输血医学有了突飞猛进的发展和重大突破。目前输血医学在我国已是二级学科。为了更好地促进我国输血医学教育事业的发展，培养高层次输血专业人才，自 2004 年起我们先后组织全国知名专家、学者编写了《临床输血检验》（第 1、2、3 版）教材，受到了全国广大医学检验专业师生的好评与青睐，在全国各大高等医药院校检验系中广泛应用。

　　此次再版，总结了过去 15 年输血医学教学的经验和不足，在内容编排上力求便于教学，对部分内容作了适当调整和深化，包括临床输血的新观念、患者血液管理、免疫血液学的新进展、细胞治疗等，既体现了"三基"（基础理论、基本知识、基本技能）、"五性"（思想性、科学性、先进性、启发性、适用性）、"三特定"（特定对象、特定要求、特定限制），又突出了"更新、更深、更精"的实用精神，并侧重于培养学生的创新思维和实践能力。

　　本教材以培养实用型人才为目标，结构严谨、层次分明、重点突出、概念准确、简明实用。不仅可用作高等医药院校医学检验专业的本科教材，也适用于医疗专业的教学参考，还可作为输血科以及全国各级血站工作人员的专业指导用书。

　　尤其值得强调的是，本教材的编写过程中大量参阅了美国血库协会（AABB）、英国血液标准委员会（BCSH）等国际权威专业机构新近颁布的各种输血指南及发表的文献，力求反映当前国际输血发展的最新动态和新理论、新技术。

　　本教材内容翔实，从血型系统的基础知识、血液成分的制备与保存、成分输血以及临床输血管理与质量控制等方面均进行了详细阐述，基础理论、实验方法和临床应用三者紧密结合，特别强调理论与实践的联系，注重培养学生的创新能力和动手能力。每章开头列出学习目标，每章末附有小结，以培养学生的思维能力和自学能力。另外，还配有丰富的数字化资源，包括视频、微课、习题等，有助于学生进行混合式学习，提升学习效率。

　　由于编写时间短促，加之编者水平所限，书中难免存在不足和疏漏之处，敬请读者和专家批评指正。

编　者
2019 年 9 月

绪　论

扫码"学一学"

　　输血医学（transfusion medicine）是临床医学重要的组成部分，主要研究与血液和输血相关的基础理论、血液免疫机制与临床治疗、技术应用与扩展、献血服务与血液质量、成分输血与血液制品应用、经血液传播疾病的预防与治疗、信息化管理等，研究和推广输血新技术，达到输血的科学性、安全性、有效性和可及性。近年来，随着与输血相关的临床医学、免疫学、遗传学、病毒学、分子生物学、低温生物学等学科的相互交叉与渗透，快速地推动了输血医学的发展，显著提升了输血医学的地位。目前输血医学在我国已是二级学科。

一、输血医学发展史

　　输血医学发展史上的重要事件见表绪-1。

表绪-1　输血医学发展史上的重要事件

年份	事件
1666	Richard Lower 完成了首例动物间输血试验
1667	Jean Denis 成功地将动物血输入人体内
1818	James Blundell 首次进行了人与人之间的输血
1901	Karl Landsteiner 发现了 ABO 血型系统
1908	Alexis Carrel 创造了一种外科技术用于直接输血，即将献血者动脉与受血者静脉吻合、快速输血
1915	Richard Lewinsohn 发现 0.2% 枸橼酸钠可以作为抗凝剂
1921	Percy Oliver 在英国伦敦建立了世界上第一家献血服务站
1937	Bernard Fantus 在美国芝加哥一家医院创立了血库
1939	Landsteiner 和 Wiener 发现了人类 Rh 抗原
1940	Edwin Cohn 发明了一种方法分馏血浆蛋白，次年用这种方法制得的白蛋白首次用于治疗珍珠港事件中的休克患者
1945	Coombs 建立了抗球蛋白试验方法，有助于发现一些其他血型抗原系统例如：Kell（Coombs 等，1946）、Duffy（Cutbush 等，1950）和 Kidd（Cutbush 等，1950）
1951	Edwin Cohn 和他的同事们发明了第一台血细胞分离机
1964	Judith Pool 发现了冷沉淀，用于血友病治疗
1966	Cyril Clarke 报道了 Rh 免疫球蛋白预防 Rh 胎儿和新生儿溶血病

（一）中世纪的输血

　　在生物学和医学创立发展前，人类对血液的认识仅限于在打猎和战争中伤员因伤口流

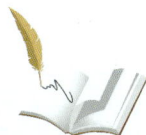

出大量血液而迅速死亡。一直以来，血液象征着生命的源泉，被认为是神秘而无所不能的。古时候饮血疗法曾在世界上风靡一时。血液被认为包含着灵魂，古罗马角斗士胜利后喝下对手的血以增长勇气。有记录的最早一次输血事件是在 1492 年罗马教皇 Innocent 八世口服男童鲜血治疗自己的疾病，为其供血的 3 个十岁男孩在放血后不久均因大量失血而死亡，而口服血液并没能挽救教皇的生命。15 世纪后期人们曾一度认为精神错乱、抑郁、癫狂等症状都是源于血中"有毒"，因此放血疗法曾一度盛行。而我国古代也有过类似欧洲的饮血祛病及针刺经络穴位治疗疾病的记载。

（二）十七世纪的输血

1. 血液循环的发现 1616 年英国医生 Harvey 应用动物实验阐明了血液在体内的循环方向。1628 年他发表论文阐述了著名的血液循环理论，描述"心脏像一个泵，其收缩产生了脉搏，将血液挤压到动脉，血液再顺着血管流回心脏。血液由此在体内完成了一次循环"。血液循环系统的发现使得人们开始了对输血的关注与思考，也为经静脉注入液体和药物的可能性提供了理论依据。

2. 动物血输给人 1666 年牛津大学科学家 Richard Lower 成功地进行了首例动物间输血试验，他将一条濒临死亡的狗的静脉与另一条健康狗的动脉连接起来，实验狗输血后被救活了。这些实验使科学家开始设想动物 - 人之间的输血。1667 年法国科学家 Jean Denis 将羊血输入到一名 15 岁男孩的静脉，获得意外成功，输血后未见不良反应。此后 Jean Denis 又为 9 名精神病患者进行类似的异种血输血治疗，然而在为一名 34 岁的行为异常精神病男性患者二次输血后发生了典型的溶血性输血反应，直接导致该患者死亡。这一事故使英法两国决定禁止输血治疗，使得输血研究从此停滞了 150 余年。

（三）十九世纪的输血

1818 年英国产科医生 James Blundell 首次进行了人与人输血的尝试。受血者为一名癌症患者，输血后患者病情暂时得到明显改善，但仍在两天后死于癌症。此后 Blundell 为产后出血及其他患者进行的输血取得了明显疗效，共进行了 10 次输血，其中有 5 次获得成功，这再一次激起了医学界对输血的兴趣，但由于未能解决抗凝及输血装置的改进等一系列问题，十九世纪末的输血发展受到了一定限制。

（四）二十世纪的输血

1. 血型的发现 1901 年奥地利维也纳科学家 Karl Landsteiner 发现一些人的血清能凝集其他人的红细胞，确认了红细胞有 A、B、C（之后更名为 O）和 AB 四种不同的血型，这是输血发展史上里程碑的贡献，使得输血治疗不再盲目，而是建立在科学的理论基础之上。继 ABO 血型系统发现后，研究者们又陆续发现了一系列红细胞上其他血型系统，包括 P（现称为 P1PK）、MNS 系统等，其中最重要的是 1939 年发现的 Rh 血型系统。Landsteiner 和 Wiener 用恒河猴红细胞免疫猪和兔子获得血清，此血清和当时接受 ABO 同型血发生输血反应的 O 型妇女的血清一样，均能凝集 85% 白种人的红细胞，但不能凝集其余 15% 白种人的红细胞，从而将此新发现的红细胞抗原系统称为 Rh 血型系统。

2. 交叉配血试验的建立 1907 年 Ludvig Hektoen 建立了交叉配血试验，进行相容性血液输注，解决了溶血反应的问题。1945 年 Coombs 发明了抗球蛋白试验。

3. 抗凝剂保养剂的应用 在抗凝剂应用之前，输血必须在血液采集后立即进行。A-

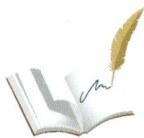

lexis Carrel 建立了直接输血，即从动脉到静脉的快速输血，避免了血液凝固。1916 年 Belgium 和 Argentina 报告了枸橼酸钠的抗凝作用，采用柠檬酸盐的葡萄糖溶液使血液在采集后可以保存几天；此后 Richard Lewinsohn 确定了枸橼酸钠起抗凝作用的适当浓度、建立了间接输血法，即将血液采集到含柠檬酸盐的瓶中再输注给患者，同时他还证明了加抗凝剂的血液进行冰冻储存的可行性，这一进展使得建立血库保存血液备用成为可能。1943 年第二次世界大战时，Loutit 和 Mollison 研制了 ACD 保存液（枸橼酸 – 枸橼酸钠 – 葡萄糖），可使血液在血库保存 3 周。1950 年 Audrey Smith 应用甘油作为冰冻红细胞的低温保护剂。1979 年发明 CPDA – 1 保存液使血液可以在体外保存 35 天。1983 年发明 MAP 保存液使血液保存期进一步延长，达 42 天。

4. 输血器材的应用　在最初的输血操作中，采血、输血一直应用带橡胶塞的玻璃瓶，这些输血器材不仅使用不方便，而且还可引起热源反应，影响输血疗效。1952 年 Walter 和 Murphy 发明了采血袋，即用聚乙烯树脂制备密闭输血器材，在实际应用中证实这种塑料输血器材具有许多优点，包括容易适应不同的需求，在沉淀或离心后可在密闭条件下分出血浆等，因此塑料器材很快取代玻璃瓶，并使血液成分分离成为可能。

5. 血库的建立　1921 年英国伦敦建立了世界上第一家献血服务站，1932 年前苏联列宁格勒医院建立了血库，1936 年意大利巴塞罗那建立了第一家血库，1937 年美国芝加哥 Cook County 医院建立了美国首家医院血库。

6. 成分输血的发展　第二次世界大战对血液制品的需求推动了血液制品分离技术的研制和开发。1940 年 Edwin Cohn 开发、应用低温乙醇法分离血浆蛋白制品，推动了血液制品产业高速发展。白蛋白、免疫球蛋白和凝血因子制品的生产和应用使血液成分疗法达到了新的高度。1941 年美国费城外科医生 Isodor Ravdin 应用白蛋白治疗珍珠港事件中的休克患者；1951 年 Edwin Cohn 及其同事发明了第一台血细胞分离机；1953 年低温离心机的出现更是加快了血液成分治疗的进程；1959 年英国医生 Gibson 首先发明成分输血疗法；1964 年 Judith Pool 分离了冷沉淀（cryoprecipitate），用于治疗血友病患者；1966 年 Cyril Clarke 报道应用 Rh 免疫球蛋白预防 Rh 胎儿和新生儿溶血病。

成分输血开始应用于临床始于 20 世纪 60 年代末，到 20 世纪 70 年代国外成分输血代替全血输注取得了飞跃性进展，当时在发达国家成分血的比例已达到 60% ~ 70%。随着人们对成分输血的不断认识，到 20 世纪 80 年代末发达国家成分输血比例均在 95% 以上，基本上不输全血，大力提倡成分输血，既提高了输血疗效又降低了输血风险。现在成分输血在输血中所占比例的高低已是衡量一个国家、一个地区、一所医院医疗技术水平高低的重要标志之一。

7. 输血不良反应的认识　随着临床输血实践的增多，人们发现在输血治疗过程中常常发生一些输血不良反应甚至死亡事件，限于当时的认知水平并不能完全解释其中的原因，但为输血技术的进一步发展提出了新的挑战。随着一系列与输血相关学科的深入发展，为安全输血提供了理论和实践基础。首先是细胞生物学、免疫血液学和病毒学等学科的深入研究阐明了输血不良反应的发生机制，从而为预防和治疗提供了依据，其次检验医学的快速发展为筛选健康的献血者提供了保障，共同把现代输血引向更加安全的轨道；各种血液代用品和生长因子的出现使输血难以根除的免疫问题和输血传播疾病的困扰得以缓解。从 20 世纪 50 年代起，现代输血医学作为医学科学中一个新的分支学科已经形成，并不断发展。

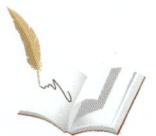

（五）近代中国的输血医学发展

1921—1932 年，北京协和医院进行直接输血法。1944 年在昆明建立了我国第一个血库生产冻干血浆，以满足抗日战争对输血的需求。1947 年在南京原中央医院建立了真正意义的血库，从事血液的采集、保存，即开始用 4℃冷藏箱保存全血，并向临床提供血液。

二、输血医学的主要领域及发展趋势

输血治疗的目标是安全、有效，其根本目的是救治患者。随着输血医学基础研究的不断深入与扩展以及临床输血实践的积累，临床对输血指征的掌握越来越严格，不适宜的输血将大大减少。

（一）免疫血液学

免疫血液学（Immunohematology）随着临床输血的发展而不断发展，是现代输血医学的重要领域之一。血型是免疫血液学中不可缺少的重要组成部分。广义血型是指血液中各成分以抗原为表现形式、由血型基因所决定的遗传性状，包括红细胞血型、白细胞血型和血小板血型。狭义的血型一般是指红细胞血型。目前红细胞上已发现 39 个血型系统，随着进一步深入研究，可能会发现并确认更多新的血型系统。免疫血液学的理论和技术广泛应用于移植医学、输血医学及法医学等领域。

（二）无偿献血

输血是一柄双刃剑，在拯救生命的同时也可能带来诸多不良后果。输血传播疾病引起了全世界对输血安全的极大关注，因此全球发起了从"源头"上解决血液安全问题的呼吁，即提倡将无偿献血作为临床用血的来源。无偿献血者不受利益驱使，其血液安全性高于有偿献血者5～10 倍。重复献血者的血液则更为安全，所谓重复献血者或称低危献血者是指至少献过三次血并保持每年献血一次的人。目前许多发达国家已实现全面的无偿献血体制。在我国，今后要进一步解决的献血工作重点在于如何弱化各种物质鼓励性质的激励，组建和扩大无偿献血者的骨干队伍，特别是提高重复献血者的比例等。

（三）安全输血

输血安全是目前输血事业面临的最重大挑战。医学科学发展到今天，无菌技术已经广泛应用于输血医学，从血液采集到血液成分分离制备，均使用一次性无菌血液采集袋和分离袋；目前广泛应用的全自动血液成分分离机采集的成分血浓度高，纯度高，并能较好地防止细菌污染等；医学检测技术的不断发展，使病原体检测水平明显提高，世界各国普遍采用免疫学方法检测血液中各种病原体的抗原或抗体，使输血传播疾病的危险性大大降低。随着对输血传播病原体的认识日益深化，经输血传播疾病的严重性引起了全社会的广泛关注，目前各国正在研究如何进一步提高输血的安全性，不断开发和应用各种新技术如病原体灭活、白细胞过滤、血液辐照等，并不断开展核酸扩增技术（nucleic acid amplification testing，NAT）直接检测血液中病原体核酸，大大缩短了窗口期，降低了输血传播疾病的风险。

除输血传播疾病的风险以外，非感染性输血不良反应也是影响临床输血安全与疗效的重要因素之一。一方面加强对血液制品质量和临床输血的全过程监控，另一方面规范进行输血前相容性试验，加强对受血者同种抗体的定期监测，也是保证临床输血安全必不可少的措施。

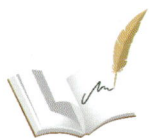

（四）输血新技术的应用

随着输血医学的进一步发展，分子生物学技术已广泛应用于输血医学的研究和实践中，如 HLA 分型、红细胞血型基因分型、血小板血型基因分型和病毒核酸检测等。血液检测已实现批量化、自动化、标准化，提高了检测质量、降低了检测成本；新的输血器材如白细胞过滤器、辐照仪、血液单采机、自体血回输机等的应用，既提高了输血疗效、节约了血液资源，又保障了临床输血安全；基因重组细胞因子制品、凝血因子浓缩制剂、造血干细胞移植、细胞治疗等新一代血液成分制品的研究和应用，使输血有了更广阔的发展空间。输血医学已由最初的简单配血、发血逐步发展为集红细胞交叉配型、白细胞交叉配型、血小板基因分型、治疗性血液成分去除术细胞治疗等为一体的综合性学科。

（五）临床输血规范化、信息化管理

近年来，国际输血安全工作重点已经由血站向医院转移。据统计，输注 1U 血液感染 HCV 或 HIV 的危险性约为 $1/10^6$，而错误输血的危险性为 $1/10^4 \sim 1/10^3$，因医院临床输血管理和技术业务水平产生的输血反应和致死率危险性远远超过输血传播疾病。因此，解决临床输血安全性问题的主要措施就是要加强临床输血规范化管理。

1998 年颁布的《中华人民共和国献血法》、2000 年颁布的《临床输血技术规范》以及 2012 年颁布的《医疗机构临床用血管理办法》均对医疗机构输血科的建设和规范化管理做出了相应要求，使得临床输血工作有法可依、有章可循。各级医疗机构正在不断加强输血科的建设和管理，规范执业行为，推广科学合理用血，杜绝血液的浪费和滥用；建立全面的输血质量管理体系并持续改进，加强对医院临床输血全过程的质量控制，全面保障临床输血的质量和安全，最大程度地降低输血风险。

由于输血信息量大，资料记录要求准确、完整、全程可溯源等特点，因此必须通过计算机化管理以提高管理质量和效率。当前各种按照医院临床输血工作流程设计和开发的输血信息管理系统，使得医院临床输血管理系统化、可溯源、全过程监控，整体提高了临床输血安全性。

（六）循证输血医学

循证医学（evidence – based medicine，EBM）是一种利用现有的最佳的科学证据指导临床医学实践的方法，学者将其定义为"慎重、准确和明智地应用当前所能获得的最佳研究证据，同时结合临床医生个人专业技能，考虑患者的价值和愿望，将三者完美结合，制定出治疗方案"。将循证医学的基本方法运用在临床输血工作中即为循证输血医学（evidence – based transfusion medicine，EBTM），对保障输血安全、无偿献血者招募、血液采集制备检测和临床输血治疗等都有着极其重要的影响。

将循证医学引入临床输血实践后，能够应用最科学有效、有医学文献支持的方法对患者进行个体化输血治疗，也能应用通俗易懂的方式确保医护人员、患者和决策者能够获得最佳信息。在临床输血实践中，应该遵循科学的证据，决定最佳的血液制品、最佳的治疗剂量和时间、最好的治疗效果等。

（七）患者血液管理

近年来全球范围内人口老龄化和血液资源供不应求的现状推动了输血医学理念的重大转变，即 20 世纪的经典输血医学以血液成分为中心的成分输血转变为 21 世纪循证医学指

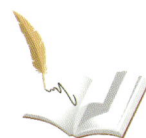

扫码"练一练"

本章小结

　　现代输血医学是医学与工程技术科学的结合，最终达到临床最大限度的安全、有效输血的目的。免疫血液学随着临床输血的历史而不断发展，是临床安全有效输血的保障，是现代输血医学的重要领域之一。患者血液管理是以循证医学为依据，以患者为中心，采用多学科的技术和方法，纠正贫血、优化凝血功能，应用围手术期血液保护技术，科学合理输血，以达到减少或避免输异体血、改善患者预后、获得最佳病情转归的目的。近年来国内外输血领域把干细胞移植为代表的细胞治疗放在重要位置，认为是今后输血发展的重点方向。

（胡丽华）

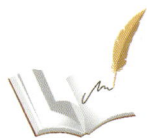

第一章　红细胞血型系统

血型一般指红细胞上的抗原结构，但广义的血型还包括白细胞血型、血小板血型、血清型、红细胞酶型等。因此，广义的血型是各种血液成分的遗传多态性。每一种血型抗原都有与之发生反应的抗体，血型在输血、器官移植中有重要意义。

第一节　概　述

血型是血液各种成分的抗原的遗传性状，是血液的主要特征之一。1901 年奥地利维也纳大学的 Karl Landsteiner 发现了人类第一个血型系统——ABO 系统，开创了免疫血液学（Immunohematology）的研究工作。1927 年发现了 MNS 及 P（现称为 P1PK）血型系统，1940 年发现了 Rh 血型系统并发现该系统在新生儿溶血病中的重要作用。1945 年，Coombs 等介绍了抗球蛋白试验（antiglobulin test，AGT），AGT 方法能够检测在盐水介质中只能使红细胞致敏而不能凝集红细胞的抗体，从而发现了更多新的血型抗原。从 1945 年到 1951 年，先后发现了 Lutheran、Kell、Lewis、Kidd 等血型系统，使血型研究和应用不断深入发展。从 20 世纪初 Karl Landsteiner 发现 ABO 血型系统至今，红细胞血型研究工作可分为三个阶段：20 世纪 50 年代前，主要采用血型血清学方法发现和检测各种血型抗原；20 世纪 60 年代到 70 年代，主要研究血型抗原的生物化学本质；20 世纪 80 年代开始，血型研究进入了分子生物学时代，重点阐明血型抗原及其遗传多态性的分子基础，血型基因的结构，血型抗原的组织特异性表达、血型抗原的生物功能等。

扫码"学一学"

一、红细胞血型抗原

（一）抗原的一般特性

抗原是能够刺激机体免疫系统产生免疫应答、并能与相应的免疫应答产物（抗体或致敏淋巴细胞）在体内外发生特异性结合反应的物质。抗原具有免疫原性，即抗原分子能够刺激机体产生免疫应答，产生特异性抗体及免疫效应细胞的特性；抗原还具有反应原性或抗原性，即抗原分子与免疫应答产物发生特异性结合的性质。

存在于抗原分子中决定抗原特异性的特殊化学基团称为抗原决定簇或表位（epitope），抗原决定簇能与 T 细胞或 B 细胞受体或抗体 Fab 段特异性结合，是免疫应答和免疫反应具

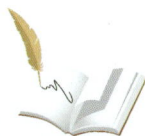

有特异性的物质基础，其性质、数量和空间构象决定了抗原的特异性。

抗原分子量大小是决定其免疫原性的重要因素，免疫原的分子量常在10000以上。具有免疫原性和反应原性的物质称为完全抗原，大多数蛋白质都是完全抗原。只有反应原性而没有免疫原性的物质称为半抗原，又称不完全抗原，半抗原与大分子蛋白质载体结合即具有免疫原性，大多数多糖和所有类脂质均属半抗原。

（二）红细胞血型抗原的生化结构

血型抗原是红细胞上的化学构型。按照生化性质，人红细胞抗原决定簇可分为糖分子和多肽两类。决定簇为糖类的抗原如ABO、Lewis、H、P、I等系统抗原，其基因并不直接编码抗原，而是编码糖基转移酶，由酶将糖分子转移到蛋白或脂质上从而产生抗原特异性。此类抗原不仅存在于红细胞表面，也存在于大部分上皮细胞、初级感觉神经元以及各种体液及分泌液中，因此也称为组织血型抗原。组织血型抗原可作为细胞分化成熟的标志。决定簇为多肽的抗原由基因直接控制抗原的形成，大多数血型抗原属于多肽类抗原。此类抗原化学组成为糖蛋白、脂蛋白等蛋白质，只分布于红细胞膜或其他血细胞膜上。

携带血型抗原的蛋白分别以单跨膜、多跨膜或连接于糖基磷脂酰肌醇（glycophosphati-dylinositol，GPI）方式嵌入红细胞膜。不同血型抗原的分子量、抗原在红细胞上的位点数相差很大。

（三）血型抗原的免疫原性

一种物质能对机体引发免疫反应的特性称为该物质的免疫原性。不同血型抗原的免疫原性强弱不同。免疫原性强的红细胞抗原，容易刺激缺乏该抗原的个体产生相应抗体。如RhD阴性患者，输注一次RhD阳性的血液后，产生抗-D的百分率为50%~80%，即D抗原的免疫原性为0.5~0.8。血型抗原的不同免疫原性在输血中具有重要意义，献血者红细胞必须常规检测A、B、D抗原，而其他抗原因其免疫原性较弱，不需要常规检测。

（四）血型抗原的剂量效应及位置效应

每个个体具有来自父母的一对同源染色体，每个基因座位上有2个等位基因，分别位于两条同源染色体上。如果这2个基因相同，该个体即为纯合子，如果2个基因不同，该个体则为杂合子。编码血型抗原的基因为纯合子的个体，其红细胞上所携带的相应抗原量一般比杂合子多，此现象称为剂量效应（dosage effect）。当控制某血型抗原的基因为纯合子时，红细胞上该抗原为双倍剂量，杂合子时为单倍剂量。如基因型为e/e者红细胞上e抗原数量是基因型为E/e者的2倍。某些血型抗体只与纯合子红细胞发生反应或与纯合子红细胞反应较强，该抗体被认为具有剂量效应。具有剂量效应的血型系统包括Rh（D抗原除外）、Kidd、Duffy、MNSs、Lutheran系统。剂量效应往往出现于共显性基因表达情况，在ABO血型系统中，AA和AO基因型之间、BB和BO基因型之间，抗原数量无明显差异，反映不出剂量效应。

位置效应指基因之间的相互影响。顺式效应指发生在同一染色体的基因之间的，如DcE基因复合物产生的E抗原量比cE基因复合物产生的E抗原少，系受同一染色体上D基因的影响。反式效应发生在同源染色体上的基因之间，如基因型为DCe/ce和Ce/Dce时，虽然两者表型相同（CcDee），但后者产生的D抗原较前者弱，是由于一条染色体的C基因对另一条染色体上D基因表达的影响。

（五）红细胞血型抗原的生物功能

红细胞血型抗原可能是红细胞表面功能分子的一部分，到目前为止，并不完全了解血

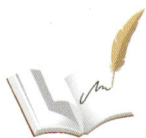

型抗原的功能，根据血型抗原结构推测其可能具有下述功能。

1. 膜转运蛋白　膜转运蛋白辅助具有重要生物功能的分子的跨膜转运。如 Diego 系统抗原是阴离子转运蛋白；Kidd 糖蛋白是尿素转运蛋白；Colton 糖蛋白是水通道；Rh 蛋白及 Rh 相关糖蛋白（Rh associated glycoprotein，RhAG）的结构具有膜转运蛋白特征，可能参与铵的跨膜转运。

2. 受体及黏附因子　Duffy 糖蛋白是 G 蛋白偶联受体超家族成员，其功能可能是趋化因子受体；LW 糖蛋白、Lutheran 糖蛋白、CD147、Ok 糖蛋白均为免疫球蛋白超家族（immunoglobulin superfamily，IgSF）成员。

3. 补体调节糖蛋白　至少已发现三个血型系统涉及补体通道：Chido/Rogers 抗原是 C4 分子的一部分；Cromer 抗原位于红细胞膜的衰变加速因子（decay accelerating factor，DAF）上，Knops 抗原是补体 C3b 受体的一部分。DAF 的作用是防止红细胞受到自身补体的破坏。

4. 酶活性　Yt 抗原是乙酰胆碱酯酶，后者在神经传递中非常重要；Kell 抗原是肽链内切酶，产生内皮素。但这两种酶在红细胞中的作用尚不清楚。

5. 维持红细胞完整性　红细胞膜下的骨架结构的作用是维持红细胞形状和完整性，带 3 蛋白、血型糖蛋白 C 和 D 能够延伸到细胞内，连接红细胞膜和其骨架蛋白。Diego 抗原位于带 3 蛋白上，Gerbich 抗原位于血型糖蛋白 C 和 D 上，编码这些蛋白的基因突变会导致红细胞形态异常。

6. 构成细胞外糖链基质　带 3 蛋白、血型糖蛋白 A 是红细胞膜上最多的糖蛋白，这些糖蛋白分子的细胞外部分具有丰富的糖链，红细胞膜表面的糖链形成细胞衣，保护红细胞免受机械损伤或微生物攻击。

7. 血型抗原多态性的意义　血型抗原多态性的生物学意义并不清楚，很可能是生物进化过程中的选择优势造成的。红细胞表面携带血型抗原的糖蛋白、糖脂常被病原微生物作为进入细胞的受体，如 Duffy 抗原是间日疟原虫受体。如果突变使得病原菌不易进入细胞，这种突变就具有选择优势。如非洲黑人中普遍存在 Fy(a−b−) 表型，这种红细胞缺乏 Duffy 抗原及糖蛋白，可免受疟原虫感染。

（六）红细胞血型抗原基因

每个血型系统都有一个或一个以上抗原，这些抗原由一个基因或多个紧密连锁的基因编码。编码不同血型系统抗原的基因，或在不同的染色体上，或在同一染色体上但距离较远。绝大多数血型基因位于常染色体上，等位基因表达一般为共显性，如具有 K 及 k 基因者红细胞表达 K 及 k 抗原。有些基因产物结构复杂，具有一种以上抗原，如血型糖蛋白 B 携带 S 或 s 抗原、N 及 U 抗原。沉默基因或无效基因非常少，不产生抗原。如一对染色体携带相同的沉默基因，则血型表现为缺失型。有些血型系统抗原表达受调控基因或修饰基因的控制，这些基因不一定在受其调控的血型基因座位上，而是独立的。比如修饰基因 In(Lu) 可抑制 Lutheran 系统所有抗原的表达，还可抑制其他血型抗原的表达，如 P1、i；而 In(Lu) 基因的遗传与编码这些抗原的基因无关。

绝大多数血型基因已被克隆，血型基因多态性的分子基础已逐步阐明。血型多态性的产生，大多是一个或多个错义突变所致，单个核苷酸碱基改变导致所编码的氨基酸改变并产生抗原多态性。涉及血型多态性的其他基因改变包括单个核苷酸缺失、整个基因缺失或插入、基因重组等。

（七）红细胞血型抗原的命名

红细胞血型最早被发现时，由于抗原数量少，用单个字母就能表示所有的血型抗原。

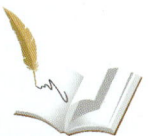

因此，血型抗原的最初命名方法基本上是采用一些含义彼此不相干的符号，如 ABO 血型抗原用单个字母表示；MN 血型抗原是通过免疫方法发现的血型；有些血型系统是用发现第一例抗体的患者的姓氏命名的，如 Lewis、Duffy、Kidd 等；有些命名是为了纪念某位血型专家，如 LW 抗原是为纪念 Landsteiner 和 Wiener。

血型抗原的命名方法不统一，开始时采用不同大写字母表示由等位基因编码的对偶抗原，如 A、B、M、N 等，以后又采用同一字母的大小写分别表示对偶抗原，如 S、s、K、k 等。随着新发现血型抗原的增多，未使用过的字母越来越少，当发现 Lewis 系统时，就采用前两位字母命名，用上标 a 来表示对偶抗原中的第一个，而用 b 表示另一个对偶抗原，用此方法命名了 Le^a、Le^b、Fy^a、Fy^b、Jk^a、Jk^b 等抗原，其中 Fy 是为避免和 D 抗原混淆而采用了 Duffy 先生姓氏的后两个字母，而 Jk 是为避免与 K、D 混淆而采用患者姓名的缩写。

为了便于计算机处理，Allen 及 Rosenfield 于 1961 年介绍了一套数字化符号命名方法并将其应用于 Kell 血型系统。按照抗原发现的顺序给每一个抗原分配一个数字，如 K 变为 K1，k 变为 K2 等；将同样方法应用于 Rh 系统，D 变为 Rh1，C 变为 Rh2，E 变为 Rh3 等。在描述表型时，未表达的抗原在其数字前加"–"号，如表型 DCce 表示为 Rh：1，2，–3，4，5。这种命名方法未包含基因信息，而且在实际应用中也显得较为笨拙。

为进一步规范血型命名工作，建立一套既容易被识读也便于计算机识别的血型命名系统，国际输血协会 (International Society of Blood Transfusion, ISBT) 于 1980 年成立了红细胞表面抗原命名工作组，以后该工作组改名为血型命名委员会。按照 ISBT 命名法，每个血型系统用 3 位数字编码或 3~5 个大写字母符号表示，如 Kell 系统的可表示为 006 或 KEL，血型系统中的每个抗原也有一个 3 位数字编码，如 K 抗原在 Kell 系统中的编码为 001。K 抗原可表示为 006001，或 KEL1。全数字编码(如 006001)很少使用，常用字母符号 + 数字编码表示血型系统抗原，舍弃冗长的零，如 KEL1 代表 K，KEL3 代表 Kp^a。表型用系统符号、冒号、存在和不存在的抗原(不存在的抗原前加负号)表示，如 $K – k + Kp(a – b +)$ 的 ISBT 数字表型为 KEL：–1，2，–3，4。基因表达用斜体，采用系统代码、星号、等位基因所编码的抗原的数字代码表示，如 K、k、Kp^a、Kp^b 基因的数字表示法分别为 $KEL*1$、$KEL*2$、$KEL*3$、$KEL*4$。已有的命名不改变，新发现的抗原必须按字母–数字符号系统标记。表 1-1 为传统命名方法与数字命名法对照。

表 1–1　传统命名方法与数字命名法的比较

		原来名称	数字名称
抗原		K，k，Kp^a，Kp^b	KEL1，KEL2，KEL3，KEL4
		Co^a，Co^b	CO1，CO2
表型		$K – k + Kp(a – b +)$	KEL：–1，2，–3，4
		$Jk(a – b +)$	JK：–1，2
基因		K，k，Kp^a，Kp^b	$KEL*1$，$KEL*2$，$KEL*3$，$KEL*4$
		Fy^a，Fy^b	$FY*1$，$FY*2$
基因型/单倍型		kKp^b/kKp^b	$KEL*2, 4/2, 4$
		MS/Ms	$MNS*1, 3/1, 4$

（八）红细胞血型抗原分类

根据红细胞血型抗原的生化特性、血清学、遗传特性等，红细胞抗原被归类为系统、

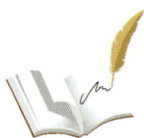

集合、高频抗原组、低频抗原组。到目前为止，被 ISBT 认定的红细胞抗原共 367 个，其中 330 个抗原被归类于 39 个血型系统，14 个抗原归类于 5 个血型集合，6 个抗原归类于高频抗原组，17 个抗原归低频抗原组。随着新抗原的发现及对已经存在的抗原的进一步认识，血型抗原的数量、分类都可能发生变化。

1. 血型系统 血型系统（blood group system）指由单个基因座或多个紧密连锁的基因座上的等位基因所产生的一组抗原。血型系统描述不同血型抗原之间的关系，一个血型系统是一系列等位基因的产物，血型系统基因是独立遗传的。

目前已检出的红细胞血型系统包括 ABO、MNS、P1Pk、Rh、Lutheran、Kell、Lewis、Duffy、Kidd、Diego、Yt、Xg、Scianna、Dombrock、Colton、Landsteiner - Wiener、Chido/Rodgers、Hh、Kx、Gerbich、Cromer、Knops、Indian 等共 39 个。表 1-2 为各血型系统及其抗原数、基因。

表 1-2 血型系统及其抗原数量、基因

编码	名称	符号	抗原数	基因	染色体
001	ABO	ABO	4	*ABO*	9q34.2
002	MNS	MNS	49	*GYPA, GYPB, (GYPE)*	4q31.21
003	P1PK	P1PK	3	*A4GALT*	22q13.2
004	Rh	RH	55	*RHD, RHCE*	1p36.11
005	Lutheran	LU	27	*BCAM*	19q13.2
006	Kell	KEL	36	*KEL*	7q33
007	Lewis	LE	6	*FUT3*	19p13.3
008	Duffy	FY	5	*DARC*	1q21 - q22
009	Kidd	JK	3	*SLC14A1*	18q11 - q12
010	Diego	DI	22	*SLC4A1*	17q21.31
011	Yt	YT	5	*ACHE*	7q22
012	Xg	XG	2	*XG, MIC2*	Xp22.32
013	Scianna	SC	7	*ERMAP*	1p34.2
014	Dombrock	DO	10	*ART4*	12p13 - p12
015	Colton	CO	4	*AQP1*	7p14
016	Landsteiner - Wiener	LW	3	*ICAM4*	19p13.2
017	Chido/Rodgers	CH/RG	9	*C4A, C4B*	6p21.3
018	H	H	1	*FUT1*	19q13.33
019	Kx	XK	1	*XK*	Xp21.1
020	Gerbich	GE	11	*GYPC*	2q14 - q21
021	Cromer	CROM	20	*CD55*	1q32
022	Knops	KN	10	*CR1*	1q32.2
023	Indian	IN	6	*CD44*	11p13
024	Ok	OK	3	*BSG*	19p13.3
025	Raph	RAPH	1	*CD151*	11p15.5
026	John Milton Hagen	JMH	7	*SEMA7A*	15q22.3 - q23
027	I	I	1	*GCNT2*	6p24.2
028	Globoside	GLOB	2	*B3GALT3*	3q25

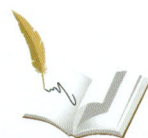

编码	名称	符号	抗原数	基因	染色体
029	Gill	GIL	1	AQP3	9p13
030	RHAG	RHAG	3	RHAG	6p12.3
031	Forssman	FORS	1	GBGT1	9q34.13 – q34.3
032	JR	JR	1	ABCG2	4q22.1
033	Langereis	LAN	1	ABCB6	2q36
034	Vel	VEL	1	SMIM1	1p36.32
035	CD59	CD59	1	CD59	11p13
036	Augustine	AUG	4	SLC29A1	6p21.1
037	KANNO	KANNO	1	PRNP	20p13
038	Sid	SID	1	B4GALNT2	17q21.32
039	CTL2	CTL2	2	SLC44A2	19p13.2

2. 血型集合　如果血型抗原在生化特性、血清学、遗传特性上有关系，但不符合血型系统的标准，则将其归类为血型集合(collection)，如 Cost、Ii、Er 等。表1-3为血型集合及其抗原。

表1-3　血型集合及其抗原

编号	名称	符号	抗原
205	Cost	COST	Cs^a, Cs^b
207	Ii	I	i
208	Er	ER	Er^a, Er^b, Er3
210			Le^c, Le^d
213		MNCHO	Hu, M_1, Tm, Can, Sext, Sj

3. 高频、低频抗原组　如果血型抗原不能归类于任何一个系统，也不能归类到任何血型集合，则按其在人群中的分布频率归类于高频、低频抗原组。如果血型抗原在人群中分布频率＞90%，则归于高频抗原组(901系列)，如抗原在人群中分布频率＜1%，则归于低频抗原组(700系列)。高频抗原组包括 Emm、AnWj、PEL、ABTI、MAM、LKE 抗原，低频抗原组包括 By、Chr^a、Bi、Bx^a、To^a、Pt^a、Re^a、Je^a、Li^a、Milne、RASM、JFV、Kg、JONES、HJK、HOFM、REIT 抗原。

二、红细胞血型抗体

(一) 抗体的一般特性

抗体(antibody, Ab)是B细胞识别抗原后活化、增殖分化为浆细胞所产生的、能与相应抗原特异性结合的免疫球蛋白。免疫球蛋白(immunoglobulin, Ig)是血液、组织液、分泌液中的一种糖蛋白，血清蛋白电泳主要位于 γ-球蛋白区，少数可延伸到 β 及 $α_2$-球蛋白区。

免疫球蛋白的基本结构是一个"Y"形四肽链，由两条相同的重链和两条相同的轻链构成。重链和轻链之间、轻链和轻链之间、重链和重链之间均有二硫键相连接，形成对称

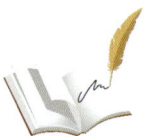

结构。重链包括 μ、δ、γ、α、ε 五种，分别决定免疫球蛋白的五种类别：IgM、IgD、IgG、IgA、IgE。轻链分 κ 和 λ 两种，按照不同轻链，免疫球蛋白又可分为 κ 型和 λ 型。每个免疫球蛋白分子的两条重链和两条轻链都是完全相同的，但每一个体可同时存在由 κ 和 λ 轻链组成的不同抗体分子。红细胞血型抗体主要是 IgG、IgM，还有少量 IgA。根据免疫球蛋白重链的结构差异、二硫键的位置和数量的不同，还可分为亚类，如 IgG 包括 IgG1、IgG2、IgG3、IgG4 四个亚类，IgA 有 IgA1 和 IgA2 二个亚类，IgM 有 IgM1 和 IgM2 二个亚类，IgD 和 IgE 尚未发现亚类。表 1-4、表 1-5 为各类免疫球蛋白及 IgG 亚类的特性。

表 1-4　各类免疫球蛋白的特性

	IgG	IgA	IgM	IgD	IgE
重链名称	γ	α	μ	δ	ε
主要存在形式	单体	单体，二聚体	单体，五聚体	单体	单体
分子量(kD)	150	160~500	900	180	190
占血清总 Ig 的比例(%)	80	13	6	<1	0.002
存在于分泌液中	-	+++	+	-	-
盐水中凝集红细胞	±	+	++++	-	-
通过胎盘	+	-	-	-	-

表 1-5　IgG 亚类及其特性

性质	IgG1	IgG2	IgG3	IgG4
分子量(kD)	146	146	165	146
占总 IgG 的比例(%)	65~70	23~27	4~7	3~4
固定补体	++	+	+++	-
结合巨噬细胞 Fc 受体	+++	++	+++	±
通过胎盘	+	±	+	+

（二）红细胞血型抗体在输血中的意义

红细胞血型抗体以 IgG、IgM 为主，也包括少量 IgA。大多数能够在 37℃ 反应的、有临床意义的抗体都是 IgG，这些抗体能破坏输入的不相合红细胞引起溶血反应。IgM 是 ABO 系统最常见的"天然抗体"，正常人血浆中持续存在 ABO 系统的抗体并可进行 ABO 血型反定型检测。Lewis、I、P1PK、MNS 系统也可能产生 IgM 抗体，抗体的最佳反应温度是22~24℃。IgM 分子是五聚体，各单体之间由 J 链连接。含巯基的试剂如巯基乙醇(b-2-mercapoethanol, 2-ME)或二硫苏糖醇(dithiothreitol, DTT)能够破坏 J 链从而破坏 IgM 抗体，因此可鉴别 IgM 和 IgG。IgG 在输血中有重要意义，输入受血者所缺乏的抗原可刺激机体产生 IgG，IgG 能通过胎盘引起胎儿和新生儿溶血病（hemolytic disease of the fetus and newborn, HDFN）。IgG 有 4 个亚类，各亚类固定补体及通过胎盘的能力不同，不同血型系统的抗体其主要 IgG 亚类不同：Rh 系统以 IgG1 和 IgG3 为主，抗-K、抗-Fy 以 IgG1 为主，抗-Jk 以 IgG3 为主，严重的 HDFN 常和 IgG1 有关。

（三）红细胞血型抗体的分类

1. 天然抗体（natural antibody）　　Landsteiner 发现，A 型个体血浆中存在抗-B，B 型个体血浆中存在抗-A，这些抗体的产生并没有经过输血、妊娠或注射抗原的刺激，似乎是

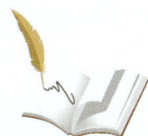

天然产生的，因而称为天然抗体。实际上，"天然抗体"也是机体对抗原免疫应答的产物，只是没有可觉察的抗原刺激，严格意义上并非天然产生的抗体。天然抗体的产生机制可能与环境中广泛存在的菌类、花粉、尘埃等有关，这些物质与某些抗原具有共同成分，通过隐性刺激机体产生血型抗体。多数天然抗体是 IgM，最佳反应温度为室温或更低，主要存在于 ABO、H、I、MN、P1PK、Lewis 系统。

2. 免疫抗体　由可查知的抗原刺激而产生，一般通过输血、妊娠、注射 3 种方式引入抗原。血型不相容的输血是很强的免疫刺激，输入受血者所缺乏的血型抗原，可能产生相应抗体。多数免疫抗体是 IgG，最佳作用温度为 37℃，需要用抗球蛋白法进行检测，免疫抗体常见于 Rh、Kell、Duffy、Kidd、MNSs 系统。

3. 规则抗体（regular antibody）　ABO 系统产生抗 – A、抗 – B 是有规律的，即 A 型人产生抗 – B，B 型人产生抗 – A，O 型人产生抗 – A 和抗 – B，符合 Landsteiner 规则，称为规则抗体。利用血液中的规则抗体，可进行 ABO 血型反定型。

4. 不规则抗体（irregular antibody）　除 ABO 系统外，其他系统产生的抗体均不符合 Landsteiner 规律，称为不规则抗体或意外抗体（unexpected antibody）。不规则抗体即 ABO 系统抗 – A、抗 – B 以外的抗体，正常人血液中一般没有不规则抗体。输血前应常规检测意外抗体。

5. 完全抗体（complete antibody）　在盐水介质中能凝集红细胞的抗体，又称盐水抗体，多为 IgM。

6. 不完全抗体（incomplete antibody）　能使红细胞致敏，但在盐水中不能凝集红细胞的抗体，多为 IgG，须通过抗人球蛋白法或其他非盐水介质法进行检测。

7. 同种抗体（alloantibody）　针对患者缺乏的抗原所产生的抗体，如 RhD 阴性者输血后产生的抗 – D。

8. 自身抗体（autoantibody）　针对自身抗原所产生的抗体即为自身抗体，红细胞自身抗体可引起自身免疫性溶血性贫血，也可能破坏输入的供者红细胞。

9. 外源凝集素（phytohemagglutinin，PHA）　最早发现某些植物含有抗体样物质，能凝集人的红细胞，称为植物血凝素。以后发现许多动物体内也有这种凝集人红细胞的凝集素，后来统称为外源性凝集素（lectin）。有血型特异性的凝集素在免疫血液学上有一定价值，如双花扁豆（dolichos biflorus）有抗 – A_1 特异性凝集素，葡萄蜗牛（helix pomata）的蛋白腺体里有抗 – A 特异性凝集素，欧洲荆豆（ulex europeaus）含抗 – H 特异性凝集素等，这些凝集素可用于相应抗原的鉴定。

（四）红细胞血型抗体与相应抗原的反应及影响因素

红细胞血型抗体与相应抗原结合，使红细胞发生凝集，这一过程称为红细胞凝集反应。血液中红细胞表面有大量唾液酸，带负电荷，使红细胞之间互相排斥，不易凝集。抗体引起红细胞凝集分 2 步：①抗体与红细胞上相应抗原结合，使红细胞致敏；②红细胞之间通过抗体搭桥形成格栅，发生凝集。抗原与抗体反应受多种因素影响。

1. 抗原、抗体结合　抗体与抗原的结合要求它们在化学成分、空间结构上相匹配。可通过摇动、离心来缩短其空间距离，增加结合机会。改变抗原和抗体的相对比例也能增加抗原和抗体的结合。如果增加抗原比例，虽然可以增加抗原与抗体的结合，但过多的抗原会使每个红细胞上结合的抗体数量减少，使红细胞凝集减弱。同样，增加抗体的比例也会

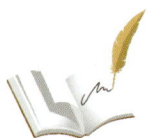

使抗原抗体结合增多，提高实验的敏感性。但需要注意抗体过多可能导致前带现象，即每个红细胞上所有抗原位点均与抗体结合，抗体不能连接两个红细胞，使红细胞不能出现凝集。

2. 影响抗原抗体反应的因素　抗原与抗体结合通过氢键、疏水键、静电键、范德华力等的作用。抗原 – 抗体复合物的形成是可逆的，复合物的形成与分解达到动态平衡，可用公式表示：

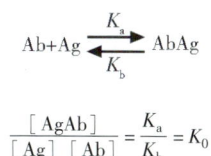

$$Ab + Ag \xrightleftharpoons[K_b]{K_a} AbAg$$

$$\frac{[AgAb]}{[Ag][Ab]} = \frac{K_a}{K_b} = K_0$$

式中，K_a为抗原 – 抗体复合物生成平衡常数；K_b为复合物分解常数；$[AgAb]$为抗原 – 抗体复合物浓度；$[Ag]$为抗原浓度；$[Ab]$为抗体浓度；K_0为抗原 – 抗体复合物形成和分解的平衡常数；K_0越大，越容易形成复合物而且不容易分解。此反应系统受温度、pH、反应介质离子强度、孵育时间、抗原、抗体的相对比例的影响，改变这些条件可改变检测的敏感性。反应系统离子强度降低，K_0值升高，有利于生成抗原 – 抗体复合物。在检测血型抗体时，使用低离子强度溶液较生理盐水灵敏度高。冷抗体在低温时反应较强，冷抗体与抗原的结合属于放热反应，降低温度有利于抗原 – 抗体复合物生成，升高温度有利于逆反应，即抗体从红细胞膜上放散出来。温抗体在 37℃ 与相应抗原反应强，其与抗原的反应不伴随热量释放。对于多数抗体来说，反应系统 pH 降低时，K_0下降，有利于分解反应，酸放散法就是利用这个原理，通过降低 pH，使抗体从红细胞膜上放散出来。

3. 红细胞抗原抗体的凝集反应　凝集反应是抗原抗体反应的常见形式，红细胞抗原与相应抗体发生凝集后可通过肉眼或显微镜进行观察。在红细胞凝集反应中，抗原又称为凝集原（agglutinogen），抗体又称为凝集素（agglutinin）。

4. 红细胞凝集反应的影响因素　①抗体分子大小及数量：IgM 分子是五聚体大分子，在盐水介质中可凝集带相应抗原的红细胞。IgG 分子小，一般需要通过抗人球蛋白试剂搭桥才能使红细胞凝集。此外，凝集反应还需要足够的抗体分子，例如，要使 A 型红细胞凝集，每个红细胞上至少应结合 7000 个 IgM 抗 – A 分子。②红细胞间的静电排斥：红细胞表面带负电荷，因而相互排斥。胰蛋白酶、无花果酶、菠萝酶、木瓜酶等可以破坏红细胞表面的唾液酸，减少细胞所带的电荷，有利于细胞凝集。用白蛋白等胶体介质或低离子强度介质代替生理盐水，可增强凝集反应。③红细胞抗原的性质：抗原位点多、抗原突出细胞膜表面（如 A、B、M、N 抗原）、抗原密度大有利于凝集反应。④反应条件：多数抗体最适宜 pH 为 6.5 ~ 7.5，超出此范围反应不佳或不反应。根据抗体性质，反应最适宜温度有冷暖之分，冷抗体最佳反应温度为 4 ~ 10℃，温抗体最佳反应温度为 37℃。延长反应时间、离心能增加凝集强度。

5. 溶血反应　有些抗体与红细胞结合后，在补体存在的情况下，会破坏红细胞膜，使其溶解。这种红细胞抗体又称为溶血素（hemolysin）。如果不注意观察，可能将溶血反应视为阴性，在鉴定血型时应特别注意。

6. 抑制作用　某些可溶性抗原能与抗体结合并抑制抗体的反应，抑制程度和抗原、抗体的浓度及抗体分子对抗原的亲和力有关。通过检测抗体效价是否下降以及下降程度，可以判断待检样品中是否存在相应抗原。利用这个原理可以进行 ABH 分泌型鉴定。

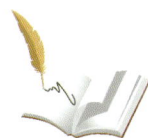

ABO 主侧不合。目前通过血浆置换降低患者 ABO 抗体效价，并采用静脉丙种球蛋白、抗 CD20 单克隆抗体等治疗，ABO 主侧不相合的肾脏移植已经很成功。组织移植如角膜、皮肤、骨移植不需要考虑血型问题。造血干细胞不表达 ABO 抗原，因此在选择供者时不需要考虑 ABO 血型。注意，ABO 主侧不相合的造血干细胞移植在干细胞输入时，干细胞中混入的红细胞会发生溶血，移植后可能发生纯红细胞再生障碍性贫血、红细胞造血恢复延迟。ABO 次侧不合的实体器官移植后移植物携带的淋巴组织可能产生抗 - A 或抗 - B，破坏患者红细胞，造成溶血，这种情况称为过客淋巴细胞综合征（passenger lymphocyte syndrom, PLS）。抗体一般为 IgG，溶血发生于移植后 5~15 天，持续时间可长达 3 个月。ABO 次侧不合的造血干细胞移植也会发生类似情况。

五、ABO 血型的遗传及抗原分子结构

（一）*ABO* 基因

ABO 基因位于第 9 号染色体，有 7 个外显子，开放阅读框架主要位于外显子 6 和 7。*ABO* 基因的表达受甲基化、组织特异性转录因子结合蛋白以及位于第一外显子上游的微卫星增强区调节，还受 *H* 基因控制，如果缺乏 *H* 基因，则不会形成 A 或 B 抗原。

ABO 表型受 3 个等位基因控制，*A* 和 *B* 基因为常染色体显性，其区别只有 7 个核苷酸不同，A 型和 B 型糖基转移酶有 4 个氨基酸不同，主要由 3 个氨基酸决定（A→B；Gly235Ser，Leu266Met，Gly268Ala）；顺式 *AB* 基因编码产生具有 A 型和 B 型糖基转移酶特点的嵌合酶；A 和 B 亚型也是由基因突变所致，如 A_2 亚型是 1 个核苷酸缺失和移码所致，所产生的酶分子结构在 C 端多出 21 个氨基酸。

O 基因是无效等位基因，编码产生无功能的酶。*O* 基因有 30 多个等位基因，最常见的是 *O1* 和 *O2* 基因，包含一个核苷酸缺失和移码，产生一截短酶，含 117 个氨基酸，该酶不能合成血型抗原。

（二）ABH 抗原的合成

ABO 基因并不直接编码抗原，而是编码产生糖基转移酶，酶将糖基转移到红细胞膜上的前体物质上。血型物质前体是多糖结构，在人类已发现 5 个不同型的血型多聚糖前体，构成血型抗原的主要是 Ⅱ 型前体链，Ⅲ 型、Ⅳ 型很少，Ⅴ 型罕见，Ⅰ 型链不在红细胞内合成而是由血浆吸附而来。

1. H 基因及 ABO 基因的作用 *H* 基因（HH 或 Hh）又称为 *FUT*1 基因，位于 19 号染色体，编码产生 α - 岩藻糖基转移酶，该酶将岩藻糖连接到血型前体链末端的半乳糖上，形成 H 物质，H 物质是 A 或 B 抗原的前体物质，*H* 基因频率 > 99.99%。A 基因编码产生 N - 乙酰基半乳糖基转移酶，该酶将 N - 乙酰基半乳糖胺（N - acetylgalactosamine，GalNAC）连接到 H 链末端的半乳糖上，形成 A 抗原。*B* 基因编码半乳糖基转移酶，该酶将 D - 半乳糖（D - galactose，Gal）连接到 H 物质末端的半乳糖上，形成 B 抗原。表 1 - 7 为 H、A、B 基因及其产物。图 1 - 1 为 H、A、B 抗原示意图。*O* 基因编码的糖基转移酶无活性，不能修饰 H 抗原，因此，O 型红细胞表面有大量 H 物质。A_1 或 A_1B 型红细胞表面的 H 抗原大部分被转化为 A 或 B 抗原。A 基因产生的糖基转移酶比 B 基因多，A 型红细胞上 A 抗原位点多于 B 型红细胞上 B 抗原位点。

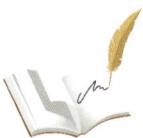

表 1-7 *H*、*A*、*B* 基因及其产物

基因	糖基转移酶	糖	抗原
H	α-2-*L*-岩藻糖基转移酶	*L*-岩藻糖	H
A	α-3-*N*-乙酰基半乳糖基转移酶	*N*-乙酰基-*D*-半乳糖胺	A
B	α-3-*D*-半乳糖基转移酶	*D*-半乳糖	B

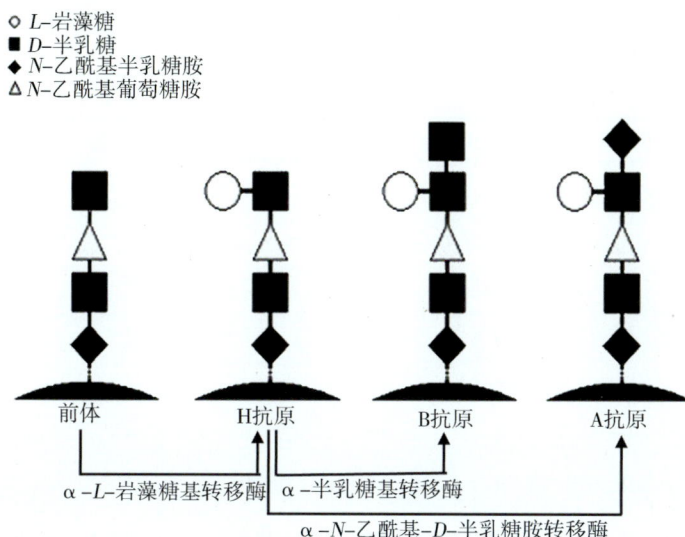

○ *L*-岩藻糖
■ *D*-半乳糖
◆ *N*-乙酰基半乳糖胺
△ *N*-乙酰基葡萄糖胺

前体　　　H抗原　　　B抗原　　　A抗原

α-*L*-岩藻糖基转移酶　α-半乳糖转移酶
α-*N*-乙酰基-*D*-半乳糖胺转移酶

图 1-1 ABH 抗原示意图

2. ABH 可溶性抗原的形成 ABH 抗原是红细胞、内皮细胞、血小板、淋巴细胞、上皮细胞的固有成分，可溶性 ABH 抗原可出现于除脑脊液外的各种分泌液中，其产生取决于分泌（*Se* 或 *FUT2*）基因编码的 α-2-*L*-岩藻糖基转移酶，该酶将岩藻糖转移到分泌液中的 I 型血型前体链上，产生 H 抗原，H 抗原又可被转化为 A 或 B 抗原。*Se* 基因并不影响红细胞上 ABH 抗原的形成，*Se* 基因的等位基因 *se* 不能编码岩藻糖基转移酶，因此 *sese* 个体分泌液中无 ABH 抗原，称为非分泌型。分泌血型物质与红细胞上 ABH 抗原不同，其区别在于：①分泌物质是糖蛋白，而 RBC 上的抗原为糖脂、糖蛋白或糖鞘脂；②分泌物质主要在 I 型前体链上形成，而红细胞抗原为 II 型前体链；③分泌基因产生的岩藻糖基转移酶主要作用于分泌组织的 I 型前体链，而 *H* 基因产生的岩藻糖基转移酶主要作用于红细胞膜上的 II 型前体链。

ABH 分泌型物质的意义是在 RBC 抗原弱表达个体确定其 ABO 血型。分泌型个体可检测到 ABH 物质的液体包括唾液、泪液、尿液、消化液、胆汁、乳汁、羊水及病理性液体（胸腔、腹腔、心包、卵巢囊肿液）。一般检测唾液中的分泌型血型物质，以帮助 ABO 抗原表达减弱者或 ABO 亚型的鉴定。

六、ABO 亚型

1911 年，von Dungern 发现 A 型有 A_1 和 A_2 两种，A_2 与 A_1 有量的差别，A_2 抗原位点数比 A_1 少得多，糖基转移酶活性也较低；A_2 与 A_1 也有质的差别，1% ～8% 的 A_2 个体有抗-A_1。A_1 细胞与抗-A 及抗-A_1 均发生凝集，而 A_2 细胞只与抗-A 凝集，不与抗-A_1 凝集。白种

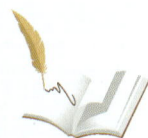

人中 A_2 亚型约占 A 型人的 20%，但亚洲人中 A_2 亚型非常少见。

弱 A 亚型较少见，包括 A_3、A_x、A_{end}、A_m、A_y、A_{el}。弱 A 亚型的血清学特点是红细胞上 A 抗原数量大大减少，致使红细胞与抗 - A 试剂只出现弱凝集或不凝集；弱 A 亚型红细胞与抗 - A,B 有不同程度的凝集，与抗 - H 反应较强，有些人血清中有抗 - A_1 抗体。

弱 A 亚型的鉴定技术包括：①用抗 - A、抗 - A,B、抗 - H 做正定型；②反定型检测血清中有无抗 - A_1；③用抗 - A 进行吸收放散试验；④唾液分泌型物质的检测。表 1 - 8 为弱 A 亚型的特点。

表 1 - 8 弱 A 亚型的特点

表型	红细胞				血清			唾液血型物质
	抗 - A	抗 - B	抗 - A,B	抗 - H	A_1 细胞	B 细胞	O 细胞	
A_1	4 +	0	4 +	1 +	0	4 +	0	A, H
A_2	4 +	0	4 +	2 +	0/2 +	4 +	0	A, H
A_3	2 + mf	0	2 + mf	3 +	0/2 +	4 +	0	A, H
A_x	0/ ±	0	1 - 2 +	4 +	0/2 +	4 +	0	(A) H
A_{end}	弱/mf	0	弱/mf	4 +	+	4 +	0	H
A_m	0	0	0	4 +	0	4 +	0	A, H
A_y	0	0	0	4 +	0	4 +	0	A, H
A_{el}	0	0	0	4 +	0/2 +	4 +	0	H

注：mf 表示混合凝集，A_m、A_y、A_{el} 亚型只能通过吸收放散方法进行鉴定，( ) 表示量少。

弱 B 亚型比弱 A 亚型少，包括 B_3、B_x、B_m、B_{el}，鉴定技术与弱 A 亚型鉴定技术相同。表 1 - 9 为弱 B 亚型的特点。

表 1 - 9 弱 B 亚型的特点

表型	红细胞				血清		唾液血型物质
	抗 - A	抗 - B	抗 - A,B	抗 - H	常见抗体	意外抗体	
B	0	4 +	4 +	2 +	抗 - A	无	B, H
B_3	0	2 + mf	3 + mf	4 +	抗 - A	无	B, H
B_x	0	±	2 +	4 +	抗 - A	弱抗 - B	(B) H
B_m	0	0	0/ ±	4 +	抗 - A	无	B, H
B_{el}	0	0	0	4 +	抗 - A	有时有弱抗 - B	H

七、特殊 ABO 血型

（一）B（A）及 A（B）表型

B（A）表型是常染色体显性遗传，特点是 B 细胞上有弱 A 抗原表达，红细胞和抗 - B 出现强凝集，和单克隆抗 - A 出现弱凝集（<2 +），血清中有抗 - A，能够凝集 A_1 及 A_2 细胞。B（A）红细胞与单克隆抗 - A 凝集强弱不等，但多与含 MHO4 克隆的单抗发生凝集，形成的凝块易解聚。B（A）型个体的 B 型糖基转移酶在 234（Pro234Ala）位或 235（Ser235Gly）位出现多态性，除能转移半乳糖基外，还能转移 N - 乙酰基半乳糖胺，产生微量 A 抗原。

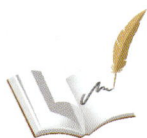

A（B）表型与 B（A）情况类似，产生原因是血浆中 H 糖基转移酶增多，使 H 抗原增多，红细胞上过多的 H 物质使得 A 型糖基转移酶能够合成 B 抗原。

（二）获得性 B

获得性 B 指 A 型个体的红细胞和抗 – B 试剂出现弱凝集，但血清中有正常抗 – B，该抗 – B 不与自身红细胞凝集。获得性 B 一般出现于肠梗阻患者，肠道细菌入血后其脱乙酰基酶使 A 抗原表位 N – 乙酰半乳糖胺脱乙酰基，成为半乳糖胺，类似于 B 抗原表位 D – 半乳糖，与抗 – B 试剂出现弱凝集。

（三）顺式 AB

顺式 AB（cis – AB）非常少见，表现为编码 A 抗原及 B 抗原的基因位于同一条染色体上。这是由于基因突变产生顺式 AB 基因，该基因编码产生一种嵌合酶，其 266 位氨基酸为亮氨酸，268 位为丙氨酸，因而既有 A 型糖基转移酶的特点，又有 B 型糖基转移酶的特点，故其既能合成 A 抗原，也能合成 B 抗原。

八、疾病与 ABO 血型的关系

ABO 血型抗原表达在某些疾病特别是肿瘤性疾病时可能减弱，如伴 9 号染色体易位的白血病患者红细胞上 A 或 B 抗原表达减弱，甚至使血型正定型表现为 O 型，急性白血病缓解时抗原表达可恢复正常；造血过度活跃如地中海贫血时红细胞表面糖链分支减少，A、B、H、I 抗原数减少。卵巢囊肿、胃癌、胰腺癌或肠道梗阻等疾病患者，血清中的可溶性 ABH 物质浓度很高，以致中和抗 – A 或抗 – B 试剂，导致血型正定型检测出现假阴性或减弱。无丙种球蛋白或低丙种球蛋白血症患者，抗 – A、抗 – B 可能明显减弱或测不出；球蛋白增高如多发性骨髓瘤、巨球蛋白血症、纤维蛋白原增高等患者，增高的球蛋白可使红细胞出现假凝集或缗钱状凝集，干扰血型鉴定；冷凝集素病患者血浆中高效价的冷凝集素会干扰血型鉴定。

已发现有些血型和某些疾病有一定的关系。如 A 型个体较其他血型者容易发生胃癌及结肠癌；O 型个体较其他血型者更少发生血栓性疾病。

第三节　Rh 血型系统

Rh 系统是第四个被发现的血型系统，其重要性仅次于 ABO 系统。Rh 系统非常复杂，有 55 个抗原。Rh 系统抗原由 RHD 及 $RHCE$ 基因编码产生。

扫码"学一学"

一、历史

1939 年，Levine 及 Stetso 报告 1 例溶血反应，一位孕妇发生死胎，产后输入其丈夫 ABO 同型血液后，发生急性溶血反应，从该产妇血液中分离出抗其丈夫红细胞的抗体。1 年后，Landsteiner 及 Wiener 用恒河猴（rhesus monkey）红细胞免疫兔子，得到一种抗体。此抗体可与 85% 的白人的红细胞反应。人们以为此抗体与前述溶血反应是同一种抗体并将之命名为 Rh。多年后发现两种抗体不同，但 Rh 仍用于前述病例发现的抗体，而真正的兔抗恒河猴抗体被重新命名为抗 – LW 以纪念 Landsteiner 和 Wiener。

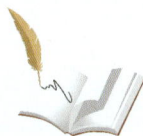

二、命名

1. Fisher – Race 及 Wiener 命名法　Fisher – Race 命名法又称为 CDE 命名法，该学说认为 Rh 血型有 3 个紧密相连的基因位点，每一位点有一对等位基因（D 和 d，C 和 c，E 和 e），这 3 个基因以一个复合体形式遗传。Wiener 命名法又称为 Rh – Hr 命名法，Wiener 认为 Rh 基因产生一凝集原，其上包括一系列因子，每个因子由一种抗体识别。Fisher – Race 的 CDE 命名法现在仍常用，而 Wiener 命名法可使我们用简单的名称来描述由一个单倍型所产生的抗原，大写 R 表示有 D 抗原，用数字下标表示有无 C/c 和 E/e 抗原，1 表示 Ce（R_1），2 为 cE（R_2），0 为 ce（R_0），Z 表示 CE（R_z）。小写 r 表示单倍型无 D，C/c、E/e 抗原用上标表示，'表示 Ce（r'），"表示 cE（r"），y 表示 CE（r^Y），没有上标则表示 ce（r）。Rh 单倍型及其频率见表1 – 10。

表 1 – 10　Rh 基因组合频率（%）

Fisher – Race	Wiener	白种人	黑种人	中国人
DCe	R_1	42	17	73
ce	r	37	26	3
DcE	R_2	14	11	19
Dce	R_0	4	44	3
Ce	r'	2	2	2
cE	r"	1	<1	<1
DCE	R_z	<1	<1	<1
CE	r^Y	<1	<1	<1

2. 数字命名　Rosenfield 于 1962 年提出数字命名法，每一个 Rh 抗原都按照其发现顺序被分配一个数字。该命名法常用于描述 Rh 系统的高频抗原如 Rh17、Rh29、Rh32 等等。

3. 现代命名法　Rh 系统的现代命名应区别抗原、基因、蛋白质。抗原用字母表示，如 D、C、c、E、e 等；RH 基因用大写 RHD 及 $RHCE$ 表示，根据其所编码的抗原进行命名，如 $RHCE*ce$、$RHCE*Ce$、$RHCE*cE$、$RHCE*CE$ 等；变异 D 或部分 D 表示为 $RHD*DVI$、$RHD*DFR$ 等；蛋白质按其携带的抗原命名，如 RhD、Rhce、RhCe、RhcE、RhCE 等。

三、*RH* 基因

RH 基因位于 1 号染色体上，由 2 个紧密连锁的基因构成，RHD 及 $RHCE$ 基因，分别编码 D 抗原及各种不同组合的 CE 抗原，如 ce、cE、Ce、CE 等。新抗原产生于基因点突变、基因重排等。RHD 及 $RHCE$ 基因方向相反，以 3' 端相邻，形成发夹样结构，遗传物质容易通过基因转换进行交换，形成杂交基因。RHD 和 $RHCE$ 基因间的交换会产生杂合蛋白，导致 RhD 中有部分 RhCE 结构或 RhCE 中有部分 RhD 结构，这些杂交蛋白可能表现出独特的抗原表位。

1. *RHD* 基因　RHD 基因有 10 个外显子，与 $RHCE$ 基因结构相似，所编码的蛋白有 32 ~ 35 个氨基酸的差异。欧洲人 D 阴性者多由 RHD 基因完全缺失所致，D 阴性个体接触 D 抗原后可能会产生抗 – D。

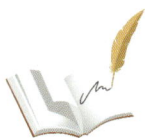

2. RHCE 基因　RHCE 基因编码 C/c 及 E/e 抗原，这些抗原在同一个蛋白质分子上表达，C 和 c 抗原有 4 个氨基酸不同，其中只有 1 个氨基酸位于细胞外。E 和 e 抗原只有 1 个氨基酸不同，即 Pro226Ala。

四、抗原

Rh 系统抗原中与临床关系最为密切的包括 D、C、E、c、e 抗原，其中 D 抗原免疫原性最强，对临床最为重要，临床习惯将 D 抗原阳性称为 Rh 阳性，D 抗原阴性称为 Rh 阴性，常规血型检测只检测 D 抗原，其他抗原一般不检测。

（一）Rh 表现型

用抗 – D、抗 – E、抗 – e、抗 – C、抗 – c 试剂检测出 5 种常见 Rh 抗原，称为 Rh 表现型，从表现型可以进行基因型推测。不同种族的基因型频率不同，如表现型为 DCcee 的欧洲人基因型可能为 DCe/ce 或 R_1/r，而同样表型的非洲人基因型可能是 DCe/Dce 或 R_1/R_0，推测混合种族个体的基因型是不准确的。血清学检测不能确定 D 阳性者基因型是 D/D 纯合子还是 $D/$ – 杂合子。

（二）D 抗原

扫码"看一看"

欧洲及北美的白种人 82% ~88% 为 D 阳性，亚洲地区 D 阳性更高，如中国人 D 阳性率为 99.7%，日本人为 99.5%。

1. D 阳性　多数 D 阳性红细胞表达正常 RhD 蛋白。然而目前已发现 100 多种 RHD 等位基因，基因突变导致氨基酸改变从而改变 D 抗原的表达，产生弱 D、部分 D、D_{el} 表型。1% ~2% 的欧洲人有弱 D 或部分 D 基因，非洲人更多。除正常 D 以外的弱 D、部分 D、放散 D 归类为 D 变异型（D variant）。

2. 弱 D（weak D）　弱 D 定义为 D 抗原数量减少，需要用抗人球蛋白法进行检测。弱 D 产生的原因是 RHD 基因单个核苷酸突变，所产生的氨基酸改变位于 D 抗原的细胞膜内或跨膜区，突变影响 D 抗原插入细胞膜，使得红细胞上 D 抗原位点减少。许多突变可能引起弱 D 表型，其中最常见的是弱 D1 型，突变的氨基酸位于 270 位（Val270Gly），弱 D1 型、D2 型、D3 型占欧洲人弱 D 的 90%。如果 D 阳性个体有 RHCe 基因而且 RHD 基因和 Ce 基因不在同一条染色体上（如 R_0r），则由于位置效应，D 抗原表达减弱。

3. 放散 D（D_{el}）　D_{el} 红细胞上 D 抗原非常弱，用常规血清学方法检测不到，但红细胞可吸收并放散抗 – D。D_{el} 由 RHD 基因突变所致，亚洲人的 D 阴性者中 D_{el} 占 10% ~30%，而欧洲人只占 0.027%，欧洲人的突变位点与亚洲人不同。D_{el} 血清学检测一般为阴性，需要进行 RHD 基因检测。

4. 部分 D（partial D）　部分 D 命名是由于该表型个体红细胞 D 抗原检测为阳性，但输入 D 阳性血液后会产生抗 – D，推测部分 D 的产生是由于 D 抗原部分缺失所致。部分 D 的产生多数由于 RHD 基因部分被 RHCE 基因替代，产生杂合基因，由杂合基因产生的杂合蛋白不仅丢失了部分 D 表位，而且会产生新的抗原。例如 DVI 红细胞具有 BARC 抗原。有些部分 D 表型是由于单个氨基酸改变所致，和弱 D 不同，这些部分 D 分子的氨基酸的改变位于细胞膜外。

5. D 阴性（Rh 阴性）　D 抗原阴性在白种人中比较常见，占 15% ~17%，黑人中占 3% ~5%，亚洲人则稀有。不同种族个体 D 阴性者基因表达不同，白种人多由于完全缺乏

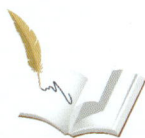

D 基因；其他种族个体的 D 阴性常由 RHD 基因的失活突变所致，如非洲裔 D 阴性个体中 66% 是由于 RHD 基因中有一段 37bp 碱基插入，产生提前终止密码，15% 具有 $RHD-CE-D$ 杂合基因，表现为 C 抗原减弱，无 D 抗原；亚洲裔 D 阴性个体多由于一条染色体 RHD 基因突变，而另一条为 Ce(r') 单倍型，另有 10%~30% 实际上是 D_{el} 表型。

6. D 抗原检测 早期的抗 – D 试剂来自致敏的 D 阴性者，为多克隆抗体，以 IgG 为主，能识别 D 抗原的多个位点，这些试剂往往需要加入蛋白质添加剂以增强反应性，但同时也可能引起红细胞自凝，需要适当的对照。目前广泛应用的是单克隆抗体，由于单克隆抗体只针对一种表位，单克隆抗 – D 并不能检出所有 D 阳性红细胞，因此许多抗 – D 试剂是单克隆 IgM 与单克隆或多克隆 IgG 的混合物，IgM 在室温反应，IgG 能检测弱 D（间接抗球蛋白法）。

7. 供者 D 抗原检测 供者 D 抗原检测与受者及孕妇不同。美国血库协会（AABB）要求对供者的检测方法必须能够检出弱 D 并将弱 D 标为 Rh 阳性，D 阴性的血液在输血前必须经过复查确认，但不需要进行弱 D 复查。

8. 患者 患者通常不需要做弱 D 检测，但 D 阴性母亲的新生儿除外。目前使用的 IgM 单克隆抗 – D 试剂可检出许多以前需要用抗球蛋白法才能检出的 D 抗原。用于患者的 IgM 单克隆抗 – D 试剂不应检出 DVI，DVI 是白种人最常见的部分 D，如果已产生抗 – D，则可能发生严重溶血反应，因此，DVI 应作为 Rh 阴性受血者，输血时选择 D 阴性血液。如果母亲 D 阴性，应对新生儿进行弱 D 检测以确定母亲是否需要注射 Rh 免疫球蛋白（RhIG）。

9. 临床输血 抗 – D 可引起严重溶血反应，因此，已产生抗 – D 的患者不应输 D 阳性血液。多年来弱 D 患者一直输 D 阳性血液，提示弱 D1 型、D2 型、D3 型一般不产生抗 – D，可以输 D 阳性血液，而白种人的弱 D 主要为弱 D1 型、D2 型、D3 型。弱 D11 型和弱 D15 型已有产生抗 – D 的报道，提示 D 抗原表位改变，其他型弱 D 很少见，输血后产生抗 – D 的风险不清楚。

部分 D 患者输入 D 阳性红细胞后可能产生抗 – D，输血时应选择 D 阴性血液，还可能需要用 RhIG，但血清学检测很难区分部分 D。许多部分 D 个体（如黑人中常见的 DⅢa）血清学检测为 D 阳性，只有在产生抗 – D 后才被发现，美国、英国都规定用于患者检测的抗 – D 试剂直接试验不得检出 DVI，将 DVI 作为 D 阴性患者可避免致敏。

如何检测 D 抗原、如何选择血液应根据病人种族、产生抗 – D 的危险以及 D 阴性血液的供应情况决定。抗 – D 有重要临床意义，应防止生育年龄的 D 阴性女性致敏以避免发生胎儿和新生儿溶血病（HDFN）。

（三）C/c E/e 抗原

$RHCE$ 基因编码 C 或 c 及 E 或 e 抗原。$RHCE$ 有 50 多种等位基因，基因突变会导致抗原表达改变或减弱，还可能缺乏某些高频抗原。

1. 复合抗原 复合抗原包括 ce、Ce、cE、CE，过去认为复合抗原是顺式基因的产物，现在已知复合抗原在同一个蛋白质分子上表达。

2. C、e 抗原变异 $RHCE$ 基因突变会引起 C/c 或 E/e 抗原表达数量及质量的改变，C 和 e 抗原的改变较为常见。欧洲人中 C 抗原的改变与 RhCe 蛋白第一个细胞外环的氨基酸改变有关，伴 C^W（Gln41Arg）或 C^X（Ala36Thr）抗原表达，还可能产生新抗原 JAHK（Ser122Leu）、JAL（Arg114Trp），这些个体红细胞表现为 C 阳性，但受到免疫刺激后会产生

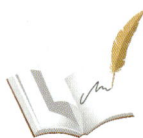

抗 – C 或抗 – Ce(rh_i)。非洲人的 C 抗原表达改变和 $RHD – CE(3 – 7) – D$ 杂交基因有关，该基因不编码 D 抗原，而编码不同于正常的 C 抗原。

$RHce$ 基因的多处突变可产生 e 抗原变异，主要见于非洲人，红细胞表现为 e 阳性，但这些突变基因的纯合子个体会产生具有 e 特异性的同种抗体，容易被误认为自身抗体。这种红细胞缺乏高频 hr^S，抗 – hr^S 可能导致严重输血反应。

（四）*RH* 基因检测

RH 基因检测可用于为近期输过血的患者进行血型鉴定，近期输过血的患者血液中有大量输入的红细胞，用血清学方法鉴定 Rh 血型可能有困难，采用基因检测可以鉴定患者的 Rh 血型。*RH* 基因检测还可用于 *RHD* 基因合子状态测定，对于 RhD 阴性的孕妇，检测胎儿父亲 *RHD* 基因合子状态可帮助判断胎儿 Rh 血型，如果父亲是 *RHD* 基因纯合子，则胎儿为 D 阳性，应进行抗 – D 抗体监测；如果父亲是 *RHD* 杂合子，则应确定胎儿是 D 阳性还是 D 阴性，如果胎儿 D 阴性，则不需要监测孕妇的抗 – D。*RHD* 基因检测能够区别部分 D、弱 D，避免后者不必要的 RhIG 注射；欧洲一些血液中心已经对首次献血的 Rh 阴性者进行基因检测以筛查 D_{el}。

（五）Rh_{null} 及 RhAG

RhAG（Rh – associated glycoprotein）即 Rh 相关糖蛋白，与 RhD/RhCE 结构有 33% 相同，其编码基因 *RHAG* 位于第 6 号染色体。RhAG 分子上并无血型抗原，而是和 Rh 血型蛋白、带 3 蛋白、血型糖蛋白等形成复合物。

已经发现少数完全缺乏 Rh 抗原者，称为 Rh_{null} 或 Rh 无效型。产生原因可能是缺乏 *RHD* 基因，同时伴 *RHCE* 基因失活突变，另一个原因可能是 *RHAG* 基因失活突变导致 RhAG 缺乏，使得 Rh 抗原不能表达。如果 *RHAG* 基因突变导致 RhAG 减少，则 Rh 抗原表达减弱，这种情况称为 Rh_{mod}。Rh_{null} 及 Rh_{mod} 红细胞形态及功能均不正常，可发生溶血性贫血。

（六）Rh 结构和功能

Rh/RhAG 蛋白可能和物质转运有关，种系发育分析发现 Rh 蛋白和细菌及酵母的氨转运蛋白相似。在肾脏、肝脏、脑、皮肤等许多组织中存在非红细胞 Rh 糖蛋白，它们和红细胞 RhAG/RhD/CE 具有相同的跨膜结构并介导氨转运。红细胞 RhCE 及 RhD 蛋白质的功能尚不清楚，这些蛋白可能不转运氨但可能参与 CO_2 及 O_2 的转运，此外还和红细胞膜的完整性有关。

（七）Rh 抗体及其临床意义

Rh 系统抗体多为 IgG，也有 IgM。Rh 抗体溶血反应主要为血管外溶血。妊娠或输血可刺激机体产生 Rh 抗体，可引起 HDFN 及溶血反应。酶处理红细胞可增强其与 Rh 系统抗体的反应，多数抗体最佳反应温度为 37℃。抗 – c 的重要性仅次于抗 – D，可能引起严重 HDFN，抗 – C、抗 – E、抗 – e 不常引起 HDN，即便发生，也比较轻。Rh 系统抗体常共同出现，例如已经产生抗 – E 的 DCe/DCe（R_1R_1）个体可能已经产生抗 – c，但其抗 – c 可能较弱而检测不到，输入 E 阴性而 c 阳性的红细胞可能引起急性或迟发性溶血反应，因此有些人主张输血时选择 E、c 阴性红细胞。

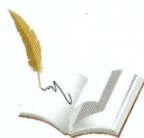

扫码"学一学"

第四节　H 系统和 Lewis 系统

一、H 系统

H 系统只有 1 个 H 抗原。除孟买血型外，所有红细胞上都表达 H 抗原，H 抗原是 A 和 B 抗原的前体物质，红细胞上 H 抗原的多少与 ABO 血型有关，O 型红细胞 H 抗原最多，而 A 型、B 型红细胞上的 H 抗原绝大部分已被转化为 A 及 B 抗原，根据抗 – H 和不同红细胞的反应强度，H 抗原在不同血型的红细胞上的表达强度依次为 $O > A_2 > B > A_2B > A_1 > A_1B$。

（一）H 基因及 H 抗原的生化结构

H 抗原决定簇是岩藻糖 α1 ~ 2 半乳糖。H 抗原的合成受 *FUT*1（*H* 基因）及 *FUT*2（分泌基因，*Se* 基因）基因的控制，前者编码的岩藻糖基转移酶主要将红细胞上的 Ⅱ 型寡糖前体链转化为 H 抗原，后者编码的岩藻糖基转移酶主要将分泌液中的 Ⅰ 型寡糖前体链转化为分泌型 H 抗原及 Le^b 抗原。*FUT*2 或分泌基因决定了分泌液中是否存在 ABH 抗原，FUT2 酶在红细胞上不表达，在唾液腺、胃肠组织、泌尿生殖组织中表达，红细胞上 Ⅰ 型前体链形成的 ABH 抗原是从血浆吸附而来的。

（二）缺失表型

1. 孟买血型（the Bombay phenotype）　孟买血型（O_h）非常稀少，1952 年在印度孟买首次报道。孟买型人由于缺乏 *H* 基因（*hh*）、分泌基因（*sese*），缺乏 Ⅰ 型及 Ⅱ 型 H、A、B、Le^b 抗原。O_h 红细胞与抗 – A、抗 – B、抗 – H 试剂均不发生反应，常被误判为 O 型，而血清中的抗 – H 能与 O 型红细胞反应并能在体内导致溶血，因此孟买型人只能输注孟买型献血者的血液。

2. 类孟买型（para – Bombay）　类孟买型个体缺乏 *H* 基因（*hh*），但有至少 1 个 *Se* 基因，其红细胞上不能检出 H 抗原但有少量 A 或 B 抗原，表示为 A_h、B_h 或 AB_h。

类孟买型红细胞与抗 – H 不凝集，与抗 – A 或抗 – B 反应很弱甚至需要用吸收放散方法进行检测，类孟买型个体分泌液及血浆中表达 Ⅰ 型链 A 或 B 抗原，血浆中的 A 或 B 抗原被动吸附到红细胞上使类孟买型红细胞表达微弱的 A 或 B 抗原。类孟买个体血清中含抗 – HI、抗 – A 或抗 – B。

3. 抗 – H　孟买型个体血浆中的抗 – H 可导致急性溶血反应及胎儿和新生儿溶血病。正常人血浆中可能存在自身抗 – H 或抗 – HI，常发生于 A_1 型个体，A_1 型红细胞上 H 抗原非常少，自身抗 – H 和抗 – HI 一般是 IgM，一般只在室温有活性。同种抗 – H 能固定补体并引起溶血反应，因此孟买型个体只能输 O_h 型红细胞。类孟买血型最好输类孟买型红细胞，紧急情况下可考虑输相应正常 ABO 血型的红细胞，如 A_h 患者可输入 A 型红细胞。自身抗 – H 及抗 – HI 往往没有临床意义，一般不引起溶血反应。

二、Lewis 系统

Lewis 系统中最重要的 2 个抗原是 Le^a 及 Le^b 抗原，有 Le（a + b –）、Le（a – b +）、Le（a – b –）三种常见表型，血小板、内皮细胞、肾脏、泌尿生殖上皮、胃肠道上皮也表达 Lewis 抗原。Lewis 抗原并非红细胞合成，而是由血浆中吸附而来。

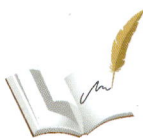

（一）生化合成

Lewis 抗原的合成取决于 *Le* 基因（*FUT3*）和分泌基因（*FUT2* 或 *Se*）。*FUT2* 基因编码的糖基转移酶（FUT2 酶或 Se 酶）在 I 型前体链末端增加岩藻糖，形成 I 型 H 链，Lewis 基因编码 α1→3/4 岩藻糖基转移酶（FUT3 酶），该酶在 I 型前体链上以 α1-4 连接将一岩藻糖连接在次末端的 N-乙酰基葡萄糖胺上，形成 Le^a 抗原，FUT3 酶也可在 I 型链 H 抗原上增加第二个岩藻糖形成 Le^b 抗原，而 Le^a 抗原不能被 FUT2 酶转化为 Le^b 抗原。既有分泌 *Se* 基因又有 *Lewis* 基因的个体，会产生少量 Le^a 抗原，大量 Le^b 抗原，其红细胞表型多为 Le(a-b+)。

人出生时 Le 抗原缺失或极其微弱，脐带血样本以 Le(a-b-) 表型为主，用无花果蛋白酶处理新生儿红细胞，50% 能检出 Le^a，由于 Se 酶活性还很低，Le^b 抗原频率很低，随着 Se 酶活性增高，会表现为一过性 Le(a+b+)，5~6 岁后表型与成人相同。

妊娠期间 Lewis 抗原量可能发生戏剧性的下降，出现一过性 Le(a-b-) 表型而且孕妇可能产生 Lewis 抗体，生产后，随着正常 Lewis 表型的恢复抗体逐渐消失。

（二）*Le* 基因和表型

Se 基因、*Le* 基因与 Lewis 系统表型的关系及 Le^a、Le^b 抗原频率见表 1-11。Le(a+b-) 表型个体至少有 1 个 *Le* 基因但没有 *Se* 基因，能合成 Le^a，但缺乏 I 型 ABH 抗原；Le(a-b+) 表型个体既有 *Le* 基因，又有 *Se* 基因，能合成 Le^a、Le^b 及 I 型链 ABH 抗原，由于大多数 I 型前体链被转化为 Le^b，这些人常表现为 Le^a 阴性；如果缺乏 *Le* 基因（lele），则不能合成 Le^a 或 Le^b 抗原，表现为 Le(a-b-) 表型。

表 1-11　Lewis 系统表型频率、基因

抗-Le^a	抗-Le^b	表型	白种人	黑种人	中国人	Lewis	Se	唾液
			频率（%）			基因		
+	0	Le(a+b-)	22	23	0~23	*Le*	sese	Le^a
0	+	Le(a-b+)	72	55	66~69	*Le*	*Se*	Le^a, Le^b, ABH
0	0	Le(a-b-)	6	22	6~23	lele / lele	sese / *Se*	I 型前体链 / I 型 ABH
+	+	Le(a+b+)	罕见	罕见	27	*Le*	Se^w	Le^a, Le^b

（三）Lewis 抗体

Lewis 抗体大多数为 IgM，一般是自然产生的。Le(a-b-) 个体可产生抗-Le^a、抗-Le^b、抗-Le^{a+b}，抗-Le^{a+b} 既能凝集 Le(a+) 细胞，也能凝集 Le(b+) 细胞。红细胞表型为 Le(a-b+) 者一般不产生 Le^a 抗体，因为唾液和血浆中含有少量的 Le^a。Lewis 抗体大多在室温反应性最强，在 37℃ 也可以观察到反应但弱于室温反应，用抗人球蛋白法有时也可检出抗体。Lewis 抗体一般没有临床意义。由于 Lewis 抗体不能通过胎盘并且出生时 Lewis 抗原发育较差，所以 Lewis 抗体不会引起胎儿和新生儿溶血病。Lewis 抗原容易从红细胞上脱落下来，供者血浆中的可溶性抗原也能够中和受者血浆中的抗体，因此，Lewis 抗体一般不引起溶血反应，对于有抗体的受血者，选择 37℃ 交叉配血相合的供者血液即可，一般不需要检查供者红细胞是否抗原阴性。

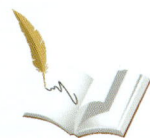

扫码"学一学"

第五节　其他血型系统

一、MNS 血型系统

（一）概述

MNS 系统是第二个被发现的血型系统。1927 年，Landsteiner 和 Levine 用人红细胞免疫家兔，获得的兔抗人红细胞血清可以鉴定红细胞抗原，从而发现了 M 抗原和 N 抗原，相应抗体被称为抗 – M 和抗 – N。1947 年 Walsh 和 Montgomery 在一位新生儿溶血病患儿的母亲血清中发现了抗 – S，1951 年 Levine 等发现抗 – s，研究证明 MN 和 Ss 是两对紧密连锁的等位基因，组成基因复合体。M 基因和 N 基因是一对共显性等位基因，形成 M + N –，M + N +，M – N + 三种表型。MNS 血型系统的抗原多态性复杂，仅次于 Rh 血型系统。目前已确定的 MNS 血型系统的抗原有 49 个。MNS 血型系统的常见抗原的血清反应和相关表型见表1 – 12。

表 1 – 12　MNS 血型系统的常见表型

红细胞与下列抗血清反应					表型	频率（%）		
抗 – M	抗 – N	抗 – S	抗 – s	抗 – U		白种人	黑种人	中国人
+	0	/	/	/	M + N –	28	46	26.34
+	+	/	/	/	M + N +	50	40	52.03
0	+	/	/	/	M – N +	22	30	21.63
/	/	+	0	+	S + s – U +	11	3	0.09
/	/	+	+	+	S + s + U +	44	28	6.47
/	/	0	+	+	S – s + U +	45	69	93.44
/	/	0	0	0	S – s – U –	0	<1	0

（二）MNS 血型系统的生化及分子生物学特征

1. 生化特征　MNS 血型抗原决定簇位于血型糖蛋白 A（glycophorin A，GPA）和血型糖蛋白 B（glycophorin B，GPB）上，两种糖蛋白都以单穿通方式嵌入红细胞膜，氨基端位于细胞外，羧基端位于细胞内，细胞外部分有富含唾液酸的 N 多糖。GPA 在红细胞上数量多达 10^6 个，GPB 在红细胞上的数量为 200000 个。GPA 的细胞内区和细胞膜骨架相互作用，在细胞膜上与带 3 蛋白（Diego 抗原）相关联。GPA、GPB 均为带 3 蛋白/Rh 大分子复合物的一部分。M 和 N 抗原表位位于 GPA，抗原特异性取决于 GPA 肽链第 1 和第 5 位置上的氨基酸，M 抗原分别为丝氨酸和甘氨酸，而 N 抗原为亮氨酸和谷氨酸。S 和 s 抗原表位位于 GPB，其区别在于 GPB 肽链第 29 位的 1 个氨基酸不同，S 抗原的第 29 位是蛋氨酸，s 抗原为苏氨酸。

2. 基因结构　MNS 系统血型抗原基因位于 4 号染色体4q31.21。编码 GPA 和 GPB 的是两个紧密连锁的基因，*GYPA* 和 *GYPB* 基因。*GYPA* 含有 7 个外显子，*GYPB* 含有 5 个外显子和 1 个无功能的假外显子。GPA 和 GPB 是红细胞膜上最主要的唾液酸糖蛋白，其中 GPA 是红细胞膜上量最多的唾液酸糖蛋白，GPA 分子上有 MN 血型抗原决定簇，其肽链有 131 个

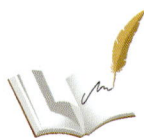

氨基酸，氨基酸序列分为3个功能区，分别为红细胞膜外N端区、疏水性跨膜区、细胞质内的C端区。GPB也是富含唾液酸的红细胞膜糖蛋白，有72个氨基酸，也分为3个功能区。GPB主要携带S和s抗原，GPB氨基端的26个氨基酸结构与携带N抗原的GPA相同，因而GPB上有少量"N"抗原。

（三）MNS血型系统抗原、抗体的临床意义

人血清抗-M是比较常见的自然产生的抗体，也有报道因输血或细菌感染产生的，抗-M以IgM为主，但也有IgG。抗-M在4℃反应最佳，抗-N相对于抗-M较罕见，大多数抗-N是IgM，表现为典型的冷凝集抗体，在25℃以上环境中很快失去活性。一些抗-M和抗-N有剂量效应，与纯合子红细胞的反应强度及效价比杂合子细胞强。大多数的同种抗-M和抗-N在37℃不发生反应，没有临床意义。抗-M和抗-N引起胎儿和新生儿溶血病的较少见。如果患者血液中检出37℃有反应性的抗-M或抗-N，输血时应选择相应抗原阴性或抗人球蛋白法交叉配血相合的红细胞。

大多数抗-S是免疫性抗体，也有自然发生的抗-S、抗-s均为免疫性抗体。抗-S和抗-s一般都是非补体结合性的IgG抗体，都能引起溶血性输血反应和新生儿溶血病。

（四）MNS系统的其他抗原、抗体

MNS系统还有许多低频抗原和一些高频抗原。*GYPA*和*GYPB*基因部分相似，可能发生基因重组而产生杂交基因，导致产生一些低频抗原或导致某些高频抗原缺乏。由*GYPA*和*GYPB*杂交基因所产生的一些表型能和抗-Mi^{a}发生反应，过去将这些表型统称为Miltenberger系列，现已不用此名称。Mi^a（MNS7）抗原在白种人中罕见，而在中国人及东南亚人中抗原频率可达15%，抗-Mi^{a}可引起轻度到中度HDFN，但很少引起HTR。Mur（MNS10）抗原在白人和非洲人中很少见，而中国人7%、泰国人10%阳性。中国香港和台湾报道，抗-Mur是除了抗-A、抗-B以外的最常见的血型抗体。抗-Mur可引起严重HTR及HDFN，因此针对中国人及东南亚地区人群的抗体筛查细胞必须包括Mur抗原。

二、Kidd血型系统

（一）概述

Kidd血型系统在ISBT命名中符号为JK，数字编码为009，该系统共有3个抗原：JK^a（JK1）、JK^b（JK2）、JK^3（JK3）。Allen等于1951年发现产妇Kidd夫人的男婴John患新生儿溶血病，将新生儿体内检出的血型抗体所检出的抗原称为JK^a。两年后发现了抗-JK^{b}及JK^{b}抗原，家系调查表明JK^{a}和JK^{b}抗原受控于同一基因座位上的两个显性基因。JK抗原在不同人群中的频率和表型见表1-13、1-14。

表1-13 JK血型系统3个抗原在不同人群中的频率（%）

抗原	白种人	黑种人	亚洲人
JK1（JK^a）	77	92	73
JK2（JK^b）	74	49	76
JK3（JK^3）	100	100	100

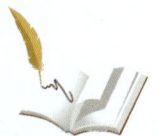

表 1-14　JK 血型抗原表型在不同人群中的频率(%)

抗原	白种人	黑种人	亚洲人
JK(a+b-)	26	52	23
JK(a-b+)	24	8	27
JK(a+b+)	50	40	50
JK(a-b-)	罕见	罕见	0.9(玻利尼西亚人)

(二) 分子生物学特征

编码 Kidd 系统血型系统抗原的基因 *JK* 位于染色体 17q21.31 上，基因名为 *JK* 或 *SLC14A1*。*JK* 基因含有 11 个外显子，共长 30kb，由于基因产物 Jk 蛋白序列中单一氨基酸的改变，位于蛋白第 4 细胞外环上的 Asp280 和 Asn 的置换，导致 JK^a 和 JK^b 抗原的产生。

Jk 蛋白多肽为尿素转运蛋白分子，Jk(a+b-)、Jk(a-b+)、Jk(a+b+)红细胞在 2M 尿素溶液中迅速肿胀后破裂，但 Jk(a-b-)红细胞能抵抗 2M 尿素的溶解作用，根据这一特性可筛选 Jk(a-b-)细胞。据报道 Kidd 抗原的蛋白可能是尿素转运机制的一部分，Jk(a-b-)个体在体内不能最大程度浓缩尿液。

(三) Jk 抗原、抗体的临床意义

Jk 抗原存在于红细胞上，其他血细胞上未发现，在肾脏组织有 Jk 抗原表达，无可溶性的 Jk 抗原。

抗-Jk1 和抗-Jk2 并不常见，由缺少相应抗原的个体产生，抗-Jk3 由 Jk(a-b-)个体产生，Jk 抗体均为免疫抗体，绝大部分是 IgG1 和 IgG3，少部分是 IgG2、IgG4 和 IgM。约 50% 的 Jk 抗体能结合补体。Jk 抗体和相应抗原阳性的红细胞凝集很弱，在盐水直接凝集试验中，新鲜的红细胞标本可观察到弱阳性血凝反应，保存较长时间的抗血清有时检测不出 Jk 血型抗原，但加入新鲜血清作为补体来源后，则能检测出 Jk 抗原。绝大部分的 Jk 抗体能通过间接抗球蛋白试验、酶法和 PEG 法检出。Jk 抗体在体内及体外均容易减弱，常合并其他血型抗体。

Kidd 系统的抗体偶尔可引起轻到中度 HDFN，也能引起严重的 HTR，特别是严重的迟发性 HTR。

三、Diego 血型系统

(一) 概述

Diego 血型系统在 ISBT 命名中符号为 DI，数字编码为 010，共有 22 个抗原。Di^a 是 1965 年由 Layriss 和 Arends 发现的，1967 年 Thompson 等发现了 Di^b 抗原，Di^a 和 Di^b 抗原为显性遗传。Di^a 抗原的分布有明显的种族差异，Di^a 抗原主要存在于蒙古人种，中国人、日本人的 Di^a 抗原频率约为 5%，南美印第安人的 Di^a 频率可高达 54%，而在白人和澳洲土著人群中极为罕见。除 Di^b 和 Wr^b 抗原是高频率外，其他均为低频率抗原。Diego 血型系统常见的表型及频率见表 1-15。

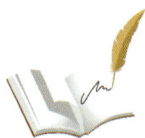

表 1 – 15　Diego 血型系统的表型及频率

红细胞与下列抗血清反应		表型	频率（%）			
抗 – Di^a	抗 – Di^b		白种人	黑人	亚洲人	南美印第安人
+	0	Di(a+b−)	<0.01	<0.01	<0.01	<0.1
+	+	Di(a+b+)	<0.1	<0.1	10	36
0	+	Di(a−b+)	>99.9	>99.9	90	64

（二）分子生物学特征

编码 Diego 抗原的基因位于 17 号染色体 17q21.31 上，名为 *AE1*，也被称为 *EPB*3 或 *SLC*4*A*1 或 *DI*。*DI* 基因含 20 个外显子，产物为红细胞阴离子交换蛋白的细胞膜带 3 蛋白。Di^a 和 Di^b 蛋白序列的差异是在第 854 位上，Di^a 为亮氨酸，Di^b 为脯氨酸。

（三）Diego 血型系统抗原、抗体的临床意义

Diego 抗原除了在红细胞上表达外，在肾脏远端及集合小管的闰细胞上也有表达，未发现可溶性 Diego 抗原。

抗 – Di^a 可以引起 HDFN，也可以破坏输入的 Di^a 抗原阳性红细胞。抗 – Di^b 较少见，但也能引起 HDFN 和 HTR。东方人群应特别注意抗 – Di^a 的存在，但也不能忽视抗 – Di^b 引起的临床问题。Diego 血型系统除了具有临床意义外，还由于 Di^a 主要分布在蒙古人群中，因此具有重要的人类学意义。

四、P1PK 血型系统

（一）概述

P1PK 系统有 3 个抗原，P1、P^k、NOR。与该血型系统相关的其他抗原包括 GLOB 系统的 P、PX2 抗原，以及 901 系列的 LKE 抗原。P1 抗原频率在不同人种和人群中差异很大，P1 抗原在白种人中频率约 80%，在亚洲人中只有约 30%。表 1 – 16 为 P 血型抗体和表型。

表 1 – 16　P1PK 血型系统的表型特征

表型	抗 – P1	抗 – P	抗 – P^k	抗 – LKE	抗 – PP1P^k
P1	+	+	0	+	+
P2	0	+	0	+	+
p	0	0/w	0	0	0
P1^k	+	0	+	0	+
P2^k	0	0	+	0	+
LKE +	+ 或 0	+	0	+	+
LKE –	+ 或 0	+	+	0	+

（二）分子生物学特征

P1 基因位于染色体 22q12.3 – q13.1 上，基因编码 P1 合成酶，后者是一种 α – 半乳糖基转移酶，以副红细胞糖苷脂（paragloboside）为底物合成 P1 抗原，P^k 合成酶也属于 α – 半乳糖基转移酶，以乳糖基神经酰胺为底物合成 P^k 抗原，而 P 合成酶为 β_1，3N – 乙酰基半乳糖氨基转移酶，以 P^k 为底物合成 P 抗原。

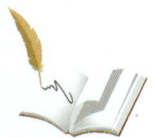

（三）P1PK 血型系统抗原、抗体的临床意义

婴幼儿的 P1 抗原尚未发育成熟，约 7 岁后 P1 抗原逐渐发育成熟。P1 抗原存在于红细胞、淋巴细胞、粒细胞以及单核细胞表面。人血清的抗-P1 一般是冷抗体，凝集反应很弱，一般在 25℃ 以上不出现凝集反应，因此很少有临床意义，一般不会引起 HTR，输血时不必选择 P1 抗原阴性血。如果抗-P1 在 37℃ 能固定补体并能在抗球蛋白介质中与红细胞反应，该抗体可能引起溶血反应，输血时应选择 37℃ 抗球蛋白（多特异性或含抗-C3）法相合的红细胞。

P 抗原是红细胞糖苷脂，在出生时 P 抗原已发育成熟。P 抗原是微小病毒 B19 的细胞受体，微小病毒 B19 空壳能凝集 P1 和 P2 红细胞，但不能凝集 P^k 和 p 细胞，微小病毒 B19 对 p 表型人骨髓细胞及红细胞克隆无细胞毒作用，p 表型个体对微小病毒 B19 有天然的抵抗力。所有的 P^k 个体血清中都含有抗-P。

自身抗-P 和阵发性冷性血红蛋白尿症（paroxysmal cold haemoglobinuria，PCH）有关。

五、I 和 i 抗原

（一）概述

I 系统只有 1 个 I 抗原，i 属于 Ii 血型集合。I 和 i 抗原结构密切相关，在红细胞膜上普遍存在。其共有的表位是半乳糖（Galb1→4GlcNAc）或 II 型前体链。i 抗原是直的非分枝结构，而 I 抗原是多价的分枝多糖，红细胞上的 i 和 I 抗原位于 N 连接糖蛋白及糖脂上。

（二）表型和基因型

成人一般为 I+ 表型，i 表型见于新生儿，随着年龄增加，i 抗原逐渐减少而 I 逐渐增加，多数儿童在 2 岁时具有成人的 I+ 表型。成人 i（i_{adult}）表型（I-i+）非常少见，是 I 基因（GCNT2）突变所致，为常染色体隐性遗传。在亚洲人中，i_{adult} 表型与先天性白内障有关。

I 基因（GCNT2）编码 β1→6N-乙酰基葡萄糖胺转移酶，该酶将 i 直链转化为分枝 I 抗原。

（三）抗体及其临床意义

1. 抗-I　抗-I 常见于正常人，一般为 IgM 抗体，4℃ 反应最佳，效价 <64，室温条件下可检出较高效价抗-I。抗-I 和成人红细胞出现强凝集而和脐带血红细胞不凝集或弱凝集，4℃ 孵育、加入白蛋白或使用酶处理红细胞可增强抗-I 活性。A_1 个体可产生抗-HI，抗-HI 与富含 H 抗原的 O 型及 A2 型红细胞凝集更强。

2. 抗-i　正常血清中较少见自身抗-i。抗-i 以 IgM 为主，4~10℃ 反应最强。抗-i 和脐带血或 i_{adult} 红细胞反应较强，而和 I+ 的成人红细胞反应较弱。传染性单核细胞增多症患者会有较强的一过性抗-i。

3. 冷凝集素综合征　病理性自身抗-I 及抗-i 出现于冷凝集素综合征（cold agglutinin syndrom，CAS）及混合型自身免疫性溶血性贫血。在这些自身免疫性溶血性贫血患者中，自身抗-I 或抗-i 效价高、抗体反应温度域宽，而且能够结合补体。

4. 临床意义　抗-I 一般为自身抗体，自身抗-I 可干扰 ABO 血型鉴定、抗体筛查试验、交叉配血，抗体在抗球蛋白试验中也可能有反应，特别是使用多特异性抗人球蛋白试剂（antihuman globulin，AHG）时。抗体在低温时与红细胞结合并激活补体，经 37℃ 孵育后，

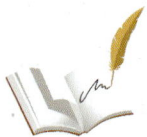

抗体与红细胞分离但补体仍在红细胞上。多特异性 AHG 中的抗 – C3 可检出红细胞上结合的补体。

六、Kell 和 Kx 血型系统

（一）概述

Coombs 等在 1945 年建立了检测不完全抗体的实验方法，称为抗球蛋白试验，通常称为 Coombs 试验。应用抗球蛋白试验发现了很多血型抗原和抗体，Kell 血型是应用抗球蛋白试验方法检出的第一个血型，由于是从一位姓 Kell 的产妇血清中发现相应抗体，因此该抗体被称为抗 – Kell 或抗 – K。1949 年发现了抗 – K 的对偶抗体抗 – k。K 和 k 抗原均表现为显性遗传，有 K+k–、K+k+、k–k+ 和 K–k– 4 种表型，其中 K–k– 表型罕见。

Kell 血型系统在 ISBT 命名中符号为 KEL，数字编码为 006。目前已被 ISBT 确认的 KEL 抗原有 36 个。其中 K1、K2、K3、K4、K6 及 K7 分别指 K、k、Kp^a、Kp^b、Js^a 及 Js^b。K5 代表 Ku，即由 K_0 个体产生的抗体所定义的抗原。

Kell 血型系统常见的血清学反应和相关表型及分布频率见表 1–17。

表 1–17　Kell 血型系统的表型及频率

红细胞与下列抗血清反应						表型	频率（%）		
抗–K	抗–k	抗–Kp^a	抗–Kp^b	抗–Js^a	抗–Js^b		白种人	黑人	中国人
+	0					K+k–	0.2	罕见	0
+	+					K+k+	8.8	2	罕见
0	+					K–k+	91	98	100
		+	0			Kp(a+b–)	罕见	0	0
		+	+			Kp(a+b+)	2.3	罕见	0
		0	+			Kp(a–b+)	97.7	100	100
				+	0	Js(a+b–)	0	1	0
				+	+	Js(a+b+)	罕见	19	0
				0	+	Js(a–b+)	100	80	100
0	0	0	0	0	0	K_0	极罕见	极罕见	–

（二）分子生物学特征

Kell 血型基因位于染色体 7q33，编码区含有 19 个外显子，产物是糖蛋白。*K1* 和 *K2* 是两种常见 Kell 血型的基因，其 DNA 序列的差异在第 6 外显子，有一个 C→T 的碱基取代，使其产物 193 位上的苏氨酸变为蛋氨酸。

（三）Kell 系统抗原、抗体的临床意义

KEL 抗原可能只在红细胞上表达，而在其他血细胞上无表达；在骨髓、胚胎肝细胞上有表达，但在脑、肾脏、成人肝细胞上无表达。未发现有可溶性的 KEL 抗原。

由于 Kell 的抗原性较强，所以在输血中有重要的意义。抗 – K、抗 – k 大多数由免疫引起，有临床意义，IAT 试验有反应活性，有时结合补体。抗 – K 能引起急性和迟发性 HTR，抗 – K、抗 – k 可以引起 HDFN，白种人 90% 的献血者是为 K 阴性，因此不难找到相合血液。中国人几乎 100% K 阴性，因此，抗 – K 在中国人中意义不大。抗 – k 的临床以及血清

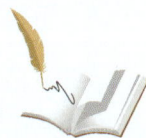

学特征与抗－K相似，但是 k 阴性者非常少(中国人几乎为 0)，所以抗－k 发生率很低。如果患者血液中有抗－K 或抗－k，输血时应选择相应抗原阴性并与受者血液交叉配血相合的红细胞。抗－Kp^a、抗－Kp^b、抗－Js^a 及抗－Js^b 较抗－K 少见，但其血清学特性相似，并均具有临床意义，可能引起 HDN 和 HTR。输血或妊娠可能刺激机体产生抗体，抗体的产生受抗原的免疫原性以及献血者中阴性和阳性表型分布的影响，但由于抗原的免疫原性很低，这些抗体很罕见。患者如产生了抗－Kp^b、抗－Js^b 或抗－k，需要从稀有血型库中寻找相合血液。

(四) Kx 抗原

Kx 抗原或 XK1 是 Kx 系统唯一的抗原，该系统在 ISBT 命名中符号为 XK，数字编码为 019。Kx 蛋白和 Kell 糖蛋白通过一个二硫键相连。编码 Kx 蛋白的 *XK* 基因位于染色体 Xp21.1 短臂，有 3 个外显子，编码的多肽链含 444 个氨基酸。缺乏 *XK* 基因的人可能带有另外一种有缺陷的基因，与 X－连锁慢性肉芽肿(chronic granulomatous disease，CGD)的发生有关。

Mcleod 综合征是非常少见的 X－连锁疾病，发生于男性，表现为棘形红细胞增多及迟发性肌肉、神经精神症状。发生原因是 *XK* 基因失活突变或缺失。Mcleod 综合征与 Mcleod 表型有关，即 Kell 抗原表达减弱、Km 和 Kx 缺失。合并 CGD 及 McLeod 综合征患者输血后常产生抗－Kx＋抗－Km 抗体，几乎无法找到相合血液。这些患者应尽量避免输血。

七、Duffy 血型系统

(一) 概述

1950 年 Cutbush 等在一位多次输血的血友病患者血清中发现抗－Fy^a，患者姓 Duffy，故称为 Duffy 血型。与抗－Fy^a 对偶关系的抗－Fy^b 在 1951 年被发现，Fy^a 和 Fy^b 是 Duffy 血型中最常见的 2 个抗原，常见表型有 Fy(a+b－)、Fy(a+b+)和 Fy(a－b+)3 种。*Fy^a* 和 *Fy^b* 由一对共显性的等位基因编码。1955 年 Sanger 等发现了该位点的第三个等位基因 *Fy*，在黑人中频率较高，*Fy* 基因不产生 Fy^a 或 Fy^b 抗原。1965 年 Chown 等发现了该系统第四个等位基因 *Fy^x*，编码一个弱 Fy^b 抗原。

Duffy 血型 ISBT 命名符号为 FY，数字编码为 008，有 5 个抗原。传统命名为 Fy^a、Fy^b、Fy3、Fy5、Fy6，ISBT 分别命名为 FY1、FY2、FY3、FY5、FY6。

Duffy 血型系统常见抗原的血清学反应和相关表型见表 1－18，FY 系统各抗原在不同人群中频率见表 1－19。

表 1－18　Duffy 血型系统的表型

红细胞与下列抗血清反应		表型	基因型
抗－Fy^a	抗－Fy^b		
+	0	Fy(a+b－)	*Fy^a/Fy^a* 或 *Fy^a/Fy*
+	+	Fy(a+b+)	*Fy^a/Fy^b*
0	0	Fy(a－b+)	*Fy^b/Fy^b* 或 *Fy^b/Fy*
0	0	Fy(a－b－)	*Fy/Fy*

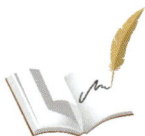

表1-19　FY血型抗原在不同人群中的频率(%)

抗原	白种人	黑种人	中国人	日本人	泰国人
Fy^a(FY1)	66	10	99	99	97
Fy^b(FY2)	83	23	9.2	18.5	31
Fy3(FY3)	100	32	99.9	99.9	99.9
Fy5(FY5)	99.9	32	99.9	99.9	99.9
Fy6(FY6)	100	32	100	100	100

(二) 分子生物学特征

*Duffy*基因(*DARC*)位于1号染色体1q21-q22上，编码FY糖蛋白。*DARC*有2个常见的等位基因*Fy^a*和*Fy^b*，其差别是在第二外显子125位上发生G对A置换，所编码的糖蛋白在N端细胞外区第42位上的甘氨酸变为天冬氨酸。*Fy^a*基因的编码区与*Fy^b*相同，由于基因启动子区的单个核苷酸突变，破坏了红细胞特异性GATA-1转录因子的结合部位，使得基因在红细胞上表达受阻。Duffy糖蛋白在机体的许多细胞上都有表达，Fy(a-b-)表型非洲人红细胞缺乏Duffy糖蛋白，但其他组织中仍然有。因此，他们并不产生抗-Fy^b，偶尔产生抗-Fy3或抗-Fy5。Fy^{x}基因产生的原因是基因错义突变导致Duffy糖蛋白细胞内区第89位氨基酸改变(Arg89Cys)。

人红细胞膜FY糖蛋白是间日疟原虫的受体，缺少Fy^{a}和Fy^{b}抗原的个体对间日疟有天然的免疫力。间日疟原虫的裂殖子能通过Duffy抗原结合到红细胞表面，侵入红细胞，但裂殖子不能进入Fy(a-b-)表型个体的红细胞，因此Fy(a-b-)个体能免受间日疟原虫的侵犯。大部分非洲人是Fy(a-b-)，这是环境选择造成的。

(三) Fy抗原、抗体的临床意义

抗-Fy^{a}比较常见，能引起中度或重度HDFN、急性或迟发性的中度到重度HTR，抗-Fy^{b}较少见，一般引起的免疫反应较抗-Fy^{a}引起的微弱，抗-Fy^{b}引起的HDFN较少见，可能引起中到重度迟发性HTR，急性HTR极少。抗-Fy3较罕见，可出现于Fy(a-b-)者血清中，均为输血或妊娠产生的免疫抗体。抗-Fy3可引起急性或迟发性HTR，抗-Fy5可引起迟发性HTR。酶处理可破坏Fy^{a}和Fy^{b}抗原，因此用酶法检测抗-Fy^{a}和抗-Fy^{b}通常为阴性反应。

八、Lutheran 血型系统

Lutheran血型在ISBT命名中符号为LU，数字编码为005，共有27个抗原。Lutheran抗原基因位于染色体19q13.2上，基因产物是Lutheran糖蛋白，后者可能具有黏附功能和介导细胞内信号传递功能。

LU抗原在脐带红细胞上表达很弱，直到15岁后，抗原达到成人水平。淋巴细胞、粒细胞、单核细胞和血小板上无LU抗原，无可溶性的LU抗原。抗-Lu^{a}一般都是妊娠和输血引起的，也有体内存在的自然发生的抗体，抗-Lu^{a}以IgM为主，也可能有IgG和IgA，抗-Lu^{a}可直接凝集Lu(a+)红细胞，也可以用抗球蛋白法检测。抗-Lu^{b}较罕见，由输血或妊娠产生，无自然发生的抗体，抗-Lu^{b}反应的最佳温度为20℃。Lutheran抗体一般没有临床意义，偶见抗-Lu^{a}和抗-Lu^{b}引起的HDFN及HTR，很轻微。

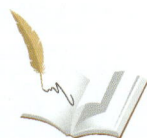

九、Dombrock 血型系统

Dombrock 血型系统在 ISBT 命名符号中为 DO，数字编码为 014，共有 10 个抗原：Do^a、Do^b、Gy^a、Hy、Jo^a、DOYA、DOMR、DOLG、DOLC、DODE 抗原。

Dombrock 系统的抗原由 *DO* 基因编码，*DO* 基因位于染色体 12p13 - p12 上，Dombrock 糖蛋白结构具有 ADP - 核糖转移酶特点，因此，*DO* 基因也被称为 *ART*4 基因。

Do 血型抗体为 IgG，不结合补体，抗 - Do^a能引起急性 HTR，抗 - Do^b能引起急性和迟发性 HTR，抗 - Gy^a、抗 - Hy 都可引起 HTR。至今未见 Do 血型抗体引起 HDFN 报道。

十、Colton 血型系统

Colton 血型系统的第一个抗原 Co^a发现于 1967 年，抗 - Co^a是从一位输过血的患者血清中发现的，该患者名为 Calton，由于书写不清，误为 Colton。到目前为止，该系统共发现 4 个抗原，Co^a、Co^b、Co3、Co4。Colton 系统的 ISBT 数字为 015，代表符号为 CO。

编码 Colton 抗原的基因位于 7 号染色体7p14，基因名称为 *CO* 或 *AQP*1，有 4 个外显子，长度为 11.6kpb，基因产物为水通道蛋白，该蛋白与水转运有关。

约89%的白种人表型为 Co(a + b -)，10.4% 为 Co(a + b +)，Co(a - b -)小于 0.01%，其他人群分布类似。抗 - Co^a和抗 - Co^b及抗 - Co3 均为 IgG，可引起 HDFN 及 HTR。

十一、Yt 系统

Yt 系统的 ISBT 数字编号为 011，符号为 YT。除红细胞外，在粒细胞、脑、肌肉组织上都有其抗原分布，目前共发现 5 个抗原，Yt^a、Yt^b、YTEG、YTLI 和 YTOT，编码基因为 *YT* 或 *ACHE* 基因，*YT* 基因有 6 个外显子，长 2.2kpb，基因产物为乙酰胆碱酯酶。

多数人群的表型为 Yt(a + b -)，约占91.9%，Yt(a + b +)约占 7.9%，Yt(a - b +)约占 0.3%。Yt 抗体一般为 IgG，需要用抗球蛋白法进行检测。有报道抗 - Yt^a引起 Yt(a +)红细胞破坏加速，也有迟发性 HTR 报道，但一般认为 Yt 抗体无临床意义。

十二、Xg 系统

Xg 系统 ISBT 数字编号为 012，符号为 XG。有 2 个基因：Xg^a基因和 *CD*99（或 *MIC*2）基因。Xg^a基因位于 X 染色体 Xp22.32，有 10 个外显子，长度为 60kbp，基因产物为 Xg^a糖蛋白。*CD*99 基因位于 X 和 Y 染色体 Xp22.2 及 Yp11.2 上，有 10 个外显子，长度为 52kbp，基因产物为 CD99。CD99 是黏附分子。Xg 系统共有 2 个抗原，Xg^a及 CD99。

Xg^a发现于 1962 年，其分布在女性为 89% 阳性，男性 66% 阳性。抗 - Xg^a以 IgG 为主，也有 IgM，一般需要用抗球蛋白法检测。抗 - Xg^a不会导致胎儿和新生儿溶血病或溶血性输血反应，无临床意义。CD99 在人群中的阳性频率 >99%，抗 - CD99 罕见，为 IgG，无临床意义。

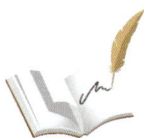

本章小结

　　广义的血型指血液系统的遗传多态性，而狭义的血型或一般所说的血型指红细胞表面抗原结构，而且必须用相应的抗体进行检测。国际输血协会（ISBT）负责红细胞血型的命名工作。到目前为止，已发现红细胞血型抗原 367 个。按照血型抗原的相互关系、血清学特点、基因等将红细胞血型抗原归类为血型系统、集合、高频及低频抗原组。血型系统指由单个基因座或多个紧密连锁的基因座上的等位基因所产生的一组抗原。目前已有 39 个血型系统。

　　ABO 系统是最重要的血型系统，成年人血浆中天然存在 ABO 系统的抗体而且持续终身，ABO 主侧不相合的输血会导致致命性急性溶血反应；ABO 主侧不相合的实体器官移植可能发生急性排斥反应，次侧不合可能发生过客淋巴细胞综合征，造成患者溶血；ABO 主侧不合的造血干细胞移植可能会发生纯红再生障碍性贫血、红细胞造血恢复延迟，而次侧不合可能发生迟发性溶血。

　　Rh 系统的重要性仅次于 ABO 系统，Rh 系统中最重要的是 D 抗原，抗–D 可引起溶血性输血反应及胎儿和新生儿溶血病，也可造成不孕、流产等。

　　输血（红细胞）时应选择 ABO、RhD 同型红细胞，紧急情况或某些特殊情况（如 ABO 不相合的造血干细胞移植等）可选择 ABO 主侧相合的红细胞；Rh 阴性患者原则上应输 Rh 阴性红细胞，如患者无抗–D，紧急抢救情况下可输入 Rh 阳性红细胞，但可能造成女性不孕或流产。

扫码"练一练"

（秦　莉）

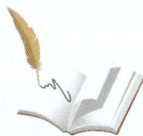

第二章 红细胞血型检测技术

红细胞血型检测技术是输血工作者最常使用并且是非常重要的技术，常应用于供血者检测、患者输血前检测、新生儿溶血病、器官移植及法医鉴定等方面。

第一节 输血前检查

一、目的和要求

临床输血的中心任务是向患者提供安全、有效的血液及血液成分。因此在输血前，应对患者和供血者血液进行血型血清学检测并出具准确报告。

输血前检查目的是准确判定患者、输注血液及血液成分的血型，使患者与供血者血液相容，血液及血液成分在患者体内存活并发挥有效作用，使之获益。

输血前检查的主要程序包括：了解患者与输血相关的病史及诊断；血液标本接收、核对、检查及处理；ABO 血型系统鉴定和 RhD 抗原定型；红细胞意外抗体筛查与鉴定；交叉配血试验。

二、临床资料及标本处理

（一）临床资料

进行实验室检查前应尽可能了解、核对患者的有关资料，包括姓名、性别、年龄、民族、临床诊断、输血史、药物史、妊产史、移植史，特别是既往输血反应史等。详细信息有助于解决可能出现的血清学问题。

了解患者病史有助于抗体检测。尽管存在"自然产生"的抗体，但输血与妊娠是红细胞免疫的常见原因。如果无输血史和妊娠史，极少会产生具有临床意义的抗体。如果有输血史，就应进一步了解最后一次输血日期；如果患者 3 个月内输过非同型血液，供血者红细胞可能没有完全代谢清除，依然会存在于血液循环中，干扰血型结果判读。

（二）标本要求与处理

输血前检查的血液标本是安全输血的关键环节之一。所有标本必须有准确的标签，并能代表患者当前免疫学状况。标本还须经鉴定和标记，准确无误地来自患者，并和输血申请单各项内容核对、确认。

扫码"学一学"

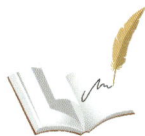

要防止血液标本稀释和/或溶血。标本在采集过程中发生的溶血，一般不能使用。但对于严重溶血患者，因其体内已发生溶血，所以其溶血标本可用于输血前检测，并应选择合适的检测方法。血清或血浆标本均可用于输血前检查。使用血清标本时应注意排除补体干扰；使用血浆标本时应注意排除纤维蛋白原干扰。如果试验要求补体参与，就应使用血清标本。

根据试验要求采集血液标本。若同时需要红细胞和血浆，标本最好抗凝；若仅需要血清，标本可不抗凝。如果患者处于肝素治疗期间，则应用硫酸鱼精蛋白拮抗，使标本凝集。如果患者使用右旋糖酐、PVP 等治疗，应注意洗涤被检红细胞，再进行检测。

血液标本时限要求小于 72 小时，如果患者近期未输过血或妊娠，其标本时限可适当延长。每次输血后，患者和供血者的标本在冷藏条件下至少保存 7 天。反复输血患者更应注意抽取新标本做抗体筛查及配血试验，避免漏检因回忆反应产生的抗体。

三、ABO 与 RhD 定型

患者和供血者的 ABO 血型和 RhD 抗原应在输血前予以确认，极特殊情况除外。这是因为在各类血型系统中，以 ABO 血型系统的抗原性最强，Rh 血型系统中 D 抗原次之。大约 2/3 的 D 抗原阴性者，接受了阳性血液或妊娠阳性胎儿后会产生抗–D，因此对每一患者除了鉴定 ABO 血型抗原和抗体外，还应该做 RhD 抗原定型，然后选择合适的血液。血型鉴定多数情况下采用盐水法。

（一）ABO 定型及试验中常见问题

1. ABO 定型　包括正定型（forward grouping）和反定型（reverse grouping）。由于 ABO 血型系统抗体多数为 IgM 类，所以在室温条件下，盐水介质中可出现明显的凝集反应。血型鉴定多采用平板法和试管法。

用抗–A 及抗–B 试剂与被检细胞反应，检测红细胞表面是否存在 A 抗原和/或 B 抗原，称之为正定型；用标准 A 细胞及 B 细胞与被检血清反应，检测血清中是否存在抗体（凝集素），称之为反定型。红细胞上有 A 抗原，血清中有抗–B，该个体为 A 型；红细胞上有 B 抗原，血清中有抗–A，该个体为 B 型；红细胞上有 A、B 抗原，血清中无抗–A 和抗–B，该个体为 AB 型；红细胞上无 A、B 抗原，血清中有抗–A、抗–B 和抗–A,B，该个体为 O 型。正常人群中通常有规律出现 ABO 抗体，无抗体者极少，即该个体红细胞上缺乏 A 或 B 抗原，那么血浆中会存在相应抗体。这两种试验可以作为互相验证的质量控制，如果正反定型不符，应通过进一步试验确认血型。新生儿及出生 4 个月之内的婴儿，由于血液中无 ABO 抗体或很弱，故该人群可以只做正定型。新生儿血清中可能存在来自母体的抗体，应注意鉴别。有些疾病也可能导致 ABO 抗原或抗体改变。

2. 常见问题与解决方法　ABO 血型结果难以确认，一般见于正、反定型不一致，主要如下。

（1）错加标本或试剂，产生假阳性或假阴性结果。核对后进行重复试验。

（2）试验器材不清洁，产生假阳性结果。换洁净试验器材后重复试验。

（3）试剂污染或失效，产生假阳性或假阴性结果。检查并更换新试剂。

（4）离心过度或不足，产生假阳性或假阴性结果。离心机须设定准确程序及每半年进行校准。

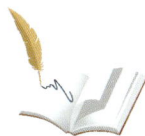

种异基因红细胞发生反应，为红细胞同种抗体。

ABO 血型系统中的亚型如抗 – A₁，虽然通过抗体筛查的方法无法检出，但也属于意外抗体。

（二）注意事项

1. 方法选择 抗筛检出的抗体可以是 IgM 类，也可以是 IgG 类，因此检测方法必须包括盐水介质和非盐水介质检测法。非盐水介质检测法包括：白蛋白介质法、低离子强度介质法（LISS）、酶技术、抗球蛋白试验、聚凝胺（polybrene）促凝技术和 PEG（聚乙烯乙二醇）促凝技术等。除盐水介质法以外，其他方法可按抗体的血清学行为和实验具体条件选择其中一种。如果实验中采用其他方法替代抗球蛋白试验，须证明该方法与抗球蛋白试验有相似的敏感性和特异性。

2. 试剂细胞 试剂红细胞，通常是选用 2 或 3 个 O 型人的红细胞，制备成为一套试剂，而非混合细胞试剂。每套抗筛红细胞中至少含有以下常见的抗原：D、C、E、c、e、M、N、S、s、P1、Leᵃ、Leᵇ、K、k、Fyᵃ、Fyᵇ、Jkᵃ、Jkᵇ、Diᵃ。由于种族差异，对输血产生影响的抗体也有所不同。例如：Kell 系统的抗 – K 对白种人很重要，但中国汉族人群 K 抗原阳性者极少，所以抗 – K 对中国人来说不重要。而抗 – Diᵃ、抗 – Mur 对黄种人重要，而白种人则可忽略不计。

3. 结果判定 抗筛细胞与被检血清出现阳性结果（至少与 1 个抗筛细胞出现凝集），一般说明血清中存在意外抗体。但在具体试验过程中，还应考虑其他因素，主要是确认红细胞凝集确实是来自于抗原抗体反应。另外患者自身抗体也常常对试验结果产生干扰，因为自身抗体不仅与自身红细胞凝集，也与绝大多数人的红细胞发生凝集，有的自身抗体还具有特异性。对此常见的解决方法是做"自身对照"，即用自身血清与自身红细胞反应，然后与抗筛细胞做平行试验。当自身对照阴性而与抗筛细胞呈阳性反应时，即可确认待检血清中确实存在意外抗体。至于抗体特异性，需抗体鉴定来确认。

抗体筛查不一定能检出所有具有临床意义的抗体，一些抗低频率抗原或有剂量效应的抗体可能被漏检，此时需要抗原性更完全和特异性更强的抗筛细胞或使用更敏感的技术做检测。

（三）红细胞意外抗体鉴定

抗体筛查试验结果阳性，应做抗体鉴定试验以确定其特异性。抗体鉴定试验包含以下主要内容。

1. 自身细胞检查 观察患者血清与自身细胞的反应情况，确定血清内是否有自身抗体或自身抗体和同种抗体二者同时存在。

2. 谱红细胞（panel red cell） 使用试剂细胞中的谱红细胞，以及多种技术检测患者血清，确定其抗体特异性。

试剂谱细胞是通过严格筛选确定的，通常选用已知血型抗原的 8～12 个 O 型红细胞。其功能必须具备能够检出常见抗体（如抗 – D、抗 – Jkᵃ、抗 – C、抗 – E 等）及某些罕见抗体。所以不仅要求涵盖常见且具有临床意义的抗原，还要保证这些抗原在谱红细胞内的分布各具特点，以便在检测相应抗体时会出现不同的反应格局。另外，为了能从统计学上保证对抗体特异性的确认，每一种血型抗原最好在谱红细胞上保持一定的阴性和阳性比例，为了证实单价抗体，使用的谱细胞相应抗原应为 1 个以上，仅用 1 个抗原不能证实抗体特

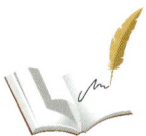

异性。许多血型抗原具有剂量效应，如 Rh 抗原，纯合子的抗原强度明显高于杂合子。如 Rh 表现型为 ccDEE 上 E 抗原强度明显高于 CcDEe。在抗体较弱时可能只与纯合子细胞反应，与杂合子细胞不反应。

为了保证抗体鉴定的准确性，要求每个抗原有足够的阳性和阴性细胞，从而使血清学检查的结果表现出客观规律性，而不是偶然的结果，一般用 Fisher 的正确估计概率的方法计算各种阴性和阳性结合的可能性，$P < 0.05$ 被认为是统计学上有效的、可以接受的值。

抗体鉴定时，必须灵活运用盐水介质法、白蛋白介质法、酶技术及抗球蛋白试验等各种技术，再结合吸收、放散等血清学手段，对抗体特异性做出明确分析和确认。

3. 结果判定　要对谱红细胞反应结果有正确的解释，首先要了解某些特异性抗体的血清学特性，并综合运用以下资料。

（1）观察受检血清与每个谱红细胞的反应结果。

（2）观察受检血清与其自身细胞的反应结果。

（3）观察受检血清与酶处理细胞的反应结果。

（4）观察反应格局　检查每个反应相的结果，包括不同的温度、悬浮介质或酶作用的情况，一些抗体的特异性与反应相直接相关。

（5）是否有溶血现象。

（6）在出现阳性反应的细胞中，反应强度是否相同，有无剂量效应。

（7）对自身红细胞上的抗原详细检查，可以从所缺少的抗原情况入手，提示是否存在相应抗体。

五、交叉配血试验

（一）概念与步骤

交叉配血试验也称血液配合性试验，是检查患者与输入的血液是否相容。交叉配血试验阴性，表明患者与供血者血液之间没有检出不相配合的抗原、抗体成分，配血无禁忌，可以输注。交叉配血试验包括下述几项。

1. 主侧配血　患者血清与供血者红细胞反应，检测患者体内是否存在针对供血者红细胞的抗体。

2. 次侧配血　患者红细胞与供血者血清反应，检测供血者血液中是否存在针对患者红细胞的抗体。

3. 自身对照　患者红细胞与自身血清反应，以排除自身抗体、直接抗球蛋白试验阳性及红细胞缗钱状假凝集等干扰试验结果判读的因素。

交叉配血反应体系均应在 37℃ 孵育。除了使用盐水介质法外，还应使用能检出其他血型系统抗体的方法，例如：抗球蛋白试验、酶技术、聚凝胺法、白蛋白介质、低离子强度（LISS）介质或其他合适的促凝方法等。

交叉配血的要求是：在任何步骤，均不出现溶血或同种凝集的结果时，方可将供血者的血液成分输给患者。

（二）影响因素

1. 缗钱状形成　被检血清在室温和 37℃ 中，使红细胞出现了缗钱状假凝集，造成结果误判。常见于巨球蛋白血症、多发性骨髓瘤、霍奇金病，以及其他表现为血沉加速的一些

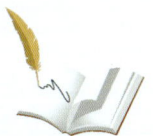

病例。可在抗原抗体充分反应后，洗涤去除血浆或血清，再进行下一步试验。

2. 出现抗体筛查试验阴性和交叉配血结果阳性的现象，提示患者血清中可能存在抗筛未检出的抗体。

3. 室温条件下，配血结果阳性，说明患者血液中可能存在自身抗体或 IgM 类同种抗体。

4. 直接抗球蛋白试验阳性，表明患者或供血者有自身抗体。

5. 试验操作过程中，应用离心力不当，造成了假阴性和/或假阳性结果。

6. 孵育温度不准确，造成错误结果。

7. 红细胞不正确的洗涤和悬浮，使抗球蛋白试验出现假阴性。

8. 被检血清中如含有溶血性抗体，则具有相应抗原的红细胞被溶解而不是凝集，此种情况下交叉配血结果应视为阳性。如果血清中存在补体而导致溶血反应，血清应灭活后再做试验。

第二节　盐水介质试验技术

扫码"学一学"

盐水介质试验技术是输血技术的基础，其试验本质是凝集反应，因此具有凝集反应的特点。该技术用于检测红细胞抗原和/或抗体。因红细胞既是被检系统（或试剂），又是指示系统，不需要加入其他试剂就会出现肉眼可见凝集，所以属于直接凝集反应。即红细胞悬浮于盐水介质中，直接与试剂血清或患者血清反应，主要检测 IgM 类抗体。该方法常用于血型鉴定，亦可用于交叉配血等试验。

一、基本方法

根据试验载体不同，主要有 3 种方法：平板法、试管法及微孔板法。

（一）平板法

根据实验所用耗材（基质）不同，分玻片、纸板、陶瓷板法等。此方法为定性试验。

应用范围：常规 ABO 血型和 RhD 抗原定型。

以玻片法为例。用已知抗体作为试剂血清，已知抗原作为试剂细胞，在做好标记的玻片上，各加 1 滴被检标本与试剂，混匀并轻摇玻片，2 分钟内用肉眼或低倍显微镜观察结果。如果玻片法结果可疑时，应采用试管法重新做实验。

此方法易于掌握，操作简便、快速，但工作环境和工作人员易被污染，也不利于大批量标本检测。如果未采用一次性耗材，清洗不彻底时会出现假阳性或假阴性结果。

（二）试管法

为定性试验方法，也可用于半定量试验，如测定抗体效价。

试管法是输血前检查常用且经典的试验方法，其特点是操作简便、快速，方法易于掌握，抗原抗体反应可置于不同温度环境，结果准确可靠，有利于分析疑难血型。

在标记好的试管中按照比例加入血清和红细胞悬液，根据试验设计，离心或静置观察结果。

（三）微孔板法

定性试验方法。适用于上机操作、大批量标本检测。加样与观察结果参考试管法。

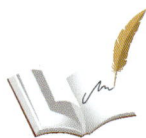

二、结果判读与注意事项

（一）阳性结果

红细胞出现凝集或溶血是阳性结果。

（二）阴性结果

红细胞呈游离的混悬状态是阴性结果。

（三）溶血

亦为阳性结果，与血液凝集具有同样重要的临床意义。有些血型抗体与红细胞抗原反应后，能够激活补体引起细胞溶解。具有这种性质的抗体称为溶血素。当补体不存在时，这些抗体往往凝集或致敏具有相应抗原的红细胞。血型抗体具有溶血作用的有抗 – A、抗 – B、抗 – A,B、抗 – I、抗 – i 等。

（四）凝集强度判定

见表 2 – 1。

表 2 – 1　凝集反应判定标准

反应强度	现象
4 +	一个大凝集块，背景清晰
3 +	数个大凝集块，背景清晰
2 +	中等大小凝集块，背景清晰
1 +	小凝集块，背景混浊
W +	肉眼几乎无明显凝集，光镜下可见数个细小凝集
–	肉眼及光镜下红细胞均呈游离状态，无凝集

（五）注意事项

1. 观察结果后应立即做好试验记录。

2. 如果做 ABO 血型鉴定，试验温度不要高于室温。

3. 要在光线良好的背景下观察凝集反应。

4. 因溶血和血液凝集都是阳性结果，所以观察结果首先看有无溶血，再看红细胞是否凝集。

5. 严格按照试剂说明书进行试验操作。

第三节　酶处理试验技术

由于抗体性质及抗原数量与位置不同，决定抗体致敏红细胞后，可以出现凝集，也可以不出现凝集。一般认为，能凝集悬浮于盐水介质中的红细胞，是完全抗体，反之是不完全抗体。不完全抗体之所以无法凝集盐水介质中的红细胞，与抗体分子大小、构型、静电力相关。静电力使红细胞保持一定距离，由于不完全抗体是 IgG 类免疫球蛋白，其两个 Fab 段跨距短，不能克服静电力使两个红细胞连接在一起。酶能破坏红细胞表面的唾液酸，起到促进凝集反应的作用。

扫码"学一学"

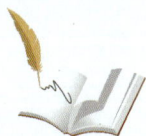

一、实验原理

主要是应用蛋白水解酶，使其作用于红细胞表面的多糖链上，切断带有负电荷的羧基基团的唾液酸，从而减少红细胞表面负电荷，降低 Zeta 电位，缩短红细胞之间的距离，增强 IgG 抗体对红细胞的凝集。

酶处理试验技术可以促进某些血型系统抗原与抗体反应，其中以 Rh 和 Kidd 血型系统最为显著。然而，蛋白水解酶处理红细胞时，也会使某些红细胞抗原的结构受到破坏而失去活性，其中以 MNS 系统中 MN 抗原及 Duffy 系统最为明显。M、N、Fy^a、Fy^b 抗原对木瓜酶、菠萝酶均敏感；M、N 抗原对胰蛋白酶敏感，而 Fy^a、Fy^b 抗原对胰蛋白酶不敏感。

酶处理试验技术还可用于增强红细胞对抗体的吸附能力，与二硫苏醇（DTT）结合使用，可去除包被在红细胞上的自身抗体，因此酶处理试验技术可用于不同的血清学试验。

日常工作中较常用的蛋白水解酶有菠萝酶、木瓜酶、无花果蛋白酶和胰蛋白酶等。

二、酶试剂制备要点

首先制备磷酸盐缓冲液（PBS）。PBS 一般用于酶试剂的溶剂，可根据不同酶剂制备不同 PBS。

进一步制备酶试剂。酶试剂的浓度通常为1%，即1g 菠萝酶或木瓜酶干粉溶解于100ml的 pH 7.3 PBS 中，−20℃以下保存备用。

酶试剂应标化。即每批新配制的酶试剂应测定最佳稀释度和用于处理红细胞时的最佳孵育时间，保证试验结果的可靠性。

制备酶试剂注意事项：应戴好手套、口罩，并在通风橱内操作，以防止酶干粉进入眼中或吸入体内，造成不必要损害。

三、酶试验分类

分为一步法和二步法。

（一）一步法

为酶试剂直接加入被检血清和红细胞反应体系中，促进血清中抗体与红细胞反应。操作简便，但敏感性较二步法差，且干扰多。

（二）二步法

首先用酶试剂处理消化红细胞，增强红细胞抗原性。经洗涤去除酶试剂后与被检血清反应。操作步骤多，较为复杂，但敏感性强，干扰少。

四、酶试验结果判读和注意事项

（一）结果判读

同盐水介质技术。

（二）注意事项

1. 试验应设有阴性对照和阳性对照，即做好室内质控。

2. 酶试剂的量一定按照要求加入，量过少会导致阴性结果；量过多会导致红细胞自发

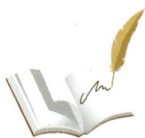

凝集。

3. 控制试验时间,时间过长导致红细胞被过度消化,引起自发性凝集。

第四节 抗球蛋白试验技术

扫码"学一学"

1945 年,Coombs 等报告了一个能检测出血清中 Rh 血型抗体的方法。后来用此试验证实了 Rh 抗体能够在体内致敏红细胞。1957 年,Dacie 等证明使用这种试验也可以检测出结合到红细胞上的补体成分。该试验称为抗球蛋白试验,又称 Coombs 试验,是检测红细胞同种抗体的经典方法。常用的有直接抗球蛋白试验和间接抗球蛋白试验。

一、实验原理

抗球蛋白试验是检测不完全抗体的主要方法之一,也是最经典的方法。不完全抗体主要是 IgG 类,IgG 为 7s 的单体结构,分子量小。由于 IgG 分子 Fab 跨距小,只能与一个红细胞抗原决定簇结合,不能同时与两个红细胞抗原决定簇结合。所以在盐水介质中,不完全抗体只能致敏红细胞,即与红细胞表面相应抗原结合,而不能使红细胞出现可见的凝集反应。加入抗球蛋白试剂后,抗球蛋白分子的 Fab 片段与包被在红细胞上抗体(IgG)的 Fc 片段结合,从而通过抗球蛋白分子的搭桥作用产生红细胞凝集,未被抗体致敏的红细胞不会发生凝集,因此采用此种方法能够检测出血清中是否存在不完全抗体。

扫码"看一看"

二、抗球蛋白试验的分类与应用

抗球蛋白试验有直接和间接两种方法。直接抗球蛋白试验(DAT)是检测红细胞在体内是否被不完全抗体或补体致敏。间接抗球蛋白试验(IAT)是检测血清中的不完全抗体,即在体外将人血清与红细胞致敏,再与抗球蛋白试剂反应。

直接抗球蛋白试验应用于自身免疫性溶血性贫血(autoimmune hemolytic anemia, AIHA)、药物性溶血性贫血、新生儿溶血病(HDN)以及输注不相容血液所致溶血性输血反应等检测。如果使用多克隆试剂,直接抗球蛋白试验出现阳性结果,通常需要用单克隆抗 IgG 和抗 C3 做进一步分析。

间接抗球蛋白试验主要用于筛查和鉴定红细胞同种抗体特异性、交叉配血试验、用其他方法不能查明的红细胞抗原等方面。

三、抗球蛋白试剂

抗球蛋白试剂主要有广谱(多特异性)和单特异性的区分,广谱抗球蛋白试剂主要含有抗 IgG 和抗补体 C3d 成分,也可能含有抗 – C3b、抗 – C4b 和抗 – C4d,以及抗 IgA 和抗 IgM 分子重链的成分。单特异性抗球蛋白试剂主要含有某一种抗球蛋白成分,例如抗 – IgG、抗 – IgA、抗 – IgM、抗 – C3d 等试剂。试验前应仔细阅读使用说明书。

四、直接抗球蛋白试验的意义

无论是多克隆抗体,还是单克隆抗体,试验结果均可为阳性。阳性结果可以在体外或体内形成的,但主要是在体内形成的。直接抗球蛋白试验阳性的红细胞在体外偶尔会发生溶血,在体内则多半会受到免疫系统攻击而被破坏,其具体意义需要结合临床病情加以

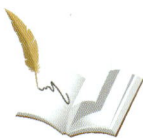

判断。

（一）单抗 IgG 阳性的意义

单抗 IgG 阳性说明红细胞表面致敏了 IgG 类免疫球蛋白。要明确这一结果的意义，可根据需要做进一步试验。包括 IgG 亚型分析和抗体特性分析。

IgG 特性分析，重要的是选择合适的放散方法，将 IgG 与红细胞解离，然后进行鉴定。以下是按照放散液中 IgG 抗体特性的不同，分别说明其意义。

1. 自身抗体　如果从患者红细胞上放散下来的抗体与谱细胞均出现阳性反应，同时患者不是新生儿，在 4 个月内也无输血史，则该抗体可以确认为自身抗体，很可能患有自身免疫性疾病。该抗体与谱红细胞反应，会出现较为一致的凝集强度，此种情况一般难以确认抗体特异性。

2. 类同种特异性自身抗体　偶尔某些自身抗体与谱细胞反应时，与某些细胞反应较强，与另外一些细胞反应较弱或呈阴性反应。对照谱细胞抗原列表分析，可见该抗体似乎包含了某种类似同种抗体的特异性。用吸收放散试验可以证明，该抗体不是自身抗体和同种抗体的混合物，它仍然是一种自身抗体，只是该自身抗体具有某些特异性，类似同种抗体的特点。例如：某放散液与一组谱细胞均反应，但与 E 阳性的细胞反应更强，与 E 阴性的细胞反应较弱，似乎在放散液中存在同种抗 - E。但用不含 E 抗原的红细胞吸收放散后，得到的放散液与谱细胞反应，结果显示仍然具有和原来的放散液相同的反应格局，由此可以确定该自身抗体中含有类似抗 - E 特异性，这种抗体可称之为"类抗 - E 同种特异性自身抗体"。

3. 同种特异性抗体　新生儿溶血病、免疫性溶血性输血反应的病例中，往往能从红细胞放散液中检测到同种特异性抗体。当明确了这些抗体的特异性后，就会选择合适的血液对患者进行输血治疗。

4. 药物抗体　虽然直接抗球蛋白试验阳性，其红细胞放散液与谱细胞不发生反应。这种情况提示很可能是药物抗体引起的。应结合临床用药情况作出判断。

（二）单抗 C3 阳性的意义

补体可在体内或体外致敏红细胞。可以是伴随抗 IgG 阳性一起出现，也可以是单独出现，以下是常见的几种情况分析。

1. IgM 抗体在体外激活补体　在体外检测红细胞时，单纯的抗 C3 阳性，常由具有冷抗体性质的 IgM 抗体造成的。肝素抗凝的血液标本，其红细胞也会在体外结合补体。1 个 IgM 抗体分子可使成百个补体结合在红细胞上，当 IgM 性质的冷抗体在体外较冷的环境下（如冰箱中）会与红细胞结合，并造成大量补体致敏，在较高的温度或反复洗涤中 IgM 抗体会从红细胞上脱落，但补体保留在红细胞上。

2. IgM 抗体在体内激活补体　人体中自身冷抗体的反应温度可达 32℃，暴露于空气中的皮肤表面温度大致在这一水平上，因此红细胞可被自身冷抗体致敏，然后补体吸附到红细胞上，是否发生溶血决定于患者免疫状态。未溶血的红细胞返回体内 37℃ 环境，冷抗体被释放到血液中，呈游离状态。但补体成分仍然牢固地吸附在红细胞上，存在于红细胞上的补体成分主要为 C3d 及 C4d。

3. 温抗体型自身免疫性溶血性贫血　直接抗球蛋白试验阳性 10% ~ 20% 是由 C3 单独引起的。在这些患者的红细胞上也可能同时存在 IgG、IgA 及 IgM，但数量有可能低于抗 -

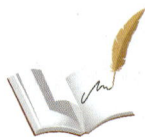

IgG 试剂能够检出的最小量。

4. 血浆内形成的免疫复合物活化的补体成分可吸附到红细胞表面 非那西汀或奎尼丁等药物在血浆中形成的免疫复合物可以非特异性地结合到红细胞膜上，同时免疫复合物激活的补体也可结合到红细胞膜上。

五、抗球蛋白试验的影响因素

抗体参与红细胞凝集分为两个阶段：第一阶段为致敏阶段，抗体特异性地结合到红细胞表面的抗原决定簇上，是特异性免疫化学反应。在此阶段可激活补体成分。第二阶段是发生凝集的物理阶段，致敏红细胞互相撞击，抗体搭桥作用使红细胞互相连接在一起。

抗球蛋白试验影响因素在两个阶段均可发生。

（一）影响第一阶段的因素

1. 抗体亲和力常数 红细胞上抗原、抗体反应是可逆的。在平衡状态下红细胞结合抗体的量，依反应条件及抗体亲和力或平衡常数而定。在凝集反应第一阶段，亲和力常数越高，抗原抗体结合就越多。就试验来说，其条件设计是在平衡状态下，要求与细胞结合的抗体量最大，以利于抗原或抗体检测。

2. 温度 抗球蛋白试验主要检测 IgG 抗体，IgG 抗体最适反应温度是 37℃，补体致敏的最适温度也是 37℃。温度如果较低，特异性抗体结合到红细胞抗原的量将减少；温度过高时，红细胞抗原和抗体会变性，受到损害。

3. 孵育时间 红细胞悬浮于生理盐水中，37℃孵育 15～30 分钟，能检出多数临床上重要抗体。对于活性弱的抗体，如果延长孵育时间到 60 分钟，可增加反应系统敏感性，但同时也推迟了判读结果的时间。

4. 离子强度 悬浮红细胞的溶液可以是生理盐水、低离子强度溶液、白蛋白或血清。如果红细胞悬浮在单纯的低离子强度溶液中，将增强抗体的结合作用，孵育时间将缩短到 10～15 分钟。

5. 抗原、抗体比例 通常情况下，增加抗体量可增强反应体系的敏感性。在红细胞血清学试验中，常用的比例是 2 滴血清对 1 滴 2%～5% 的红细胞悬液。如果加大血清量到原血清量的 10 倍，可以发现在标准试验条件下未检出的弱抗体。特别是调查溶血性输血反应时，可以试用此方法。

增加血清比例，应注意前带现象。但很少有显著性抗体过量而抑制凝集反应，产生前带现象。

（二）洗涤阶段

试管法直接和间接抗球蛋白试验都需要充分洗涤红细胞，因此洗涤阶段既影响凝集反应第一阶段，也影响凝集反应第二阶段。所以下列几方面，对于试验全过程非常重要。

1. 洗涤时间 为使结合到红细胞上的抗体不因洗涤而脱落，要尽可能缩短洗涤时间。

2. 去除盐水的方法 血清中的 IgG 能够中和抗球蛋白试剂，导致试验出现假阴性，所以应尽量去除血清，降低游离免疫球蛋白浓度及含量。每次洗涤要尽可能完全去除盐水并扣干，每次加盐水要充分混悬红细胞，最好用急流方式加盐水。

3. 洗涤盐水用量 用适量盐水稀释和洗去未结合的游离球蛋白，用 10mm×75mm 或 12mm×75mm 的试管至少要加其容量 3/4 的盐水，通常洗涤 3～4 次，可以完全去掉游离

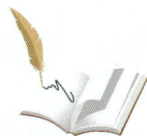

IgG。游离 IgG 最后浓度应小于 $2\mu g/ml$。

4. 防止意外洗脱 洗涤红细胞后，应立即加入抗球蛋白试剂血清，因为结合在红细胞上的 IgG 可以脱落，游离在液体介质中，一方面会降低红细胞的凝集强度；另一方面游离 IgG 会抑制抗球蛋白试剂血清的活性。

（三）体外补体致敏

在直接抗球蛋白试验结果的判读中，C3 阳性往往并不完全代表患者体内的情况，C3 成分可以因血样采集和保存因素的影响致敏红细胞。常见的过程是血液采集后置于较冷的环境中，血液中的冷抗体结合在红细胞上，导致补体系统激活，使红细胞表面结合 C3 成分。要尽量避免这种情况发生，最有效的方法是将血液标本直接采集到 EDTA 抗凝管中，足量的 EDTA 可以完全螯合血液中的 Ca^{2+}，从而阻断补体系统活化过程。

（四）红细胞自身凝集

少部分患者红细胞有自身凝集倾向，例如患者体内存在常温下具有活性的冷抗体时，红细胞经过洗涤后仍可能在离心后出现凝集。为避免自身凝集造成抗球蛋白试验出现假阳性结果，需进行盐水对照试验，即将患者红细胞经充分洗涤后直接离心观察结果，若对照结果为阳性，则直接抗球蛋白试验结果不可靠。

扫码"学一学"

第五节　聚凝胺介质试验技术

应用聚凝胺试验技术，能够检出多数 IgG 类抗体，但不能检出抗 – K 的 IgG 抗体。但对于中国汉族人群来说，到目前为止尚未发现抗 – K 抗原阳性者，所以采用此方法做输血前检查相对安全。聚凝胺试验操作简便、快捷，成本较低，应用较为广泛。

一、实验原理

聚凝胺（polybrene）试验技术首先是利用低离子介质降低溶液的离子强度，减少红细胞周围的阳离子云，促进血清（浆）中的抗体与红细胞相应抗原结合。再加入聚凝胺溶液，聚凝胺是带有正电荷的多价阳离子多聚物，能够中和红细胞表面的负电荷，缩短红细胞之间的距离，使正常红细胞形成可逆的非特异性聚集，同时也使 IgG 类抗体直接凝集红细胞。然后加入枸橼酸重悬液（中和液）后，仅由聚凝胺引起的非特异性聚集会因电荷中和而消失，而由抗体介导的特异性凝集则不会散开。

二、主要实验材料和试剂

低离子介质（low ionic medium，LIM）、聚凝胺溶液（polybrene solution）、重悬液。上述试剂由试剂商供应，严格按试剂说明书操作。5% 抗体筛查试剂红细胞悬液、血型血清学离心机、被检血清等。

三、实验操作

（一）抗体筛查试验

1. 标记 按照试验要求做好试管标记及室内质控。

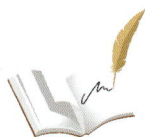

2. 加入反应液 在检测管中加入待检血清（或血浆）与抗体筛查试剂红细胞，注意抗原抗体比例。

3. 在各试管中分别加入低离子介质溶液后混匀，置室温 1 分钟。再加入聚凝胺溶液，置室温 15 秒，离心后弃上清液，不必扣干，管底保留约 2 滴液体。观察红细胞是否聚集形成凝块，如形成凝块，进行下一步试验；无凝块形成则应重复前面试验。

4. 加入重悬液，轻轻混合，肉眼或在血凝反应光学测判仪下观察结果。若为非特异性聚集，红细胞凝块在 1 分钟之内散开，试验结果为阴性；反之依然为不同强度的凝块，试验结果判为阳性。实验结果必须在 3 分钟内判读。

（二）交叉配血试验

1. 配制献血者和患者红细胞悬液 用生理盐水配成 3% ~ 5% 的红细胞悬液。

2. 在主侧管中加入患者血清和献血者红细胞悬液；在次侧管中加入患者红细胞悬液和献血者血清。

3. 其他操作与抗体筛查试验相同。

（三）结果判定

见表 2 - 2。该分析也适用于酶技术与抗球蛋白试验等。

表 2 - 2　抗体筛查和交叉配血试验结果分析

交叉配血试验	抗体筛查试验	试验结果与意义
0	0	患者血清中无同种抗体，与献血者血液相容
0	+	患者血清中有同种抗体，但与该献血者血液相容
+	+	患者血清中有同种抗体，且与该献血者血液不相容，建议对患者血清做抗体鉴定试验，然后与抗原相同的献血者血液做配血试验
+	0	患者血液中存在稀有同种抗体，与该献血者血液不相容，抗体特异性与该献血者抗原有关。建议对受血者血清做抗体鉴定试验，然后与抗原阴性的献血者血液做配血试验

（四）注意事项

1. 试验操作人员必须熟悉试剂使用说明书，并严格按有关说明进行操作。

2. 聚凝胺只能使正常红细胞发生凝集，对缺乏唾液酸的细胞（如 T 及 Tn 细胞）无作用。

第六节　吸收放散试验

在适当条件下，抗体可与相应抗原结合致红细胞致敏或发生凝集。这种结合是可逆性的，如果改变某些条件，抗体可以从红细胞上解离下来，然后再检测放散液中是否存在解离的抗体。这种试验方法称为吸收放散试验。

试验目的不同，试验方法也不同，下面分别加以介绍。

一、吸收试验

红细胞可以特异性地吸附血型抗体，不同抗体有不同的吸附条件。lgM 抗体通常在 4℃条件下比室温或 37℃更容易被吸收，但室温环境下更便于操作，一般情况在室温进行。IgG

扫码"学一学"

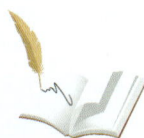

类抗体通常在37℃吸收效果最好；某些酶增强的抗体如 Rh 抗体，可用酶处理红细胞后进行吸收。一般 IgM 类抗体较容易被吸收，因此一般可以完全吸收低效价 IgM 类抗体；相比之下 IgG 类抗体较难吸收，要求时间长，且难以吸收完全。

（一）冷抗体吸收试验基本方法

选择新鲜红细胞，用生理盐水洗涤 3 次并制备成压积红细胞。取待吸收血清与等量压积红细胞混匀，置 4℃或室温孵育 30 分钟至 1 小时，期间混匀数次，然后立即离心分离上清液和细胞，备用，注意离心温度尽量与孵育温度相同。

吸收后血清抗体效价可能会有变化，变化程度根据红细胞抗原强度及抗体效价高低而定。红细胞抗原性较强，抗体效价降低明显；如果红细胞抗原性较弱，抗体效价降低就不明显。

（二）温抗体吸收试验基本方法

选择新鲜红细胞，用生理盐水洗涤 3 次并制备成压积红细胞。取待吸收血清与等量压积红细胞混匀，置 37℃孵育 30 分钟至 1 小时，期间混匀数次，然后立即在 37℃条件下离心分离上清液和细胞，备用。

二、放散试验

当特异性抗体附着于红细胞表面以后，可以通过放散试验检出。含有或不含有放散出抗体的溶液称为放散液。放散试验目的通常有两种：一种是确认红细胞上是否存在已结合的抗体；另一种是确认红细胞是否能吸附抗体。基于不同目的，放散试验方法有多种，主要有热放散技术、乙醚放散技术、磷酸氯喹技术、冻融放散技术、柠檬酸放散技术等。下面介绍几种主要方法。

（一）热放散基本技术

热放散技术简便实用，有很广的应用范围。热放散既可以获取放散液，也可以获取无抗体吸附的红细胞；既可以针对盐水反应性抗体（IgM 类），也可以针对 IgG 类抗体；既可针对冷抗体也可针对温抗体。

1. 获取放散液试验方法

（1）针对 IgM 类抗体 用冷生理盐水洗涤待放散红细胞 3 次，留取末次洗涤液（末次洗涤液中应不含任何抗体，否则需继续洗涤）。取洗涤后压积细胞 1ml，加等量生理盐水，置 56℃水浴 10 分钟，每隔 15~30 秒混悬 1 次。然后立即在 56℃条件下离心取上清液即为放散液。

（2）针对 IgG 类抗体 用常温生理盐水洗涤待放散红细胞 3 次，留取末次洗涤液（末次洗涤液中应不含任何抗体，否则需继续洗涤）。取洗涤后压积细胞 1ml，加等量生理盐水，置 56℃水浴 10 分钟，每隔 15~30 秒混悬一次。然后立即在 56℃条件下离心取上清液即为放散液。

2. 获取无抗体附着红细胞的试验方法

（1）针对冷抗体 用 45℃左右的生理盐水反复洗涤待放散红细胞，直至红细胞经离心后不再凝集。

（2）针对温抗体 将待放散红细胞用生理盐水配制成 2% 细胞悬液，置 56℃水浴 10 分

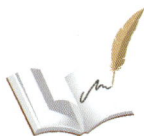

钟，离心去上清液。此方法对附着少量 IgG 抗体的红细胞有效。

（二）乙醚放散基本技术

该方法主要用于获取红细胞上致敏的 IgG 类抗体。

1. 在试管中加入 1 份洗涤后待放散压积红细胞、1 份生理盐水和 2 份乙醚。

2. 用塞子塞紧试管口后，用力振摇试管 1 分钟。其间取下塞子数次以便排出挥发性的乙醚气体。

3. 高速离心 3 分钟，离心后可见溶液分为 3 层：最上层是乙醚，中层是红细胞基质，下层是含有抗体的放散液。取出下层深红色放散液，置另一试管中。

4. 将装有放散液的试管置于 37℃ 水浴中 10 分钟挥发乙醚，注意试管口一定要开放，不能盖任何塞子或物品。

5. 高速离心 2 分钟取上层深红色放散液，弃去管底沉淀物。

最好使用抗人球蛋白技术检测乙醚放散液中抗体，因为其放散液呈深红色，会影响其他检测技术对红细胞凝集的观察。

（三）磷酸氯喹放散基本方法

该方法主要用于得到没有任何抗体结合的红细胞。

1. 压积红细胞　磷酸氯喹按照 1:4 比例混匀，置室温孵育 30 分钟。

2. 红细胞悬液　取 1 滴红细胞悬液用生理盐水洗涤 4 次后，配成 3% 红细胞悬液，做直接抗球蛋白试验。

3. 结果　如果直接抗球蛋白试验阴性，则说明磷酸氯喹对红细胞的处理过程已完成，可以将所有放散红细胞用生理盐水洗涤备用。如果直接抗球蛋白试验阳性，需要继续孵育，并定时检测。孵育时间最长不超过 2 小时。

三、吸收放散试验的应用范围

（一）除去血清中不需要的抗体

当存在冷抗体、自身抗体或抗血清试剂中混有其他特异性抗体时，可以利用吸收试验除去这些不必要或干扰试验的抗体。

（二）分离、鉴定混合抗体

当血清中存在多种血型抗体，并要求鉴定抗体特异性时，可以利用吸收放散试验将抗体分离，并分别加以鉴定。

（三）浓缩低效价抗体

当血清抗体效价很低，可以利用吸收放散试验浓缩抗体，使之成为可利用的试剂。

（四）鉴定存在于红细胞上的弱抗原

例如在 ABO 亚型鉴定中，红细胞上的抗原有时很弱，与相应试剂血清反应后未出现明显凝集反应。经过吸收放散后，测定放散液中的抗体，可以确定红细胞上带有的抗原。

（五）核实抗体特异性

用已知抗原的红细胞吸收抗体，有助于鉴定、核实该抗体特异性。

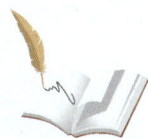

（六）其他

1. 利用吸收放散技术鉴定引起新生儿溶血病和免疫性输血反应的抗体。
2. 研究鉴别免疫性溶血性贫血的抗体。

扫码"学一学"

第七节　凝集抑制试验

某些血型抗原除了存在于红细胞膜，还以溶解的形式存在于血浆、唾液、尿液等体液中，称为可溶性血型物质，如 ABH、Lewis、I、P、Chido、Rodger 物质等；也可以非溶解性物质形式存在于毛发、骨骼、皮肤等组织中。这些血型物质可以中和相应抗体。利用该特性，使用某种体液与特异性抗体反应，若反应后抗体不能与红细胞发生凝集，即抗体被中和，从而证实某种体液可能存在可溶性抗原。因此称为红细胞凝集抑制试验。

一、基本原理

凝集抑制试验能够证明可溶性 ABH 或 Lewis 抗原存在。大约 78% 的个体具有 *Se* 基因，其控制产生水溶性 ABH 抗原的分泌腺体，这些分泌型的 ABH 抗原能够进入除脑脊液以外的所有体液中。

鉴定存在于非红细胞上的血型物质时，不能直接用凝集试验，而是利用这些血型物质可以结合相应抗体的性质，用红细胞检测抗体是否被吸收或中和，以显示相应血型物质的存在。

把被检标本与已知效价的试剂血清（抗体）共同孵育，如果存在相应可溶性抗原，就会与抗体结合。抗体减少程度因被检标本中抗原的活性强度不同而异。即根据抗原活性不同，孵育后的血清抗体效价可能明显降低，亦可能轻度减少。如果被检标本不含可溶性抗原，孵育后抗体活性无变化。

二、抑制物处理

收集体液，一般是收集唾液标本作为抑制物。可用煮沸 10 分钟的方法除去体液或组织中的蛋白酶，血型物质不会被破坏。

三、抗体标化

抗体需通过倍比稀释，找出可凝集红细胞至反应强度"3＋"的最高稀释度，并按该稀释度进行稀释。这一稀释度可以明确显示抗体是否被中和，又能最大限度地显示从完全中和到不能完全中和的过程。因为反应强度"4＋"的凝集对应于不同效价的抗体，不能完全显示抗体量的变化；另外过强的凝集反应不能被体液中的可溶性抗原所抑制。例如血型物质倍量稀释后，加入标化的抗体与之反应，就可以看到红细胞的凝集从反应强度"3＋" ~ "0"的明显变化过程。

四、唾液中血型物质检测

（一）标化抗血清

（1）分别测定抗 – A、抗 – B 和抗 – H 血清的效价。

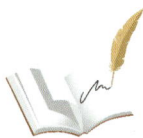

（2）确定各种抗血清与相应红细胞反应达到反应强度"3＋"的最高稀释度。

（3）按以上确定的稀释度用生理盐水稀释抗血清。

（二）处理唾液

1. 收集唾液　用小烧杯收集约10ml唾液。但不能用嚼口香糖或其他含糖或蛋白质的食物促进唾液分泌。

2. 离心　取上清，去除可能存在的细胞会释放H物质及各类渣物。

3. 煮沸　灭活唾液中特异性酶及分泌型抗－A、抗－B。

4. 离心去沉淀。

5. 取上清，备用。

（三）倍量稀释唾液

将处理后的唾液重复稀释三排。每排中第一管为"原液管"即不加稀释液，从第二管开始每管加50μl 5％白蛋白稀释液，每排共10管。

（四）加标化抗血清

在三排稀释管中，分别加入标化的抗－A、抗－B和抗－H血清各50μl。室温放置15分钟，期间进行摇动混匀，让唾液中的血型物质充分中和抗血清。

（五）加相应细胞检测

含抗－A的一排试管中加A型试剂红细胞悬液，含抗－B的一排试管中加B型试剂红细胞悬液，含抗－H的一排试管中加O型试剂红细胞悬液，每管各加50μl，混匀，放置15分钟。然后离心观察结果。

（六）对照试验

用生理盐水对照管做阳性对照，即试管中只加入标化血清、试剂细胞和生理盐水，不加唾液。

（七）结果分析

1. 试剂细胞与中和后血清发生凝集反应，说明唾液中不含相应血型物质。

2. 试剂细胞与中和后血清不发生凝集反应，说明唾液中含相应血型物质。

3. 盐水对照管加入试剂细胞，应与血清出现凝集反应。若无凝集，则本次结果不可靠，须按上述步骤重新做试验。

具体解释试验结果：在上述三排试管中，任何一管红细胞不凝集，均表示检出唾液中存在血型物质。例如，在加了抗－A的一排试管中发现红细胞无凝集，则说明存在A物质，以此类推。由于每排试管中的唾液均经过倍比稀释，所以唾液浓度为第一管最高，以后依次降低。如果唾液中存在血型物质，则浓度也会依次降低。如果第一管中含有较高浓度的血型物质，能够完全中和加入的标化抗血清，致使加入的相应红细胞呈阴性反应。当唾液被稀释到一定的程度后，唾液中的血型物质将无法完全中和加入的抗血清，导致红细胞出现凝集。例如：当某唾液中存在A型物质，则可能在加入了抗－A的一排试管中表现出从不凝集到凝集的情况。由此我们不但可以知道唾液中是否存在血型物质，而且可以知道唾液中血型物质的效价。

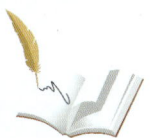

五、毛发等其他组织血型物质检测

由于 ABO 等血型系统属于组织抗原，因此毛发以及许多其他组织上均含有血型物质。可利用它们做凝集抑制试验以鉴定 ABO、MN 等血型，此方法常见于司法鉴定及考古鉴定。人体体液中的血型物质仅见于分泌型个体，而人体的血管内皮细胞、消化道组织切片均含有 ABH 物质，与分泌状态无关。在许多组织中有残存红细胞同样可以利用吸收放散方法测定血型。试验证明在人的毛发、骨骼、血管内皮、食管上皮、胃、空肠、阑尾、胆囊的黏膜上皮细胞、黏膜腺上皮及黏液腺体、肾小球血管丛及肾远曲小管上皮细胞、膀胱、输尿管、肾盂黏膜的移行上皮均含有与红细胞相同的 ABO、MN 等血型物质。

第八节　抗体效价测定

一、抗体效价测定

抗体效价测定（antibody titration）是一种半定量的分析方法。抗体效价使用选定的红细胞滴定系列稀释血清（通常是二倍法）。用肉眼可见凝集的最高血清稀释度数值的倒数来表示效价。

效价测定技术只能得到一个大概的抗体浓度数值。其中有两方面原因：首先从原理上看，效价滴定方法确认抗体量是不可靠的。由判定方法可以看出，它仅仅是估计了结合到红细胞上的抗体数量，而不是血清中实际抗体数量。在滴度的终点处，凝集指示由相对少数的高亲和力抗体造成的。因此这些抗体分子在血清中占的比例与效价有较强的相关性。如果血清中含有两种等量的抗体，其中一种的平衡常数是另一种的 10 倍，于是有较高结合平衡常数的抗体效价将比另一个高出 10 倍。其次，通常血清倍比稀释是手工操作，所以这是一种不精确的技术。除非使用了特殊预防措施，否则只使用滴管这个稀释工具，若滴管上残留的少量血清，很容易沾染稀释试管，导致结果出现误差。有研究表明，用手工技术确定的抗 – D 效价与用核素（isotope）技术测定的结果相差很大。

二、效价测定的评分

效价测定是以判断红细胞凝集强度为基础，红细胞凝集强度可分为 4＋，3＋，2＋，1＋，±或 W＋，mf，0，H。

根据对每个样本在不同稀释度中观察到的凝集反应强度，指定一个数字来表示滴定结果之间的差别。把这些数字加起来就是效价评分，效价评分表示抗体反应性强度的半定量估计值，总评分相差 10 或以上就认为反应性的差别有意义。在许多实验室中使用的是 Marsh 改良的 Race 和 Sanger 效价数字评分系统，见表 2 – 3。

表 2 – 3　Marsh 改良的 Race 和 Sanger 的放价数字评分系统

效价	评分
4 ＋	12 分
3 ＋	10 分
2 ＋	8 分

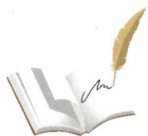

续表

效价	评分
1 +	5 分
± 或 W +	2 分
0	0 分

注：各稀释度计分的总和即为总积分。

第九节　其他血清学试验

扫码"学一学"

一、微柱凝集试验技术

微柱凝集试验技术是一种免疫学检测新方法。1986 年 Lappierre 发明了微柱凝集试验，是将人红细胞血型抗原与相应抗体发生的凝集反应在微柱检测系统中进行。经过不断改进和临床应用，目前该项试验技术日臻完善。

（一）实验原理

微柱凝集试验的本质是凝集反应，在介质（如凝胶、玻璃微珠）顶部上端，红细胞抗原与相应抗体结合，经低速离心，未与抗体结合的红细胞沉于介质底部，而与抗体结合并发生凝集的红细胞，位于介质上部或悬浮于介质中。

微柱检测系统的上端为反应室，将介质（如凝胶、玻璃微珠）作为凝集反应的滤过物质装入微柱中。介质顶部上端含有按各种凝集反应所需要的试剂如促凝剂、定型试剂、抗人球蛋白试剂等，所以微柱分为中性微柱、特异性微柱和抗人球蛋白微柱，分别用于不同的血型血清学试验。

含有抗人球蛋白试剂的微柱，可进行抗球蛋白试验。虽然传统的抗球蛋白试验理论明确、结果可靠，但试验步骤繁琐，多次洗涤过程中，有诸多因素影响试验结果。加之试验时间较长，不能常规应用于血清学实验室工作。相比之下，微柱凝集技术具有免去洗涤步骤，缩短试验时间，结果观察客观，易于保存等优点。

（二）实验材料

根据不同的血型血清学试验要求，选择相应的微柱凝集检测系统（严格按试剂说明选择和使用），微柱凝集离心系统，微量加液器，检测样本的红细胞悬液，检测样本的血清或血浆，或试剂红细胞悬液，定型血清和生理盐水，以及质控品等。

（三）实验操作

严格按照试剂说明书进行操作。

（四）微柱凝集试验技术应用

1. 抗球蛋白试验　直接抗球蛋白试验和间接抗球蛋白试验。间接抗球蛋白试验可用于交叉配血和红细胞同种抗体筛查、鉴定等。

2. ABO 血型定型　可单纯做正定型，也可同时做正反定型。

3. 其他血型系统抗原检测　如 RhD 及其他抗原（CcEe）定型。

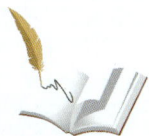

（五）微柱凝集试验技术的局限性与注意点

由于严格按试剂盒的规定操作，使工作人员依赖性增大，不利于血型专业技术的积累和提高；微柱凝集试验如果抗原抗体反应时间较短，有可能难于鉴别或漏检某些 ABO 亚型抗原；微柱凝集试验技术不适合于直接抗球蛋白试验阳性的红细胞样本，也不适合于酶处理的红细胞样本的检测工作。在实验过程中，红细胞悬液中如有颗粒物质，或被检血液标本的血浆蛋白异常，会干扰实验结果的判读。对于疑难血型鉴定及交叉配血试验应结合试管法进行分析。

柱凝集检测系统是商业化产品，因此成本较高。如全自动设备，自动化程度高，速度快，人力成本低，操作准确和可靠度高。

二、微孔板技术

20 世纪 60 年代就已研制出微孔板技术，并用于血型血清学试验，就目前看，虽然不是新方法，近来却越来越受到重视。微孔板可以看作是 96 个短试管的联合体，其原理和试管法凝集反应相同。

该技术可以对被检标本进行自动化检测，节省人工；常用于大样本血型检测；人工判读结果要快于其他方法；节约试剂。

（一）实验材料

1. 微孔板　一般使用聚氯乙烯（PVC）或聚苯乙烯（PS）板。分"U"型底或"V"型底，使用最广泛是"U"型底板。ABO、Rh 定型可直接用于未经处理的微孔板。如果用其做抗球蛋白试验，需要对微孔板进行处理后再用。

2. 试剂　多克隆或单克隆 ABO 抗血清、Rh 抗血清。如果使用多克隆试剂，红细胞须经酶处理；如果是单克隆试剂，红细胞禁忌用酶处理。

（二）手工操作与结果判读注意事项

1. 红细胞悬液的浓度配制成 2%。
2. 加样后，要轻摇微孔板混匀被检标本与试剂。
3. 室温孵育 15 分钟。
4. 离心条件要求严格，须有专用离心机。
5. 离心后将微孔板放在振荡器上，高速震荡，直到红细胞完全悬浮，再减慢震荡速度。
6. 阳性结果红细胞凝块沉积于孔底。阴性结果红细胞散开，呈游离状态。

（三）全自动设备应用

1. 依据设备操作说明书使用设备（如全自动血型仪）。
2. 依据设备操作说明书准备标本、试剂及质控品。
3. 实验结果自动判读并上传网络系统。
4. **注意事项**　如出现正反定型不吻合，异常结果现象等，应采用手工法重新执行相关操作。

三、微流控技术

微流控技术是指在微观尺度下控制、操作和检测复杂液体的技术，将微流控技术和柱

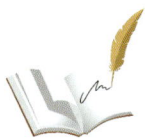

凝集技术结合，并利用血型检测原理与相关方法，就形成了新一代产品——微流控柱凝集血型检测芯片（微流控血型检测卡）。

微流控血型检测卡实现了单次加样、自动分样、简便操作，并避免了人工或者机器加样时加样器在不同的检测孔间移动加样造成污染的潜在可能。微流控技术可以实现纳升到微升的精确定量，无须稀释细胞，用全血即可完成检测。

微流控血型检测卡水平放置时，在微管内的液体可以保持固定的界面，且分离介质形成的界面不容易被轻易搅动。同时大大简化了机器结构，提高检测通量的同时也将降低设备成本。该技术可以用照相设备完成加样前的试剂卡检测、加样和分样的监控、离心后的结果分析，从而实现结果的全程监控，更加有助于提高检测质量。采用该技术的芯片还可以实现多个项目联合检测，比如可以同时检测 ABO 血型和 Rh 血型抗原，乃至 Kell、Kidd 和 MNS 系统等。

（一）实验材料

根据不同的血型血清学试验要求，选择相应的微流控血型检测卡（严格按试剂说明选择和使用）、离心机、微量加液器、检测样本、可能需要的缓冲液等。

（二）实验操作

严格按产品说明书进行操作。

典型操作举例如下。

1. 取出检测卡，平衡至室温，试剂卡使用前必须在专用离心机中进行离心（200g×2 分钟），开封后应 30 分钟内使用。

2. 依照本说明书"样本要求"项准备待检测样本。

3. 将 10μl 待检者全血加入到检测卡加样池中。

4. 待加样池中待测样本全部灌满各微管上方分样池后，立即用专用检测卡离心机离心 5 分钟（自动两相离心，第一相约为 55g×2 分钟，第二相约为 200g×3 分钟）。

5. 判读结果并记录。

（三）微流控技术应用

1. 抗球蛋白试验 直接抗球蛋白试验和间接抗球蛋白试验。间接抗球蛋白试验可用于交叉配血和红细胞同种抗体筛查等。

2. ABO 血型定型 正定型、反定型或正反定型。

3. 其他血型系统抗原检测 如 RhCcDEe 抗原定型。

4. 抗体筛查与鉴定检测各类红细胞抗体。

第十节 分子生物学检测技术

红细胞血型是由亲代遗传给子代。早期血型基因研究是根据抗原表达推测基因型，因此存在许多不确切性；另外对于某些罕见表现型也无法解释。随着分子生物学新技术的研发，尤其是聚合酶链反应（polymerase chain reaction，PCR）问世，各种以 PCR 为基础的检测技术进一步推动了血型基因研究。

扫码"学一学"

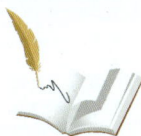

一、基本技术

分子生物学技术基础是 PCR, 其具有操作简便、快速、特异性强、灵敏度高, 并能利用微量样本进行检测的特点。

PCR 是在体外模拟自然 DNA 复制过程的核酸扩增技术。其特异性有赖于靶序列两端互补寡核苷酸引物。整个试验过程经过变性、退火、延伸三个反应步骤, 以待扩增的两条 DNA 为模板, 由一对人工合成的寡核苷酸引物介导, 通过 DNA 聚合酶的酶促反应, 快速体外扩增特异 DNA 序列。约 30 个循环可将靶 DNA 扩增数百万倍, 其扩增产物可采用其他方法进一步分析研究。

利用分子生物学技术检测红细胞抗原有多种方法, 包括 PCR - 序列特异性引物 (PCR - sequence specific primer, PCR - SSP)、PCR - 序列特异性寡核苷酸探针 (PCR - sequence specific oligonucleotide probes, PCR - SSOP)、PCR - 单链构象多态 (PCR - single strand conformation polymorphism, PCR - SSCP)、PCR - 限制性片段长度多态性 (PCR - restriction fragment length polymorphism, PCR - RFLP)、PCR - 反向点杂交 (PCR - reverse dot blot, PCR - RDB)、PCR - DNA 测序、基因芯片及 PCR 指纹图等。根据试验目的选择试验方法。

PCR - SSP 是应用特异性序列引物引导下, 直接扩增具有序列差异的特异性等位基因, 扩增产物可通过电泳检出。

PCR - SSOP 是根据目的基因突变或多态性, 设计并合成与等位基因互补的寡核苷酸探针, 用放射性核素或非放射性核素标记, 与扩增产物即目的 DNA 片段杂交。若目的 DNA 与已知核苷酸探针互补, 两者结合并通过放射显影或酶底物显色, 即可分析被检标本的多态性。

PCR - SSCP 是指 PCR 扩增产物经过热变性和甲酰胺处理后, 保持单链状态并自身折叠, 形成具有空间结构的构象。DNA 单链虽然长度相同, 但碱基序列不同, 构象亦不同。构象不同的 DNA 单链在聚丙烯酰胺凝胶中, 电泳速度有所改变, 以此检测基因变异。比较不同样本在凝胶中的位置, 可分析基因中某碱基缺失或替换; 也可用于检测已知点突变、未知点突变或新的点突变。

PCR - RFLP 采用 PCR 技术扩增目的 DNA, 其产物用特异性内切酶切割成大小不同的片段, 直接在凝胶电泳上进行分辨。此项技术提高了目的 DNA 的含量和相对特异性, 而且分型明确、重复性好。

PCR - DNA 测序是在四组体系中, DNA 链不断合成和偶然终止, 产生了一系列四种长短不一的核苷酸链。四组合成体系同时经聚丙烯酰胺凝胶电泳, 因含有不同的放射性核素标记的 dNTP, 放射自显影技术能分辨出合成的 DNA 序列是否有碱基变异。用四种不同颜色的荧光标记, 能够直观表现出四种不同颜色的波峰。

基因芯片技术原理是杂交测序方法, 是在探针基础上研制并用于临床检测。该项技术将大量基因探针固定于尼龙膜等支持物上, 对被检样本大量 DNA 序列可一次性进行检测与分析, 解决了传统核酸印迹杂交技术的不足。利用该技术可对某一个体进行多系统血型抗原鉴定与分析。

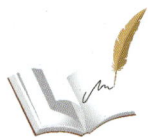

二、临床应用

分子生物学检测技术以样本的 DNA 为检验标本，直接鉴定 ABO 或 RhD 血型基因型，可用于疑难血型鉴定、亲子关系鉴定、新生儿溶血病父母基因型鉴定等。进行疑难血型鉴定时，常用于 ABO 亚型与变异型、高效价冷凝集素综合征、自身免疫性溶血性贫血等患者。对于这类患者，采用血清学方法常难以确认结果，延误临床输血治疗时机，给患者诊治带来困难。采用基因分型方法，可较快速准确定型，在选择相容血液方面具有重要意义。但应明确，红细胞基因并不能全部代表抗原表达，所以目前基因检测不能完全取代血清学技术。

分子生物学技术应用广泛，不仅用于红细胞血型，还用于人类白细胞抗原（HLA）及血小板抗原的研究等诸多方面。

本 章 小 结

输血前检查是安全输血重要环节，目的是准确判定患者及血液成分血型，使后者能在患者体内存活发挥作用。所以应掌握常规血型鉴定方法及判读；熟悉各种试验方法原理及特点，能够综合运用各项技术解决疑难问题。

输血前检查主要包括：ABO 及 RhD 血型鉴定；抗体筛查和鉴定；交叉配血试验等。

盐水介质试验技术可用于检测红细胞抗原与抗体。主要检出 IgM 类抗体。

酶介质技术对检出 Rh、Kidd 血型系统的抗原抗体效果最佳，但可明显破坏 MNS、Fy^a、Fy^b 等抗原。常用酶试剂有木瓜蛋白酶和菠萝蛋白酶。

聚凝胺试验是简便、快速检测红细胞不完全抗体的一种方法，敏感性高于盐水法、酶技术，但不能检出 Kell 系统抗 – K。

抗球蛋白试验主要用于检测 IgG 参与的抗原抗体反应，也可测定与红细胞结合的补体组分。包括直接抗球蛋白试验和间接抗球蛋白试验。

微柱凝集试验是一种红细胞抗原与抗体在以作滤材介质的顶部反应腔发生的凝集反应。根据试验目的不同，微柱凝集试剂三类：中性微柱、特异性微柱、抗人球蛋白微柱，分别用于不同的血清学试验。

吸收放散试验可根据试验目的采取不同方法。IgM 抗体通常在 4℃条件下易被完全吸收。IgG 类抗体通常在 37℃ 吸收效果最好，但难以完全吸收；某些酶增强的抗体如 Rh 抗体，可用酶处理红细胞后进行吸收。

凝集抑制试验能够证明可溶性 ABH、Lewis、P1 等抗原的存在。人体的血管内皮细胞、消化道组织切片均含有 ABH 物质，与分泌状态无关。此方法常见于司法鉴定及考古鉴定。

微流控技术能通过微流道网络将待检标本分流到多个反应单位，且反应单位（单元）之间相互隔离，进行多个抗原或/和抗体检测；另微流控技术除可以定性检测外，亦可定量检测。

应用分子生物学技术，发现了更多的血型系统多态性。并且不受患者血清中自身抗体、意外抗体及疾病影响，对安全输血及血型研究具有重要意义。

扫码"练一练"

（钱宝华）

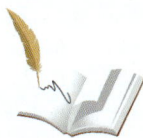

第三章　白细胞抗原系统

扫码"学一学"

第一节　概　述

人类白细胞膜上的血型抗原可分为三类：①红细胞血型抗原，如 ABH、Le^a、Le^b、Jk^a、JK^b、K、k 等红细胞血型系统抗原。②白细胞自身所特有的血型抗原，如中性粒细胞特异性抗原（human neutrophil alloantigens，HNA）和淋巴细胞上的 Gr 系统抗原。③与其他组织细胞共有的抗原系统，即人类白细胞抗原（human leucocyte antigen，HLA）系统。

早期研究发现在器官移植过程中移植物赖以存活的基础是由供者和受者细胞表面的组织相容性抗原（histocompatibility antigen）所决定，根据其抗原性的强弱和诱发移植排斥反应的快慢，可分为主要组织相容性抗原（major histocompatibility antigen）和次要组织相容性抗原（minor histocompatibility antigen）。其中引起快而强排斥反应的抗原系统为主要组织相容性系统（major histocompatibility system），它受控于主要组织相容性复合物（major histocompatibility complex，MHC）。人类的 MHC 为人类白细胞抗原系统（HLA）。

HLA 抗原最早在 1958 年由法国医生 Dausset 等发现，他们采用一组供者的白细胞与血清做凝集试验，从多次输血患者中取得 7 份含有白细胞抗体的单价血清，它们与大约 60% 法国人的白细胞反应，发现了人类第一个白细胞抗原 Mac（即 HLA - A2）。1962 年 Van Wood 用统计学方法建立了 HLA 抗血清集群分析方法，成功地检测出 HLA - Bw4 和 HLA - Bw6 抗原。随着 HLA 研究的不断深入，其在移植免疫中的作用日益受到重视，同时 HLA 的分型技术取得了很大的进展。除早期采用的白细胞凝集试验外，淋巴细胞毒试验被引入进行 HLA 抗原分型。1956 年 Gorer 等创建补体依赖的淋巴细胞毒试验检测小鼠的同种抗体，1964 年 Terasaki 等将此方法改良，并将这一技术微量化，建立了微量淋巴细胞毒试验，后者已成为国际通用的 HLA 血清学分型标准技术。1964 年 Baim 等发现两个无关供者的白细胞在体外一起培养时会发生增殖反应，淋巴细胞可以转化为淋巴母细胞，这个现象被称为混合淋巴细胞反应（mixed lymphocyte reaction，MLR），它可以用于衡量两个个体间组织相容性的程度，后来在 MLR 的基础上建立了混合淋巴细胞培养分型技术（mixed lymphocyte culture，MLC）、预致敏淋巴细胞分型（primed lymphocyte typing，PLT）和细胞介导的淋巴细胞毒反应（cell mediated lymphotoxicity，CML）等技术，用于 HLA 细胞学分型。在 HLA 的研究过程中，曾采用各种方法进行了 HLA 功能和结构分析、人群 HLA 分布的调查、疾病关联和

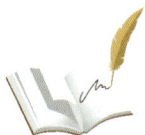

器官移植等方面的研究。20世纪60~70年代主要采用血清学方法检测HLA抗原，鉴定出了多个新的HLA抗原，并且开始研究不同群体HLA的分布情况。20世纪80年代研究了HLA的结构和生物学功能，20世纪90年代分子生物学技术在HLA领域得到了广泛的应用，给HLA的研究带来了突破性的进展，可以直接检测HLA的核苷酸序列和指定等位基因。为了便于HLA研究的国际交流和合作，1964年在Amos的倡导下举行了第一届国际组织相容性专题讨论会，至2014年底已召开了十六届国际组织相容性专题讨论会。通过专题讨论会，加强了国际间的合作，大大加快和推动了HLA的研究，使HLA的应用已扩展到基础医学、临床医学、输血医学、预防医学、生物学、法医学和社会医学等多个领域。

第二节　人类白细胞抗原系统

扫码"学一学"

一、HLA基因结构

HLA基因位于第6号染色体短臂21.3区域，是调控人体特异性免疫应答的主要基因系统，全长为3600kb，约占人类基因组基因碱基数的0.1%，是目前所知的最富多态性的遗传系统，共有224个基因座位，其中128个为功能性基因，96个为假基因。按编码分子的特性不同，可将HLA基因分为三类：HLA-Ⅰ、Ⅱ、Ⅲ类基因，每一类基因均含有多个座位。

扫码"看一看"

（一）HLA-Ⅰ类基因

HLA-Ⅰ类基因包括经典HLA-Ⅰ类基因和非经典的HLA-Ⅰ类基因，长度为2000kb。HLA-Ⅰ类基因位于6号染色体顶端，从中心侧开始依次为MICB、MICA、HLA-S、HLA-B、HLA-C、HLA-E、HLA-N、HLA-L、HLA-J、HLA-W、HLA-A、HLA-U、HLA-K、HLA-T、HLA-H、HLA-G、HLA-P、HLA-V、HLA-F等。其中HLA-H、HLA-J、HLA-K、HLA-L和HLA-N为假基因，尚未检测出表达的产物。

1. 经典HLA-Ⅰ类基因（classical HLA-Ⅰ，HLA-Ⅰa）　HLA-A、HLA-B、HLA-C座位基因为经典的HLA-Ⅰ类基因，所编码的分子称为经典HLA-Ⅰa类分子。HLA-Ⅰa基因具有高度遗传多态性，广泛表达在各种有核细胞表面。经典的HLA-Ⅰa类抗原分子由非共价键连接的2个多肽链α链和β链组成，α链由第6号染色体上的HLA-Ⅰ类基因编码，β链由第15号染色体上的基因编码。编码HLA-Ⅰ类α链的基因具有相似的基因结构，一般含有7个内含子和8个外显子。第1外显子编码前导链，第2、3、4外显子分别编码α链的α_1、α_2、α_3结构域，第5外显子编码连接多肽和跨膜区蛋白，第6、7、8外显子分别编码胞内区域和非翻译区蛋白。HLA-Ⅰa基因第5外显子编码基因缺失或在RNA水平上变位剪接去除后，可产生分泌型HLA。研究发现HLA-Ⅰa类的多态性主要由编码α_1、α_2区的第2、3外显子决定，但是在第1、4、5、6、7外显子上也有一定的多态性。

2. 非经典HLA-Ⅰ类基因（non-classical HLA-Ⅰ，HLA-Ⅰb）　HLA-E、HLA-F、HLA-G三个座位基因为非经典HLA-Ⅰ类基因，所编码的分子称为非经典HLA-Ⅰ类分子（HLA-Ⅰb），这些基因的多态性程度不高，截止到2015年1月发现HLA-E有17个等位基因，HLA-F有22个等位基因，HLA-G有50个等位基因。其中HLA-E、HLA-F在多种胚胎和成人组织表达，HLA-G特异性表达于母胎界面的滋养层。

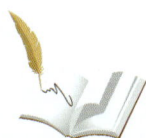

（二）HLA-Ⅱ类基因

HLA-Ⅱ类基因靠近染色体着丝点，从中心侧开始依次为 DP、DOA（A 代表编码 α 链的基因）、DMA、DMB（B 代表编码 β 链的基因）、LMP2（low molecular weight peptide）、TAP1（transporter of antigen peptides）、LMP7、TAP2、DOB、DQ 和 DR 基因亚区域。其中 HLA-DR、DQ、DP 位点编码的分子为经典的 HLA-Ⅱ类分子，而 LMP、TAP 和 DM 是与抗原加工和提呈有关的基因，这类基因编码的分子称为非经典的 HLA-Ⅱ类分子。

经典的 HLA-Ⅱ类抗原分子由 α 多肽链和 β 多肽链通过非共价键连接而成。编码 α 链的基因有 5 个外显子，大小约 6kb。第 1 外显子编码主导序列和第 1 活性区（α₁ 区）最初的几个氨基酸，第 2、3 外显子编码 α 链的 α₁ 和 α₂ 区，第 4 外显子编码连接多肽和跨膜蛋白的一部分，第 5 外显子主要编码细胞内区域和非翻译区域蛋白。编码 β 链的基因有 6 个外显子，大小约为 8kb，其编码的顺序与 α 链相同，HLA-DR、DQ、DP 的特异性由 β 链基因决定，主要由编码 β 链基因的第 2 外显子决定，但是在第 1、3、4、5 外显子上均有一定的多态性。

（三）HLA-Ⅲ类基因

HLA-Ⅲ类基因是人类基因组中密度最大的区域，在 Ⅰ 类区与 Ⅱ 类区之间，长度为 1000kb。HLA-Ⅲ类基因包括补体 C2、C4a、C4b、补体备解素 B、21 羟化酶基因、淋巴毒素基因、肿瘤坏死因子基因、热休克蛋白基因等。HLA-Ⅲ类基因表达产物一般不是细胞表面的膜分子，而是分布于血清及其他体液中的可溶性分子。

二、HLA 命名

（一）HLA 血清学分型命名原则

HLA 的命名方法可分为血清学分型命名和基因分型命名。血清学分型命名是指采用血清学方法指定的 HLA 抗原的特性，它反映了个体 HLA 基因表达的抗原情况。目前有关 HLA 血清学特异性命名的原则如下。

（1）采用 HLA 代表第 6 号染色体上一段区域或一个系统的符号。

（2）各基因座位的符号以 A、B、C、D 等英文大写字母表示，与 HLA 用"-"连接。

（3）每一个座位上的抗原特异性以阿拉伯数字 1，2，3 等按顺序编号，但 HLA-A 和 HLA-B 抗原特异性编号不重叠。例如 HLA-A 座位上有 1、2、3，HLA-B 座位上应缺乏 1、2、3；而 HLA-B 座位上有 7、8，HLA-A 座位上应缺乏 7、8。

（4）以经典细胞学分型方法鉴定的 D 和 DP 分子特异性保留 w，标记为 Dw 和 DPw。

（5）为了避免与补体系统命名混合，HLA-C 座位特异性命名以 Cw 表示。

（6）新的血清学特异性应是已获得认可的等位基因序列的产物，新的血清学命名将与等位基因名称尽量一致。

WHO 认可的 HLA 抗原特异性见表 3-1。

表 3-1 WHO 认可的 HLA 抗原特异性

A	B		C	D	DR	DQ	DP
A1	B5	B50（21）	Cw1	Dw1	DR1	DQ1	DPw1
A2	B7	B51（5）	Cw2	Dw2	DR103	DQ2	DPw2

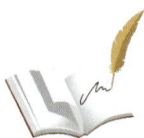

A	B		C	D	DR	DQ	DP
A203	B703	B5102	Cw3	Dw3	DR2	DQ3	DPw3
A210	B8	B5103	Cw4	Dw4	DR3	DQ4	DPw4
A3	B12	B52（5）	Cw5	Dw5	DR4	DQ5（1）	DPw5
A9	B13	B53	Cw6	Dw6	DR5	DQ6（1）	DPw6
A10	B14	B54（22）	Cw7	Dw7	DR6	DQ7（3）	
A11	B15	B55（22）	Cw8	Dw8	DR7	DQ8（3）	
A19	B16	B56（22）	Cw9（w3）	Dw9	DR8	DQ9（3）	
A23（9）	B17	B57（17）	Cw10（w3）	Dw10	DR9		
A24（9）	B18	B58（17）		Dw11（w7）	DR10		
A2403	B21	B59		Dw12	DR11（5）		
A25（10）	B22	B60（40）		Dw13	DR12（5）		
A26（10）	B27	B61（40）		Dw14	DR13（6）		
A28	B2708	B62（15）		Dw15	DR14（6）		
A29（19）	B35	B63（15）		Dw16	DR1403		
A30（19）	B37	B64（14）		Dw17（w7）	DR1404		
A31（19）	B38（16）	B65（14）		Dw18（w6）	DR15（2）		
A32（19）	B39（16）	B67		Dw19（w6）	DR16（2）		
A33（19）	B3901	B70		Dw20	DR17（3）		
A34（10）	B3902	B71（70）		Dw21	DR18（3）		
A36	B40	B72（70）		Dw22	DR51		
A43	B4005	B73		Dw23	DR52		
A66（10）	B41	B75（15）		Dw24	DR53		
A68（28）	B42	B76（15）		Dw25			
A69（28）	B44（12）	B77（15）		Dw26			
A74（19）	B45（12）	B78					
A80	B46	B81					
	B47	Bw4					
	B48	Bw6					
	B49（21）						

注：（　）内数字为最初发现的宽特异性名称。

（二）HLA 基因分型命名原则

HLA 基因分型命名方法是指采用 DNA 分型方法指定 HLA 基因的序列情况，它反映了个体 HLA 基因序列的特性，较血清学分型命名更为细化，可定义到等位基因。关于 HLA 基因分型的命名，WHO 的 HLA 系统命名委员会建立了一系列的命名原则，并随着技术的发展不断进行增补和修订，现有关基因分型命名原则主要如下。

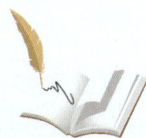

（1）代表染色体上一段区域或一个系统的符号为 HLA，基因座位的符号以 A、B、C、D 等英文大写字母表示，中间以"－"进行分隔。

（2）HLA 等位基因以数字表示，采用"*"与基因座位的符号分隔。等位基因中的数字用"："进行区域分隔。第 1 个冒号前的数字用来指定等位基因所属的等位基因族，通常与血清学特异性相对应；第 2 个冒号前的数字表示编码区等位基因，第 3 个冒号前数字用来区分编码区同义突变的等位基因，第 3 个冒号后数字表示非编码区的变异。如 HLA－A＊02：01：01：01。

（3）HLA－C 在描述等位基因时删除"w"。

（4）异常表达的等位基因在名称后加上后缀。"N"后缀表示等位基因不表达相应抗原，如 HLA－A＊02：53N。"L"后缀表示等位基因编码抗原低表达。"S"表示等位基因编码的蛋白以可溶性分泌方式表达，但细胞表面不表达。"C"表示等位基因编码产物存在细胞质中，但细胞表面不表达。"A"表示等位基因编码产物表达异常，用于怀疑某个等位基因是否表达其编码蛋白时使用。"Q"表示该等位基因表达抗原存在疑问，其携带的突变点在以前的等位基因中可影响编码抗原正常表达。

（5）HLA－G 基因不同剪接会使同一个等位基因产生两种形式的产物，即膜结合蛋白和可溶性蛋白形式。推荐使用小写 s 或 m 表示可溶性或膜结合型的等位基因，如 HLA－G＊01：01 等位基因可以分别描述为 sHLA－G＊01：01 和 mHLA－G＊01：01。

此外为解决常规 HLA 基因分型检测中歧义结果的表达方式，采用某些代码来表示特定的字符串。①HLA 等位基因在肽结合区域编码相同的蛋白（HLA－Ⅰ类等位基因的 2 和 3 外显子区域，HLA－Ⅱ类等位基因的外显子 2 区域），将采用这组等位基因中最小数字的等位基因后加上大写 P 表示。如 HLA－A＊02：03：01/A＊02：03：02/A＊02：03：03/A＊02：03：04/A＊02：03：05/A＊02：03：06/A＊02：03：07/A＊02：03：08/A＊02：253/A＊02：264/A＊02：370/A＊02：480/A＊02：505，可写为 HLA－A＊02：03P。②HLA 等位基因在肽结合区域具有相同的碱基序列（HLA－Ⅰ类等类基因的 2 外显子和 3 外显子区域、HLA－Ⅱ类等位基因的外显子 2 区域），将采用这组等位基因中最小数字的等位基因后加上大写 G 表示。如 HLA－B＊07：05：01/B＊07：06，可写为 HLA－B＊07：05：01G。

（三）HLA 等位基因和 HLA 抗原特异性的对应关系

尽管 HLA 等位基因名称中第 1 个冒号前的数字与其血清学特异性相对应，但是血清学命名针对的是抗原（基因表达产物），而等位基因命名针对的是基因核苷酸序列。在整个 HLA 等位基因命名中，已采用后缀 N、L、S、C、A、Q 表示等位基因的异常表达，某些等位基因由于碱基突变可完全不表达相应的抗原（也称为无效等位基因，如 HLA－A＊02：53N）。

HLA 基因分型结果与血清学方法结果有一定的关系，但存在区别。血清学分型检测的是细胞表面 HLA 抗原，其分型结果表示 HLA 抗原特异性或分解物特异性；基因分型直接检测基因的核苷酸序列本身，得到的结果代表个体 HLA 基因型，两种分型方法在大多数情形下相符合，但是某些情况下可能出现不一致的现象（主要见于个体携带有无效等位基因，该等位基因的核苷酸序列上发生突变可导致转录和翻译的终止。当采用基因分型方法时，可通过分析序列情况而提示存在某一等位基因；但是采用血清学方法检测时，在细胞表面并不能检测到相应的抗原）。应当注意到在移植和实际工作中，患者免疫系统所识别的外来入

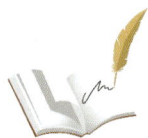

侵物是供者的 HLA 抗原，而不是供者 HLA 基因的核苷酸序列。

三、HLA 抗原结构和分布

（一）HLA – I 类分子

HLA – A、HLA – B、HLA – C 分子的一级到四级结构均已阐明，所有的 HLA – I 类分子均由 1 条重链（α 链，44kD）和 1 条轻链（β 链，12kD）通过非共价键连接而成。α 链由 6 号染色体上的 MHC 基因编码，β 链（β_2 微球蛋白）由 15 号染色体上的基因编码。α 链由胞外区、跨膜区和胞内区组成，胞外区形成 3 个结构域 α_1、α_2、α_3，每个结构域约含 90 个氨基酸残基。跨膜区含疏水性氨基酸，排列成 α 螺旋，跨越细胞膜的脂质双层，约含 25 个氨基酸残基。胞内区有 30 个氨基酸残基，其氨基酸常被磷酸化，有利于细胞外信息向胞内传递。β_2 微球蛋白分子量为 12kD，可通过非共价键与 α 链的 α_3 结构域相连。β_2 微球蛋白无同种异体特异性，其功能有助于 I 类分子的表达和稳定。

X 光衍射晶体分析技术揭示 HLA – I 类分子在胞外区具有两对结构相似的功能区：$\alpha_1 \sim \alpha_2$ 和 $\alpha_3 \sim \beta_2 m$。其中 α_1、α_2 两个结构域位于 I 类分子的顶部，共同组成肽结合凹槽（peptide binding cleft），肽结合凹槽由 8 个反向排列的 β 片层和两个平行的 α 螺旋所组成，是分子的可变区和抗原性多肽识别的部位。$\alpha_3 \sim \beta_2 m$ 具有 Ig 恒定区样结构，α_3 为 CD8 的识别结合部位。

（二）HLA – II 类分子

HLA – II 类分子是膜糖蛋白，是 1 条 α 多肽链和 1 条 β 多肽链通过非共价键连接而成，其中 α 链分子量为 34kD，由 220 个氨基酸残基组成。β 链分子量为 29kD，由 230 个氨基酸残基组成。α 链和 β 链可分为 4 个区域：细胞外活性区（肽结合区）、免疫球蛋白样区、跨膜区、胞质区。每一条链从其氨基酸末端的前导链开始合成，在运送至细胞表面后该前导链被去除，因此在成熟的蛋白上并不表现前导链。

HLA – II 类分子与 HLA – I 类分子具有类似的空间结构，α_1 和 β_1 结构域共同组成类似于 I 类分子的肽结合槽，β_1 相当于 I 类分子中的 α_2 区。肽结合凹槽是结合抗原性物质的结构基础，凹槽两端开放，可接纳 13 ~ 18 个氨基酸残基的抗原肽，凹槽也由 8 条反向排列的 β 片层和两个平行的 α 螺旋组成，其中 α_1 和 β_1 各有 1 个 α 螺旋组成肽结合槽的两个侧壁，其余部分折叠成 β 片层形成槽底部分。HLA – II 类分子多态性残基主要集中在 α_1 和 β_1 片段，这种多态性决定了肽结合部位的生化结构。免疫球蛋白样区由 α_2 和 β_2 片段组成，两者均含有链内二硫键，属于免疫球蛋白基因超家族，其 β_2 结构域上具有与 CD4 结合的部位，在抗原提呈过程中发挥着重要的作用。跨膜区和胞内区与 I 类分子的 α 链一样，α 链和 β 链均形成螺旋样结构跨越细胞膜的脂质双层，并伸向细胞质内，有利于细胞外信息向胞内传递。

（三）HLA 分子分布

经典 HLA – I 类分子表达广泛，以糖蛋白形式几乎在所有有核细胞表面表达，但是不同细胞上 HLA 分子数量变化很大，HLA – Ia 类分子表达量最高的是淋巴细胞。巨噬细胞、树突状细胞、中性粒细胞也高表达 HLA – I 类分子，血小板和网织红细胞也表达此类抗原。而成熟的红细胞、神经细胞和母胎表面的滋养层细胞不表达 I 类分子。

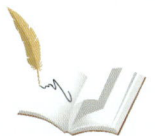

非经典 HLA-I类分子的表达有别于经典 HLA-I类分子。HLA-E 以静息的 T 细胞表达最高；HLA-F 在胎儿主要表达于肝脏，而成人则主要在免疫器官表达；HLA-G 主要表达于胎盘组织中。

HLA-II类分子的分布较窄，主要是抗原递呈细胞，如 B 细胞、单核细胞、巨噬细胞、树突状细胞、激活的 T 细胞等。中性粒细胞、未致敏的 T 细胞、肝、肾、脑及胎儿滋养层细胞等均不表达 HLA-II类分子。

四、HLA 的遗传特点

（一）单体型遗传

连锁在一条染色体上的 HLA 各位点的等位基因组合称为 HLA 单体型，两个同源单体型构成个体 HLA 基因型。HLA 座位是一组紧密连锁的基因群，这些连锁在一条染色体上的等位基因很少发生同源染色体之间的交换。通过家系调查发现，当亲代的遗传信息传给子代时，HLA 单体型常作为一个单位遗传给子代。子代可以随机地从亲代双方各获得一个 HLA 单体型，组成子代的基因型。因此子女的 HLA 基因型中，一个单体型与父亲的单体型相同，另一个与母亲相同。同胞之间 HLA 基因型完全相同的概率为 25%，完全不相同的概率为 25%，一个单体型相同的概率为 50%。因此从家庭内部中寻找器官移植的供体，其供、受者 HLA 抗原相同的概率比随机无血缘关系的供、受者高很多。

（二）多态性现象

多态性是 HLA 复合物最显著的遗传特点。多态性是指在随机婚配的群体中，同一基因位点可存在两个或两个以上的等位基因。对于一个基因座位，一个个体最多只能有两个等位基因，它们分别来自父母双方的同源染色体。然而 HLA 的多态性是一个群体概念，指群体中不同个体在等位基因上存在差别。HLA 的多态性现象由于下列原因所致：①复等位基因：由于各个座位上等位基因是随机组合的，故人群的基因型呈现非常庞大的数据；②共显性遗传：每对等位基因所编码的抗原都表达于细胞膜上，无隐性基因，也无等位基因排斥现象。这就增加了 HLA 抗原系统的复杂性和多态性。HLA 的高度多态性具有人类遗传背景的多样性，赋予机体具有适应多变内外环境的巨大的潜力，具有重要的生物学意义；但是在器官移植中，给选择理想的供者造成极大的困难。

（三）连锁不平衡

连锁不平衡(linkage disequilibrium)是指在某一群体中，不同座位上某两个等位基因出现在同一条单体型上的频率与预期值之间有明显的差异。HLA 复合物上各等位基因在人群中都有一定的基因频率出现，它是指群体中每个等位基因出现的机会占该群体全部等位基因的比例。在随机婚配的群体中，在无新的突变和自然选择的情况下，等位基因频率基本维持不变。如果 HLA 单体型各位点等位基因是随机组合，那么某一单体型出现的频率应等于各个等位基因频率的乘积，但实际上检测结果与理论计算不一致，这意味着连锁的等位基因不是随机组合，而是某些等位基因总是在一起出现(如 HLA-A*33 和 HLA-B*58)，而另一些又较少地出现在一起。这种单体型等位基因非随机分布的现象称为连锁不平衡。连锁不平衡的数量值以连锁不平衡参数表示，它等于单体型实测值减去单体型理论值。HLA 系统中经典的 I 类区域座位和 II 类区域座位均存在一定的连锁不平衡。

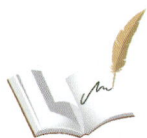

五、HLA 分子的主要生物学功能

（一）参与抗原处理、运输及提呈

HLA 分子在多个环节参与对抗原的处理、运输、提呈等过程。抗原加工处理是指天然蛋白质抗原转变成和 HLA 分子相结合的肽链的过程，这一过程主要在细胞内完成。加工后的抗原肽段被转运到细胞表面与 HLA 分子结合并被 T 细胞识别，称为抗原提呈。细胞对抗原的加工与提呈是激活机体免疫应答的关键步骤。通常外源性蛋白质抗原由提呈细胞加工后与 HLA－Ⅱ类分子结合，呈递给 CD4$^+$ 辅助 T 细胞；内源性蛋白质抗原由靶细胞处理后与 HLA－Ⅰ类分子结合，呈递给 CD8$^+$ 细胞毒性 T 细胞。

（二）MHC 的限制作用

早期研究发现细胞毒性 T 细胞只能杀伤具有同一表型的病毒感染的靶细胞，这意味着 T 细胞在识别细胞表面抗原决定簇时，还需识别细胞上的 MHC 分子。随后证实在诱发免疫应答过程中，T 细胞之间、T 细胞和 B 细胞之间、T 细胞和巨噬细胞之间的相互作用都需要识别细胞上的 MHC 分子。这种现象，即具有同一 HLA 表型的免疫细胞才能有效地相互作用，称为 MHC 的限制作用。Th 细胞的 TCR 联合识别免疫原性多肽性片段的表位以及 HLA－Ⅱ分子 α_1、α_2 功能区的多态性决定簇。T_C 细胞表面的 CD 8 分子识别 HLA－Ⅰ分子 α_3 区的非多态性决定簇。

（三）参与免疫应答的遗传控制

机体对某种抗原物质是否产生应答以及应答的强弱受遗传控制，控制免疫应答的基因称为 *Ir* 基因。由于 HLA－Ⅱ类基因编码分子的多肽结合部位构型各异，故与不同抗原多肽结合并刺激 Th 细胞的能力也不相同，由此实现 *Ir* 基因对免疫应答的遗传控制。即具有不同 HLA－Ⅱ类等位基因的个体，其对特定抗原的免疫应答能力各异。

（四）调节 NK 细胞的活性

自然杀伤细胞（NK）是一种连接天然免疫和获得性免疫的"桥梁"细胞，通过多种方式发挥其细胞毒效应，一个重要的机制是 NK 细胞表面表达 MHC－Ⅰ类分子特异的活化性及抑制性受体，能识别及杀伤 HLA－Ⅰ类分子结构改变或下调的靶细胞。研究发现某些病毒如人类免疫缺陷性病毒、单纯疱疹病毒和巨细胞病毒可以选择性下调感染细胞上某些 MHC－Ⅰ类分子，从而逃避 CD8$^+$ T 淋巴细胞和 NK 细胞的杀伤，这种"双重逃避"是通过杀伤细胞免疫球蛋白样受体（killer cell immunoglobulin like receptor，KIR）家族的活化性和抑制性受体的作用而实现的。

（五）参与妊娠免疫调节

妊娠过程中胎儿能够免受母体免疫的攻击。研究表明胎盘组织的滋养层细胞不表达 HLA－A、HLA－B 抗原，而高度表达 HLA－G 抗原。经典的 HLA－Ⅰ 和Ⅱ类抗原不表达，使胎盘组织成为生理性屏障，避免 T 细胞活化，防止母体对胎儿产生免疫应答。已证实 HLA－G 是一种免疫耐受分子，与母胎耐受及抗感染免疫有关。胎儿细胞表面 HLA－G 分子可通过与母体 NK 细胞表面 KIR 结合，抑制 NK 细胞杀伤活性，从而导致母体对 HLA 半异源性胎儿产生免疫耐受。HLA－G 分子还可通过与细胞毒性 T 细胞（cytotoxic T lymphocyte，CTL）作用，保护胎儿免受母体 CTL 细胞杀伤。

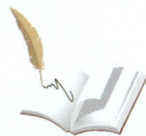

六、HLA 系统的临床应用

（一）HLA 系统与临床输血

HLA 系统与输血反应密切相关，主要是由于 HLA 同种免疫引起的反应。由于 HLA 抗原具有高度免疫原性，通过妊娠、输血、移植等途径免疫机体可产生 HLA 抗体。HLA 抗体与血小板输注无效（platelet transfusion refractoriness，PTR）、发热性非溶血性输血反应（febrile non‐hemolytic transfusion reactions，FNHTR）、输血相关急性肺损伤（transfusion related acute lung injury，TRALI）、输血相关移植物抗宿主病（transfusion associated graft versus host disease，TA‐GVHD）等密切相关。

1. 血小板输注无效 PTR 患者连续两次接受足够剂量的血小板输注后，仍处于无反应状态，即临床出血表现未见改善、血小板计数未见明显增高等。研究显示多次输血患者容易发生 HLA 同种免疫，血小板输注无效的可能性为 20%～70%。多种因素均有可能导致血小板输注无效，其原因分为非免疫性原因（脾肿大伴脾功能亢进、感染、发热、药物作用、弥散性血管内凝血等）和免疫性原因。免疫性因素可分为 HLA、血小板特异性抗原、红细胞血型抗原等；研究发现血小板输注无效的免疫性原因大多为 HLA 抗体引起，占免疫因素的80%～90%，少数为血小板特异性抗体（HPA 抗体）、ABO 抗体或药物免疫性抗体。血小板表面上只存在 HLA-Ⅰ类抗原，没有 HLA-Ⅱ类抗原。血小板上的 HLA-Ⅰ类抗原是血小板膜表面的固有结构成分，另外血小板表面可有血浆中吸附的可溶性 HLA-Ⅰ类抗原。HLA 抗原性较强，输注 HLA 抗原不配合的血小板可以引起血小板同种免疫和血小板输注无效。目前临床输血一般不做血小板配型，因此容易发生供受者 HLA 抗原不合，从而产生相应的抗体，导致血小板破坏和输注无效，影响患者治疗效果。对于一些接受化疗、放疗的癌症患者或骨髓移植患者，由于他们往往需要多次输注血小板，因此可以在同胞或随机人群中选择血小板交叉配型相合的供者以预防血小板输注无效。国内现已部分建立血小板捐献者 HLA 和 HPA 基因数据库，可提供供血者和患者双方基因型相配合的血小板，以减少免疫原因引起的血小板输注无效。

2. 发热性非溶血性输血反应 FNHTR 是输血反应中较为常见的一种反应。HLA 抗体、粒细胞抗体或血小板特异性抗体、血液保存中产生的细胞因子等均可能引起发热性非溶血性输血反应。临床上发热性非溶血性输血反应主要是由于白细胞抗原与抗体反应，白细胞被破坏后释放细胞因子等热源性物质（如白介素-1）所引起。受血者临床表现为有潮红、心动过速，继而发生寒战、体温升高，发热可持续数小时，血清中常存在 HLA 抗体。发热性非溶血性输血反应可以通过输注去白细胞的血液制品进行预防。

3. 输血相关性急性肺损伤 TRALI 是临床输血并发的急性呼吸窘迫综合征，是一种严重的输血不良反应，患者可发生急性呼吸困难、低氧血症、非心源性肺水肿、低血压和发热。一般认为 TRALI 的发生机制是供者血浆中存在抗-HLA 或者抗-HNA 引起中性粒细胞在受血者肺血管内聚集，激活补体，导致肺毛细血管内皮损伤和肺水肿等临床症状，其死亡率较高。多数情形下供者体内可检测到抗-HLA 或者抗-HNA，多见于经产妇供者。由于抗-HLA 可引起 TRALI，因此可选择 HLA 抗体阴性供者减低 TRALI 的发生。

4. 输血相关移植物抗宿主病 TA-GVHD 是输血的最严重并发症之一，它是受血者输入含有免疫活性的淋巴细胞的血液或血液成分后发生的一种与骨髓移植引起的抗宿主病类

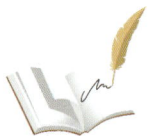

似的临床症候群。TA－GVHD 的发生取决于多种因素：受者免疫抑制的程度、输注制品中淋巴细胞的数量和活性、供受者 HLA 相配的程度。HLA 系统在 TA－GVHD 中起一定的作用，直系亲属之间（父母与子女）的输血，即供血者与患者之间有一个 HLA 单体型相同。若患者是 HLA 杂合子，而供血者是 HLA 纯合子，并与患者的 HLA 一个单体型相同，则患者免疫系统不能识别供者的 T 淋巴细胞为外来物，供者 T 淋巴细胞得以在受者体内存活并增殖，将受血者组织视为异物而予以排斥、攻击，造成严重组织、器官损害，产生致命的移植物抗宿主反应。例如父母 HLA 有 1 条单体型相同，如父亲 HLA 单体型为 A1－B8－DR12；A3－B46－DR11；母亲为 A1－B8－DR12；A2－B61－DR9；其子女的单体型第 1 个为 A1－B8－DR12 纯合，第 2 个为 A1－B8－DR12，A2－B61－DR9。如果第 1 个小孩的血液输注给父母或第 2 个小孩，则受者机体不会将输注的淋巴细胞当成外来的抗原（均含有 A1－B8－DR12 单体型），相反供者的细胞识别受者为外来抗原，供者细胞被激活、增殖、攻击受者。因此直系亲属间直接献血，TA－GVHD 发生的风险明显增加。为了预防 TA－GVHD，有效措施是用 γ 射线照射血细胞中的活性淋巴细胞成分。

（二）HLA 检测与器官移植

HLA 抗原与同种器官移植的排斥反应密切相关，器官移植术后，移植物存活很大程度上取决于供者与受者之间 HLA 配合程度。HLA 位点对选择合适的供体、降低移植物抗宿主病（GVHD）的发生率、提高移植成功率和移植物的存活率均有重要意义。因此，HLA 配型能显著改善移植物的存活，如供者和受者间组织相容性差别越大，将激活更多的 T 细胞克隆参与对移植物的破坏和排斥。

1. 造血干细胞移植　造血干细胞移植广泛用于治疗白血病、再生障碍性贫血、某些遗传病等，造血干细胞移植对于供受者 HLA 配合度的要求比其他器官移植都要严格。这是由于造血干细胞移植的移植物中含有大量的免疫细胞，尤其是成熟的 T 细胞。造血干细胞移植中 HLA－A、HLA－B、HLA－C、HLA－DRB1、HLA－DQB1 位点比较重要。研究表明供受者之间 HLA 位点的相合程度与造血干细胞移植成功的效果呈正相关，HLA－A、HLA－B、HLA－DRB1 位点全相合的存活率显著高于不同者，等位基因高分辨水平上相合比低分辨水平相合的存活率要高。HLA 位点完全相合移植后发生 GVHD 的可能性低，随着不相合位点的增加，GVHD 发生率增高。在造血干细胞移植中，首选 HLA－A、HLA－B、HLA－C、HLA－DRB1、HLA－DQB1 全相同的家庭供者或非血缘关系的无关供者，也可选用脐带血造血干细胞移植。我国成立了中国造血干细胞捐献者资料库管理中心，专门负责国内非血缘关系造血干细胞捐献志愿者的管理，截至 2015 年 1 月，库内登记的捐献者容量已达到 201 万。

2. 肾移植　HLA 配型对提高肾移植的短期存活和长期存活均有重要意义。第 1 次肾移植，供受体间相合的 HLA 抗原数越多，或已检出的抗原错配数越少，移植肾存活率越高。影响肾移植效果主要的基因座位依次为 HLA－DRB1、HLA－B、HLA－A。也有报道HLA－C 的错配在一定程度上也会引起移植排斥反应。HLA－Ⅱ类抗原与移植肾的早期排斥反应有关，HLA－Ⅰ类抗原主要影响移植肾的长期存活，特别是 HLA－B 抗原；HLA－Ⅱ类抗原对移植肾的短期和长期存活均有影响，但以对 1~3 年存活率的影响最大。对于再次或多次肾移植，HLA 对移植肾长期存活率的影响更大。

如果患者已产生针对供者特异的 HLA 抗体时，移植肾将被迅速破坏，引起超急性排斥

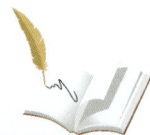

反应。为选择合适的供者，需要采用交叉配合试验检测患者的 HLA 同种抗体。同种抗体可以用补体依赖的淋巴细胞毒试验、ELISA 和流式细胞仪、Luminex 技术的方法进行检测，常用群体反应性抗体（panel reactive antibody，PRA）的百分率来表示患者致敏的程度。临床肾移植一般以 PRA 30% ~40% 作为可移植的阈值，PRA 数值高时，肾移植容易产生超急性排斥，可通过对患者进行血浆置换、免疫吸附和诱导免疫耐受等方法降低 HLA 抗体滴度，提高肾移植存活率。

选择 HLA 相同或相容的供者将提高肾移植的成功率，但是由于 HLA 高度多态性难以找到完全匹配的供者，在肾移植中可利用交叉反应组（CREG）的方式选择供者。尽管 HLA - Ⅰ 类抗原具有多态性，但是某些抗原的结构非常类似，可以归属于一个交叉反应组。因此利用 HLA 抗原交叉反应特性，可以选择在同一交叉组且交叉配合为阴性的供者进行肾移植。

3. 其他实体器官移植　肝脏移植、胰腺、心脏、肺或心肺联合移植，移植前需进行 ABO 血型相容性试验。是否进行 HLA - A、HLA - B、HLA - DRB1 位点的检测并不一致，但是移植前必须进行交叉配型。心脏移植的结果受 HLA 配型的影响，供受者 HLA 相配程度与移植物的存活率成正相关。角膜移植中，HLA - A、HLA - B 配型可以降低排斥反应的发生率。HLA 对肝脏移植的影响虽然不如肾移植，但其重要性仍不可忽视，供受者间 HLA 配合度的提高仍可显著改善移植物的存活率。

（三）　HLA 与肿瘤的关系

1997 年有学者研究发现人类肿瘤细胞可丢失 HLA 分子，随着越来越多 HLA 单克隆抗体的出现，已检测到神经系统恶性肿瘤、结肠癌、乳腺癌等多种瘤组织中都存在这种现象。免疫组化方法显示正常细胞多为 HLA - Ⅰ 类分子表达阳性，而 25% ~75% 的肿瘤细胞则存在不同程度的表达缺失。有关 HLA 表达异常与肿瘤免疫逃逸关系研究较多，目前普遍接受"迷失自我"假说，即肿瘤细胞 HLA - Ⅰ 类分子表达的普遍下调，是肿瘤细胞针对 HLA 分子具有向 T 细胞提呈免疫原性多肽而选择的逃避机制。现证实许多肿瘤细胞中 HLA - Ⅰ 类分子有失表达和低表达现象，发生的频率在不同种类肿瘤中差异较大，主要的机制包括重链及 $\beta_2 m$ 的基因突变、表达调控异常和抗原加工相关转运体（TAP）、低分子质量蛋白（LMP）异常等。HLA - Ⅰ 类分子和 TAP 的低表达常预示着肿瘤的临床进程加快和预后不良，在体外研究中能导致肿瘤细胞对 CTL 的敏感性丧失或降低，能明显影响患者进行 T 细胞免疫治疗的效果，因此在肿瘤的特异性主动免疫治疗中应考虑 HLA 的表达情况。自然杀伤细胞（NK）对肿瘤细胞的杀伤功能是由 NK 细胞表面免疫球蛋白样受体（kille cell immuno - globlin - like receptor，KIR）所介导的，经典与非经典的 HLA - Ⅰ 类家族成员都可通过与 KIR 识别而抑制 NK 细胞的细胞毒性。NK 细胞可杀伤 HLA - Ⅰ 类分子缺失的靶细胞，肿瘤或病毒感染的细胞由于细胞表面的 HLA - Ⅰ 类分子表达的下调，不能与相应 NK 细胞抑制性受体结合，从而使其对 NK 细胞介导的细胞毒活性更为敏感。

（四）　HLA 与疾病的关联

1967 年 Amiel 等首先报道霍奇金病与 HLA - B5、B35 存在弱关联，后来 Brewerton 和 Terasaki 等分别发现强直性脊柱炎与 HLA - B27 抗原有非常强的关联，这些发现大大推动了 HLA 与疾病关联的研究。关联是指与表型的联系，个体携带某种抗原者易患某种疾病，称阳性关联。个体携带某种抗原对某种疾病具有一定的抵抗力，称为阴性关联。HLA 与疾病

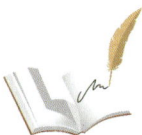

的关联程度采用相对危险度(relative risk,RR)来表示,RR 值越大,相关程度越大。HLA 系统以功能有区别的多座位基因及各基因的复等位性参与和调节机体免疫应答,决定疾病易感性的差异,表 3－2 为部分疾病与 HLA 关联的情况。强直性脊柱炎与 HLA－B27 呈现明显的关联,已证实不同地区、不同人种的强直性脊柱炎都表现与 HLA－B27 呈现明显的关联,但并非所有的 HLA－B27 等位基因均与强直性脊柱炎关联。强直性脊柱炎患者中 90%～95% 带有 HLA－B27 抗原,而正常人群 HLA－B27 的基因频率较低,因此对于临床上怀疑为 AS 的患者检查 HLA－B27 抗原具有诊断价值。

表 3－2　HLA 与某些疾病的关联

疾病	HLA 位点	相对危险度(RR)
强直性脊柱炎	B27	>100
Reiter 综合征	B27	35.0
急性前葡萄膜炎	B27	14.6
先天性肾上腺皮质增生症	B47	15.4
银屑病	Cw6	13.3
多发性硬化症	DR2,DQ6	12
重症肌无力	DR3	2.5
疱疹样皮肤病	DR3	56.4
乳糜泻	DQ2	30
干燥综合征	DR3	9.7
Graves 病	DR3	4.0
1 型糖尿病	DQ8	14
类风湿关节炎	DR4	9.0
IgA 肾病	DR4	4.0
恶性贫血	DR5	5.4
幼年型类风湿关节炎	DR8	3.6

(五) HLA 与某些疾病发展进程的关系

近年来研究证实 HLA 与 KIR 相互作用可影响某些疾病的进程和预后。通过全基因组关联分析发现 HLA－C 区域上游 35kb 的一个 SNP 位点(rs9264942,－35C/T)与 HLA－C mR-NA 表达水平和 HIV 感染后的血浆病毒载量有关。携带－35C 个体的细胞表面常有高表达的 HLA－C 抗原,而 HIV 感染者携带有高表达 HLA－C 等位基因,其疾病进程常较为缓慢,病毒载量水平相对较低,这揭示了 HLA－C 抗原高表达的个体有助于控制艾滋病的进程,随后研究发现 miRNA－148a 可影响 HLA－C 抗原表达。但应注意到 HLA 抗原表达高低程度在不同疾病中的效果可能存在差异,如克罗恩病(Crohn's 疾病)个体中 HLA－C 抗原高表达反而不利于该疾病的预后。

(六) HLA 与药物治疗不良反应的关系

研究发现个体 HLA 基因型与某些严重药物不良反应存在一定关联,已证实特定 HLA 等位基因与阿巴卡韦、卡马西平、别嘌呤醇、拉莫三嗪、氟氯西林等药物所致严重皮肤不良反应发生的风险相关。阿巴卡韦是一种抗艾滋病药,携带有 HLA－B＊57：01 的个体发生超敏反应风险相对较大;卡马西平为常见的抗癫痫药物,携带有 HLA－B＊15：02 的个体

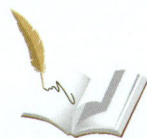

发生不良反应风险大，目前美国食品药物管理局已批准在阿巴卡韦和卡马西平药品标签中增加建议在用药前对 HLA – B 等位基因进行分型。但应注意到 HLA 等位基因与药物不良反应的相关性存在较大的种族差异，如 B * 15：02 和卡马西平阳性关联先后在中国、泰国、印度和马来西亚人群中得到了验证，而在欧洲人群中 A * 3101 与卡马西平所致严重皮肤过敏反应相关联。

（七）HLA 与亲子鉴定、个体识别的关系

应用医学和生物学的理论和技术判断父母与子女之间是否存在亲缘的关系称为亲子鉴定，亲子关系的鉴定主要依据遗传特征。HLA 是人类最具遗传多态性的血型系统，除同卵双生子外，两个个体间 HLA 全相合的概率极低，而且终生不变，可以作为遗传性标记。HLA 检测在法医学亲子鉴定和个体识别方面意义主要表现在：由于 HLA 具有单体型遗传的特点，每个子代均从其父母处得到一条单体型，可用于亲子鉴定；如用分子生物学的检测方法，尚可对极少量的血痕进行检测，可用于法医学方面。单独采用 HLA 分型可以有 90% 的排除率，结合红细胞血型和红细胞酶学检测，准确率可以达到 99%，但是判断时应考虑 HLA 的种群分布特点和 DNA 重组的可能性。近年来随着分子生物学发展，目前已很少通过 HLA 系统作亲子鉴定和法医个体识别，而更多的是采用短串联重复序列检测或线粒体 DNA 的序列分析。

（八）HLA 与人类学研究

由于 HLA 具有连锁不平衡的遗传特点，某些等位基因或单体型在不同的民族或地区人群的频率分布存在明显的不同，人种和地区不同而出现 HLA 等位基因频率的变化可能是长期进化的结果，可作为不同种群特征性的基因标志。不同等位基因在人群中的分布不一致，具有一定的应用价值。首先在造血干细胞库中，高频率抗原比较容易在无关供者库中找到相同 HLA 基因型的供者。其次不同等位基因产物所选择和提呈的抗原肽不同，结果可能造成不同等位基因个体对同一病原体所启动的免疫应答不同，直接导致个体对疾病抵抗力的差异。此外分析 HLA 等位基因群体频率变化，有利于了解人种的演化和迁移规律。

第三节　粒细胞抗原系统

扫码"学一学"

20 世纪初期人们发现某些患者的血清可以与其他人的白细胞发生凝集。在多次输血、妊娠妇女、粒细胞减少症患者、发热性输血反应患者的血清中可以检测到粒细胞抗体，在引起患者输血相关急性肺损伤的献血者血清中也可以检测到粒细胞抗体。1960 年 Lalezari 在一例胎儿和新生儿同种免疫性粒细胞减少症患者首次描述粒细胞特异性抗原，随后陆续发现一些粒细胞抗原，并对其分子生物学特性进行了研究。

一、粒细胞抗原

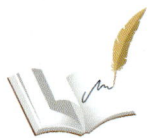

粒细胞特异性抗原具有粒细胞组织分布限制性，只分布于中性粒细胞、嗜碱性粒细胞、嗜酸性粒细胞。由于嗜酸性粒细胞和嗜碱性粒细胞在正常人血中含量非常低，所以要确定这两类细胞上的抗原非常困难。虽然目前检测的是中性粒细胞上的粒细胞特异性抗原，但统称为粒细胞特异性抗原。

扫码"看一看"

（一）粒细胞特异性抗原的命名

粒细胞特异性抗原由 Lalezari 等首先报道，以往都按照 Lalezari 的命名方法对新发现的粒细胞特异性抗原进行命名。1998 年国际输血协会（ISBT）的粒细胞抗原工作组在西班牙制订了一个粒细胞抗原命名法则。此命名法根据粒细胞抗原的糖蛋白位置对粒细胞同种抗原进行命名。粒细胞特异性抗原被称"HNA"，作为人类粒细胞同种抗原（human neutrophil alloantigens）的缩略语。抗原糖蛋白的定位用阿拉伯数字表示，如 HNA‑1 定位于 FcγReceptor Ⅲb。同一糖蛋白不同的多态性则根据发现先后顺序用小写英文字母表示，如 HNA‑1a，HNA‑1b 等。编码糖蛋白的基因根据人类协作组有关基因图谱的命名法则来命名如 FcγReceptorⅢb［FcγRⅢb］→*FCGR3B*，基因的多态性用阿拉伯数字表示，与基因名间用"＊"号相隔。HNA 系统目前发现的抗原分属于五种糖蛋白类型，见表 3‑3。

表 3‑3　人类粒细胞抗原（HNA）的分类

系统	携带抗原分子	糖蛋白	基因符号	染色体定位	抗原
HNA‑1	CD16	IgG FcγReceptorⅢb	*FCGR3B*	1q23.3	HNA‑1a
					HNA‑1b
					HNA‑1c
					HNA‑1d
HNA‑2	CD177	NB1 糖蛋白	*CD177*	19q13.3	HNA‑2
HNA‑3	CTL2	胆碱转运类蛋白 2	*SLC44A2*	19p13.1	HNA‑3a
					HNA‑3b
HNA‑4	CD11b	补体组分受体 3（CR3）	*ITGAM*	16p11.2	HNA‑4a
					HNA‑4b
HNA‑5	CD11a	白细胞功能相关分子（LFA‑1）	*ITGAL*	16p11.2	HNA‑5a
					HNA‑5b

（二）HNA‑1 抗原系统

1. HNA‑1 抗原系统的基本情况　HNA‑1a、HNA‑1b 是最早发现的粒细胞抗原，由 1960 年 Lalezari 等在胎儿和新生儿同种免疫性粒细胞减少症患者中发现。随后又发现第 3 个多态性 SH 抗原，现称为 HNA‑1c，新近发现了 HNA‑1c 对偶抗原 HNA‑1d。HNA‑1 同种抗体可引起胎儿和新生儿同种免疫性粒细胞减少症、输血相关急性肺损伤等。

2. HNA‑1 抗原的特性和作用　HNA‑1 系统的抗原位于糖蛋白 FcγRⅢb 上，FcγRⅢb 与其极为相似的 FcγRⅢa 共同组成 Fcγ 受体Ⅲ型。FcγRⅢ 受体属于免疫球蛋白超家族，胞外拥有两个双硫键结合的免疫球蛋白 G 样结构域。FcγRⅢa 位于单核细胞、巨噬细胞和 NK 细胞上，而 FcγRⅢb 却只表达于粒细胞上。FcγRⅢb 近端结构域的残基对配体结合具有重要作用，FcγRⅢb 是 IgG_1 和 IgG_3 的低亲和力受体，它与 IgG 抗体的 Fc 段结合。静息的中性粒细胞主要通过 FcγRⅢb 结合免疫复合物，进而将它们从循环中清除。识别 FcγRⅢb 的单克隆抗体为 CD16b，FcγRⅢb 通过 GPI 锚定于粒细胞膜上，使之在磷脂双分子层外侧具有高度横向移动性，FcγRⅢb 具有结合免疫复合物，并把它们清除出循环系统的能力。FcγRⅢb 是高度糖基化的蛋白，存在不同的分子异构体，HNA‑1a 的异构体分子量为 50～65kD，HNA‑1b 为 65～80kD。FcγRⅢb 是粒细胞膜中具有重要临床意义的糖蛋白，30% 的粒细胞自身抗体可以识别 FcγRⅢb 的表位，它优先与 HNA‑1a 的异构体进行结合。

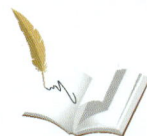

3. HNA－1 抗原的分子机制 编码 FcγRⅢb 的基因为 *FCGR3B*，它位于 1 号染色体长臂端，具有 5 个外显子，编码序列为 699 个，mRNA 编码 233 个氨基酸，但被表达的糖蛋白只有 186 个氨基酸，前 17 个氨基酸是信号肽。HNA－1 系统是目前发现的最具多态性的粒细胞特异性抗原系统。*FCGR3B*＊01 编码 HNA－1a、*FCGR3B*＊02 编码 HNA－1b，两者间在 3 号外显子存在 5 个核苷酸不同（表3－4），它们导致 4 个氨基酸的改变(36，65，82 和 106 位氨基酸)，并增加了两个 N－连接糖基化位点，所以 FcγRⅢb 的 HNA－1b 异构体有 6 个潜在的 N－连接糖基化位点，而 HNA－1a 异构体只有 4 个潜在的 N－连接糖基化位点，这是其相对分子量大小不同的原因。

表 3－4　HNA－1 系统基因多态性和抗原分布

表型	等位基因	cDNA						氨基酸					
		108	114	194	233	244	316	36	38	65	78	82	106
HNA－1a	*FCGR3B*＊01	G	C	A	C	G	G	Arg	Leu	Asn	Ala	Asp	Val
HNA－1b	*FCGR3B*＊02	C	T	G	C	A	A	Ser	Leu	Ser	Ala	Asn	Ile
HNC－1c	*FCGR3B*＊03	C	T	G	A	A	A	Ser	leu	Ser	Asp	Asn	Ile

FCGR3B＊03 编码 HNA－1c，它在 *FCGR3B*＊02 基础上发生 1 个碱基的改变；新近发现了 *FCGR3B*＊04（*FCGR3B*＊01 316G＞A）和 *FCGR3B*＊05（*FCGR3B*＊02 244A＞G）等位基因。特定个体可能拥有 0～4 个 *FCGR3B* 的等位基因，其机制可能与有丝分裂中不对称交换有关。一些个体由于 *FCGR3B* 基因的缺乏，在中性粒细胞表面并不表达 FcγRⅢb，缺乏 FcγRⅢb 的个体称为 FCGR3B null 表型，频率为 0.2%～0.3%。大多数 FcγRⅢb 缺乏的个体并不会受到反复感染、自身免疫或免疫相关性疾病，但是 FcγRⅢb 缺乏的妇女妊娠时可能产生针对 FcγRⅢb 的抗体，从而引起胎儿和新生儿同种免疫性粒细胞减少症。

4. HNA－1 的频率 不同人群 HNA－1 的频率存在差异（表 3－5）。在高加索人种和非洲黑人中 HNA－1b 比 HNA－1a 更常见，而在中国、日本及美洲土著人中分布则相反。HNA－1c 在约 5% 高加索人群和约 30% 非洲人群的粒细胞上有所表达。

表 3－5　人类粒细胞抗原频率（%）

人群	HNA－1a	HNA－1b	HNA－1c	HNA－1 null	HNA－2a	HNA－3a	HNA－4a	HNA－5a
非洲人	46～66	78～84	23～31	4	98	NT	NT	88
中国人	90	52	0	0－0.2	99	NT	NT	65
印度人	44	83	16	NT	NT	NT	NT	NT
日本人	88	51～61	0	＜0.4	89～99	NT	NT	NT
韩国人	78	75	＜1	NT	86	NT	99	96
欧洲白种人	54～52	87～89	5～7	0.2～0.8	87～97	89～99	96	96
北美白人	56～62	89	5	NT	97	NT	NT	96
巴西人	100	83	11	NT	97	86～95	96	91

（三）HNA－2 抗原系统

HNA－2a 抗原在 1971 年由 Lalezari 等发现，描述为粒细胞特异性抗原 NB1，它不仅位于粒细胞膜上，还可位于细胞内浆膜以及某些次级管道和分泌囊的膜上。

1. 生物学特点和分子机制 HNA－2a 抗原具有的独特性质是异质性表达，单一个体存

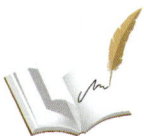

在部分粒细胞亚群表达 HNA - 2 抗原，而另外一部分粒细胞亚群则不表达。细胞群中表达 HNA - 2a 抗原的阳性频率范围是 0 ~ 100%，在男性与女性中略有不同，女性平均为 63%，而男性约为 53%。女性随着年龄的增大 HNA - 2a 表达量有所下降，妊娠妇女 HNA - 2a 表达量有所增加，提示 HNA - 2a 的表达可能与雌性激素有关。HNA - 2a 阴性个体和 HNA - 2a 阳性个体中的阴性亚群细胞是无效表型（null 表型），他们的中性粒细胞缺乏相应的糖蛋白。HNA - 2a 阴性个体中产生的 HNA - 2a 同种抗体可以引起胎儿和新生儿同种免疫性粒细胞减少症、输血相关急性肺损伤、骨髓移植后失败和药物诱导的粒细胞减少症等。HNA - 2a 抗原是一个 56 ~ 64kD 的糖蛋白，有两个丝氨酸富集结构域和 3 个 N - 连接的糖化位点。HNA - 2a 采用与 FcR Ⅲ b 相似的方式，通过一个 GPI 锚定于细胞膜上。识别 FcγR Ⅲ b 的单克隆抗体为 CD177，CD177 属于 Ly - 6/uPAR/蛇毒家族蛋白。

2001 年 Kissel 等发现编码 HNA - 2a 抗原的基因，它位于 19q13.3，个体存在一个与 HNA - 2a 基因外显子 4 ~ 9 类似的假基因，假基因与 HNA - 2a 基因相连，但基因方向相反。HNA - 2a cDNA 具有 1311 个碱基，编码 437 个氨基酸，包括 21 个氨基酸的前导信号肽。HNA - 2a 抗原无效表型是由于个体的基因剪切方式的不正确，导致在成熟的 mRNA 上含有内含子片段而形成另外的终止密码，从而使粒细胞不表达 HNA - 2a 抗原。

2. 功能和频率分布　CD177 参与中性粒细胞与内皮细胞的黏附以及内皮下的迁移，细胞膜表达 CD177 的细胞亚群同时也表达细胞内的中性粒细胞丝氨酸蛋白酶 3。在细菌感染或集落刺激因子刺激下，个体 HNA - 2a 抗原明显上调。HNA - 2a 抗原在人群中频率较高，中国人群约为 99%。

（四）HNA -3 抗原系统

HNA - 3a 是 1964 年由 van Leeuwen 等发现，它是一个 70 ~ 95kD 的糖蛋白。HNA - 3a 表达在中性粒细胞和淋巴细胞上，HNA - 3a 的同种抗体可引起胎儿和新生儿同种免疫性粒细胞减少症、输血相关急性肺损伤等。HNA - 3a 是高频率抗原，在欧洲白种人群中频率为 89% ~ 99%。虽然 HNA - 3 系统抗原早已被检测出，但是其分子基础直到 2009 年才由两组不同研究组的人员分别阐明，他们通过对 HNA - 3a/b 个体 DNA 测序和基因组 SNP 扫描，以及对 HNA - 3 抗原糖蛋白序列分析等不同途径，发现胆碱转运类蛋白 2（CTL2）分子携带 HNA - 3 抗原。该蛋白分子由 19 号染色体 19p13.1 区域中的 *SLC44A2* 基因编码，*SLC44A2* 基因 cDNA 含有 2118 个碱基，编码 706 个氨基酸，第 7 外显子第 461 位核苷酸 G > A 导致 HNA - 3a 系统的 a/b 多态性。

（五）HNA -4 抗原系统

HNA - 4a 是 1986 年 Kline 等在 HNA - 4a 阴性个体中发现的，HNA - 4 抗原位于 Leu - CAM 家族整合素超家族和 β_2（CD18）整合素上。HNA - 4a 抗原受控于第 16 号染色体上的 *ITGAM* 基因，其单个核苷酸改变（第 302 位 G→A）引起 HNA - 4 抗原系统多态性，导致表达蛋白的第 61 位精氨酸变为组氨酸。HNA - 4a 抗体可致胎儿和新生儿同种免疫性粒细胞减少症。已证实存在两种不同类型的 HNA - 4a 抗体，与细胞相互作用存在不同效果。针对 CD11b/CD18 的自身抗体不仅可以引起免疫性粒细胞减少症，而且可以影响粒细胞的黏附功能。HNA - 4a 在人群中频率大于 90%。

（六）HNA -5 抗原系统

HNA - 5a 是由 1979 年 Decay 等报道的，以前称为 OND。HNA - 5a 位于白细胞 β_2-整合

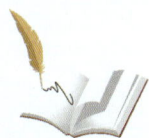

素家族的 α_L 链上（CD11a；LAF-1）。HNA-5a 抗原受控于第 16 号染色体上的 *ITGAL* 基因，其单个核苷酸改变（第 2466 位 G→C）引起 HNA-5a 抗原系统多态性，导致编码蛋白的第 776 位精氨酸变为苏氨酸。HNA-5a 在不同人群中表达存在差异，人群中可表现为 65%~96%。

二、粒细胞抗原系统的临床意义

粒细胞的生成障碍或破坏增加可引起粒细胞减少，破坏增加主要由于粒细胞抗体所引起。粒细胞抗体可引起胎儿和新生儿同种免疫性粒细胞减少症（foetal and neonatal alloimmune neutropenia，FNAIN）、自身免疫性粒细胞减少症（autoimmune neutropenia，AIN）、发热性非溶血性输血反应（febrile non-haemolytic transfusion reaction，FNHTR）、输血相关急性肺损伤（transfusion-related acute lung injury，TRALI）、骨髓移植后同种免疫性粒细胞减少症（immune neutropenia after bone-marrow transplantation）、输血相关同种免疫性粒细胞减少症（transfusion-related alloimmune neutropenia，TRAIN）、药物诱导的粒细胞减少症（drug induced neutropenia）和粒细胞输注无效（refractoriness to granulocyte transfusion）等等，粒细胞系统不同的抗体所引起的疾病不同，检测粒细胞抗原和抗体有利于诊断这些疾病（表 3-6）。

表 3-6 粒细胞特异性抗体引起的疾病

抗体	疾病
HNA-1	胎儿和新生儿同种免疫性粒细胞减少症
	自身免疫性粒细胞减少症
	TRALI
HNA-2a	胎儿和新生儿同种免疫性粒细胞减少症
	自身免疫性粒细胞减少症
	TRALI
HNA-3a	药物诱导的粒细胞减少症
	骨髓移植后同种免疫性粒细胞减少症
	TRALI
HNA-4a	胎儿和新生儿同种免疫性粒细胞减少症
	自身免疫性粒细胞减少症
HNA-5a	胎儿和新生儿同种免疫性粒细胞减少症

（一）胎儿和新生儿同种免疫性粒细胞减少症

胎儿和新生儿同种免疫性粒细胞减少症是一种不常见的新生儿疾病，估计在白种人群中发病率为 1:500。它的发病机制与胎儿和新生儿溶血病相类似，由于母亲被胎儿的粒细胞抗原所致敏，从而产生相应的抗体，母亲产生的粒细胞特异性 IgG 通过胎盘损害胎儿的粒细胞，胎儿常因反复细菌感染而确诊。50% 以上的 FNAIN 可以检出 HNA-1a、HNA-1b、HNA-2 等抗体，其他 HNA-1c、HNA-3a 和 HNA-4a 抗体也可引起本疾病。FNAIN 可发生在第一胎，母亲血液中可检测到中性粒细胞抗体。FNAIN 易发生在 HNA-1a、HNA-1b 纯合子表型的母亲，FNAIN 的患儿主要表现为胎儿出生后中性粒细胞计数异常低下，伴有感染和发热。大多数细菌感染是温和的，但也可发生严重的感染。抗生素、静脉注射免疫球蛋白、粒细胞刺激因子、血浆置换等措施有利于本病的治疗。对患儿检测 HNA 系统的

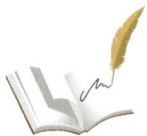

HNA－1a、HNA－1b、HNA－2a 等抗体，将有助于 FNAIN 的诊断。

（二）输血相关急性肺损伤

输血相关急性肺损伤是一种严重的非溶血性输血反应，常见症状为输血过程中或输血后 6 小时内发生急性呼吸困难、低氧血症、非心源性肺水肿，严重者可引起死亡。发生 TRALI 可能需要存在两个条件：①患者体内粒细胞释放细胞因子或其他的物质，引起粒细胞黏附在内皮细胞上；②患者从输注的成分血中获得有生物活性的磷脂，刺激中性粒细胞。输血相关肺损伤可由 HLA 抗体引起，但也可以由受者体内的粒细胞抗体引起。粒细胞抗体有针对粒细胞特异性抗原 HNA－1a(NA1)、HNA－2a(NB1)、HNA－3a(5b) 等的抗体，少数 TRALI 检测不到 HLA 抗体或 HNA 抗体。

（三）发热性非溶血性输血反应

发热性非溶血性输血反应是指受血者在输血期间或输血后 4 小时内，体温升高 1℃ 或 1℃ 以上，不能用其他原因解释的发热反应。发生率约为 0.5%，66% ～88% 的发热性非溶血性输血反应由 HLA 抗体、粒细胞抗体或血小板特异性抗体引起。发热性非溶血性输血反应可以通过输注去白细胞的血液制剂进行预防，去白细胞的标准为白细胞总数小于 5.0×10^6 个。

（四）粒细胞输注无效

HNA 或 HLA 抗体可引起粒细胞输注无效，导致粒细胞减少。粒细胞输注无效患者表现为输注一定量的粒细胞后未出现应答，血清中可检测出 HNA 抗体或 HLA 抗体。

（五）自身免疫性粒细胞减少症

自身免疫性粒细胞减少症是由于个体产生针对自身粒细胞的抗体而发生的疾病，它可分为原发性免疫性粒细胞减少症和继发性免疫性粒细胞减少症。原发 AIN 无明确病因，继发性 AIN 常有自身免疫性疾病或血液系统的紊乱。原发 AIN 可发生在成人和小孩，但常见于 1～36 月龄婴幼儿，大多数患儿有严重的粒细胞减少，粒细胞绝对值常少于 1.5×10^9/L。原发 AIN 常有单核细胞增多，患儿的骨髓涂片显示正常或呈现轻度细胞增殖的骨髓象，但成熟的粒细胞明显减少，临床上婴幼儿 AIN 可表现为轻度到中度的反复感染，血清中可检测出粒细胞抗体，常为 HNA－1a 抗体。继发性 AIN 常有自身免疫性疾病，如系统性红斑狼疮、类风湿关节炎、Felty 综合征等，常见于 40～80 岁，一般不会出现严重的感染。临床上可采用肾上腺皮质激素治疗自身免疫性粒细胞减少症。

（六）药物诱导的免疫性粒细胞减少症

许多药物可以诱导免疫性粒细胞减少症，其机制与药物诱导免疫性红细胞破坏相似。药物诱导产生的粒细胞抗体可能直接针对药物的代谢产物，但是药物依赖性抗体常不能进行有效的检测。诊断药物诱导的免疫性粒细胞减少症，应排除是否正在使用有粒细胞毒性的药物或存在导致粒细胞减少的疾病（如缺乏维生素 B_{12} 等），而且需判断在近 4 周内是否使用过相应的药物。药物诱导的免疫性粒细胞减少症暂停药物后 30 天内粒细胞数量逐步恢复正常。

（七）骨髓移植后同种免疫性粒细胞减少症

骨髓移植后可发生免疫性粒细胞减少，可分为同种免疫和自身免疫作用。患者血清中

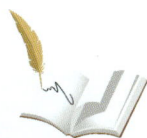

存在粒细胞特异性 IgM 或 IgG 抗体，诱导产生免疫反应。患者可通过采用注射免疫球蛋白、使用激素、血浆置换、脾切除等进行治疗。

（八）输血相关同种免疫性粒细胞减少症

输血相关同种免疫性粒细胞减少症比较少见，它可在输血后短期内发生严重和持续的粒细胞减少，诊断 TRAIN 应排除其他可导致粒细胞减少的原因。TRAIN 发生的主要原因是供者血浆中含有高滴度 HNA 抗体（如 HNA－1b 抗体），而受者拥有相对应的抗原（如 HNA－1b 抗原），抗原、抗体两者结合后发生免疫反应导致受者体内粒细胞被破坏，从而引起粒细胞数量上的减少。

本 章 小 结

白细胞膜上的血型抗原有红细胞血型抗原、白细胞特有的抗原、人类白细胞抗原（HLA）。HLA 基因定位于第 6 号染色体，按编码分子的特性不同可分为 HLA－Ⅰ、Ⅱ、Ⅲ类基因，每类基因均有多个基因座位。

HLA 的命名可分为血清学分型命名和基因分型命名方法，血清学分型命名是指 HLA 抗原的特异性，基因分型命名则依据 HLA 等位基因的序列情况。HLA－Ⅰ类抗原分子由 α 链和 β 链通过非共价键连接而成，在 HLA－Ⅰ类分子的顶部存在肽结合槽；HLA－Ⅱ类分子与 HLA－Ⅰ类分子具有类似的空间结构。经典 HLA－Ⅰ类分子表达广泛，几乎在所有有核细胞表面表达；而 HLA－Ⅱ类分子的分布较窄，主要在抗原提呈细胞上表达。HLA 的遗传特点有单体型遗传、多态性现象和连锁不平衡。生物学功能主要为参与抗原处理、运输及提呈，主要组织相容性复合体的限制作用，参与免疫应答的遗传控制，调节 NK 细胞的活性，参与妊娠免疫调节等。

HLA 已广泛应用于医学实践。HLA 与输血密切相关，可引起同种免疫反应，导致血小板输注无效、发热性非溶血性输血反应、输血相关性急性肺损伤、输血相关性移植物抗宿主病。HLA 在器官移植中起重要作用，器官移植前需进行组织相容性检测，以选择 HLA 配合的供者。HLA 抗体可引起移植的排斥反应，肾移植前常监测群体反应性抗体（PRA）。HLA 与某些疾病存在一定的关联，如 HLA－B27 与强直性脊柱炎的关联。此外 HLA 在肿瘤免疫逃逸、判断某些疾病进程、药物的个体化治疗、亲子鉴定、个体识别和人类学的研究中均有一定的应用价值。

中性粒细胞抗原系统可分为 5 个系统，有关抗原的分子机制已明确。粒细胞抗体可引起新生儿同种免疫性粒细胞减少症、自身免疫性粒细胞减少症、粒细胞输注无效、FNHTR 和 TRALI 等。

（王海燕）

扫码"练一练"

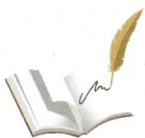

第四章　人类白细胞抗原检测技术

教学目标与要求

1. **掌握**　微量淋巴细胞毒试验、微量淋巴细胞交叉配合试验的原理，HLA低分辨分型、中分辨分型及高分辨分型的概念。

2. **熟悉**　常用的HLA基因分型方法如PCR-SBT技术、PCR-SSP技术的原理以及基因芯片的概念。

3. **了解**　PCR技术的基因原理及其在HLA分子生物学检测中的应用。

HLA的检测技术主要有血清学方法、细胞学方法及分子生物学方法三种，以上三种实验方法分别建立于20世纪50年代、70年代及90年代。

血清学方法及细胞学方法可检测HLA座位上的抗原情况，这些针对HLA检测实验方法的建立曾经促进了HLA的研究。但是，血清学及细胞学方法均无法准确确定HLA的基因型别，不能满足移植医学等医学科学发展的需要。在20世纪90年代后，血清学方法及细胞学方法在HLA检测领域逐渐被分子生物学方法所取代。

分子生物学方法可准确确定HLA座位上等位基因的序列情况，在移植医学领域具有重要意义。此外，检测HLA的分子生物学方法具有准确、可靠及重复性好等优点。这些优点决定了分子生物学方法在HLA检测中的重要地位。

第一节　HLA检测的血清学方法

血清学方法是HLA检测的经典方法，曾经广泛应用于HLA检测。血清学方法的基本原理是基于血清中HLA抗体与淋巴细胞表面相应的HLA抗原的抗原、抗体反应。

在实际应用中，HLA检测的血清学方法分为如下两种情况：即利用已知的抗HLA抗原的标准分型血清来检测确定受检淋巴细胞表面的HLA抗原型别，或者是利用供者的淋巴细胞来检测确定受检血清中是否存在相应的HLA抗体。

扫码"学一学"

一、淋巴细胞表面HLA抗原的检测

淋巴细胞表面HLA抗原的检测一般采用微量淋巴细胞毒试验，微量淋巴细胞毒试验的建立可以追溯到1956年Gorer等创建的用于检测小鼠同种抗体的补体依赖的淋巴细胞毒试验，1964年Terasaki等将补体依赖的淋巴细胞毒试验引入人类HLA的分型研究，几经改良最终建立了微量淋巴细胞毒试验。

（一）微量淋巴细胞毒试验的原理及实验结果的判断

1. 微量淋巴细胞毒试验的原理　①抗体与淋巴细胞膜上相应抗原的特异性结合引起淋巴细胞死亡：淋巴细胞表面抗原抗体特异性结合后，免疫球蛋白的补体结合位点暴露，抗

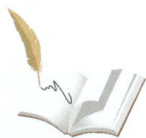

83

原–抗体复合物与补体结合而使其活化，通过一系列级联反应，最终导致淋巴细胞的溶解死亡。②根据死亡淋巴细胞的数量判断淋巴细胞膜上抗原抗体反应的强度：死亡淋巴细胞越多，淋巴细胞膜上抗原抗体反应越强。

2. 微量淋巴细胞毒试验结果的判定　微量淋巴细胞毒试验需先识别死亡的淋巴细胞，然后根据死亡淋巴细胞的构成比判断试验结果。

死亡淋巴细胞的识别可通过曙红染色进行：死亡淋巴细胞膜通透性增加，可使曙红等染料进入细胞内使细胞着色。此外，死淋巴细胞与活淋巴细胞的形态也是不同的，活淋巴细胞细胞体积正常、明亮、折光性强；而死亡淋巴细胞细胞肿胀、灰暗、无折光性。

微量淋巴细胞毒试验结果分为以下四种情况：

阴性反应：死亡的淋巴细胞为 0～20%。

可疑阳性反应：死亡的淋巴细胞为 21%～50%。

阳性反应：死亡的淋巴细胞为 51%～80%。

强阳性反应：死亡的淋巴细胞超过 80%。

（二）微量淋巴细胞毒试验假阳性反应与假阴性反应的问题

1. 微量淋巴细胞毒试验假阳性反应的原因　①标准血清被某些细菌污染：标准血清被产生类抗体的细菌污染，类抗体可以与受检淋巴细胞表面的 HLA 抗原结合导致假阳性。②受检淋巴细胞数量过少或活性过低：淋巴细胞活性是影响微量淋巴细胞毒试验的重要因素之一，活性下降的淋巴细胞容易被补体损伤；淋巴细胞数量过少意味着实验体系中抗体及补体的浓度相对增高，从而使淋巴细胞更加容易损伤死亡。③补体天然的淋巴细胞毒作用：即使不存在抗原、抗体反应，补体的作用仍然可以引起受检淋巴细胞损伤、死亡。④孵育时间或染色时间过长：孵育时间过长可以使某些弱交叉反应产生假阳性，而长时间的染色可以使活淋巴细胞死亡从而导致假阳性。⑤其他原因：一些疾病如白血病等可以使抗原表达增强也可能出现假阳性。

2. 微量淋巴细胞毒试验假阴性反应的原因　①标准血清抗体效价降低：是引起微量淋巴细胞毒试验假阴性反应的主要原因。引起标准血清效价降低的因素包括冻干过程中活力的损失、运输或保存过程中温度过高、冻存时间过长、实验过程中多次冻融以及标准血清受到一些细菌的感染等。②淋巴细胞数量过多：则相当于实验体系中标准血清补体不足从而导致假阴性。③补体活性偏低：对淋巴细胞损伤作用减弱，从而使 HLA 抗原和相应抗体的反应不能充分显示出来。④孵育时间及染色时间过短：孵育时间过短可以使某些抗体反应特别是弱抗体反应被掩盖，染色时间不足可以使一些死细胞不被染色从而出现假阴性。⑤其他原因：一些疾病可以使抗原表达减弱从而出现假阴性。

（三）影响微量淋巴细胞毒试验的其他因素

1. 标准血清方面的因素　实验所用标准血清没有达到质量标准要求。

微量淋巴细胞毒试验对实验所用标准血清的要求是严格的，用于淋巴细胞表面 HLA 抗原分型的标准血清的质量标准是：①标准血清的特异性要高，标准血清对阴性细胞的假阳性反应率≤3%，对阳性细胞的假阴性率≤14%。②标准血清的强度要强，标准血清的强度用强度指数 SI 表示，一般用于 HLA 抗原分型的标准血清的 SI 应≥70%。

2. 淋巴细胞方面的因素　用于实验的淋巴细胞保存比较困难，使利用微量淋巴细胞毒试验进行 HLA 抗原分型的准确性降低；淋巴细胞表面抗原表达强度的个体差异也对实验结果产生一定的影响。

3. 其他方面的因素 包括 HLA 抗体存在的交叉反应性及人群中部分 HLA 等位基因存在不表达现象即所谓的无效等位基因等。

（四）微量淋巴细胞毒试验的评价

微量淋巴细胞毒试验主要用于 HLA－Ⅰ类抗原的分型，用于 HLA－Ⅱ类抗原的分型困难比较大，这是因为 HLA－Ⅱ类抗原在激活的 T 淋巴细胞上不表达，需要分离纯化 B 淋巴细胞进行实验；一些 HLA－Ⅱ类抗原如 HLA－DPB1、HLA－DQA1 等表达弱，很难采用血清学方法进行分型。

二、HLA 抗体的检测

（一）HLA 抗体的产生、HLA 抗体的意义及检测方法

1. HLA 抗体的产生 主要通过妊娠、输血和器官移植等同种免疫作用而产生。

2. HLA 抗体的意义 HLA 抗体与输血医学、移植医学等均有密切关系。

HLA 抗体引起的输血不良反应包括血小板输注无效、发热性非溶血性输血反应及输血相关性急性肺损伤等。

HLA 抗体在移植医学上的突出意义在于它是诱发超急性排斥反应的主要原因。

3. HLA 抗体的检测方法 分为淋巴细胞毒方法和非淋巴细胞毒方法两种。

检测 HLA 抗体的淋巴细胞毒方法包括微量淋巴细胞毒交叉配合试验、经典 Amos 法、抗人球蛋白法及 One lambda 细胞板法。

检测 HLA 抗体的非淋巴细胞毒方法包括 ELISA 法及流式细胞术检测。非淋巴细胞毒方法的敏感性和特异性均较细胞毒方法为好。

（二）HLA 抗体检测的细胞毒方法：微量淋巴细胞毒交叉配合试验

1. 微量淋巴细胞毒交叉配合试验的原理 与微量淋巴细胞毒试验相似，受检者血清中的 HLA 抗体与供者淋巴细胞膜上相应的 HLA 抗原结合后激活补体并引起淋巴细胞损伤死亡；利用曙红染料鉴别活的或死亡的淋巴细胞，计算死亡淋巴细胞的构成比，评价淋巴细胞毒的强度并判定受检者血清中是否存在 HLA 抗体。

2. 微量淋巴细胞毒交叉配合试验的评价 该试验检测的是受检者血清中的 HLA－Ⅰ类或Ⅱ类抗体。由于其属于补体依赖的淋巴细胞毒试验，因而，它只能检测补体结合的抗体，不能检测非补体依赖的抗体，不能区分 HLA 特异性抗体和非特异性抗体。

（三）HLA 抗体检测的非淋巴细胞毒方法：ELISA 法和流式细胞术

1. HLA 抗体检测的 ELISA 法

（1）ELISA 方法原理 其原理分下列两种情况：①将 HLA－Ⅰ类或Ⅱ类单克隆抗体直接包被在酶联检测板孔并捕获相应的可溶性 HLA 抗原后制成 ELISA 反应板；受检血标本中存在抗 HLA－IgG 抗体则发生抗原、抗体特异性结合，再通过加入抗人 IgG 酶联试剂使之发生酶显色反应；根据显色结果判断是否存在抗 HLA－IgG 抗体。②将纯化的可溶性 HLA 抗原直接包被在 ELISA 反应板上，加入待测血清充分反应后加入酶标记的二抗，经显色后测定各孔的吸光度值，根据是否出现抗原、抗体反应确定受检血清中是否存在相应抗体。

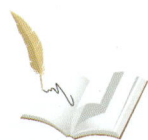

（2）ELISA 法的评价　ELISA 检测 HLA 抗体的敏感性高、特异性强，可检测补体依赖性和非补体依赖性 HLA 抗体，可区分 HLA 抗体的免疫球蛋白类型，还可对 HLA 抗体进行定量分析，其检测结果不受 IgM 的干扰也不受感染等因素的影响。ELISA 法检测 HLA 抗体的缺陷是该方法难以指定抗体的抗原特异性、操作繁琐，多次沉板容易造成假阳性结果。

2. HLA 抗体的流式细胞术检测　流式细胞术（Flow cytometry）检测 HLA 抗体分普通流式细胞术分析方法、免疫磁珠流式细胞术分析方法和 Luminex 技术三种。

（1）普通流式细胞术分析方法　以淋巴细胞作为靶细胞检测 HLA 抗体，该方法不能区分 HLA - Ⅰ类抗体和 HLA - Ⅱ类抗体，假阳性率可达 5% ~ 10%。

（2）免疫磁珠流式细胞术分析方法　将 HLA 抗原分别包被在数十个免疫磁珠上，加入受检血清、室温下孵育后加入荧光标记的抗人 IgG 二抗继续孵育，通过流式细胞仪检测可分析血清标本上 HLA 抗体的强度和特异性。

免疫磁珠流式细胞术分析方法检测 HLA 抗体具有敏感性高、特异性好等优点。但是，这种检测 HLA 抗体的方法需要流式细胞仪，且流式细胞仪价格比较昂贵，因而在临床上的应用受到了限制。

（3）Luminex 技术　Luminex 技术又称液相芯片分析系统或微球悬浮阵列技术等，是继人类基因组计划完成后逐渐发展起来的集流式细胞技术、激光技术、数字信号处理技术及传统化学技术为一体的新型生物分子检测技术。其原理是在不同荧光编码的聚苯乙烯微球上进行抗原 - 抗体、酶 - 底物、配体 - 受体的结合反应及核酸杂交反应。通过红、绿两束激光分别检测微球编码和报告荧光来达到定量和定性检测的目的。

Luminex 技术除可用于 HLA 抗体检测外，也可用于 HLA 的基因分型，特别是造血干细胞捐献者的基因分型工作中。

Luminex 技术具有所需样本量少、高通量、灵敏度及准确性高、重复性好及自动化程度高等特点。

第二节　HLA 检测的细胞学方法

HLA 检测的细胞学方法包括纯合细胞分型试验、预致敏淋巴细胞试验及混合淋巴细胞培养试验三种。HLA 检测的细胞学方法自 1975 年第六届国际组织相容性研讨会后曾一度应用于 HLA - D 抗原分型，但是，HLA 检测的细胞学方法存在实验操作比较繁琐及实验所用的分型细胞来源困难等问题，目前细胞学方法已经不再用于 HLA 检测，本节只作简单介绍。

一、纯合细胞分型试验简介

纯合细胞分型试验用已知纯合抗原的细胞作为刺激细胞与待测的未知抗原细胞作为应答细胞进行单向混合淋巴细胞培养反应。根据是否发生刺激反应来确定待测细胞是否具有用于检测的已知抗原。例如用于试验的已知纯合抗原为 A/A，单向混合淋巴细胞培养后如果发生刺激反应，表明待测细胞不具有 A 抗原，反之说明待测细胞具有 A 抗原。

扫码"学一学"

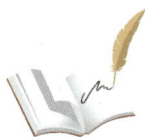

二、预致敏淋巴细胞试验简介

预致敏淋巴细胞试验是一类仅对一种单倍型具有识别增殖能力并处于静止状态的小淋巴细胞。预致敏淋巴细胞试验将待测淋巴细胞作为刺激细胞分别与一系列预致敏淋巴细胞进行单向混合淋巴细胞培养，根据预致敏淋巴细胞是否增殖确定待测淋巴细胞的 HLA 型别。

三、混合淋巴细胞培养试验简介

混合淋巴细胞培养试验包括单向混合淋巴细胞培养试验和双向混合淋巴细胞培养试验两种，用于实体器官移植前的快速相容性检测。

1. 单向混合淋巴细胞培养试验 两个个体的淋巴细胞混合培养前，其中一个个体的淋巴细胞先用丝裂霉素或放射线处理使其失去应答能力，根据混合培养后的淋巴细胞的增生情况可以判断未经以上处理个体淋巴细胞的刺激强度和应答程度。

2. 双向混合淋巴细胞培养试验 直接将两个个体淋巴细胞混合培养，可以根据混合培养后淋巴细胞的增生程度判断两个个体间抗原不配合的程度。

第三节 HLA 的分子生物学检测

扫码"学一学"

一、分子生物学的基本实验技术与 HLA 分子生物学检测的方法

（一）分子生物学的基本实验技术

HLA 的分子生物学检测主要是指 HLA 的基因分型，这是 HLA 极其重要的检测。HLA 基因分型技术的基础是多聚酶链式反应（polymerase chain reaction，PCR），这种技术已经被广泛用于基因分离、基因克隆和核酸序列分析等研究中，理解 PCR 技术的基本原理是理解 HLA 基因分型技术的基础。

PCR 技术是一种体外扩增 DNA 的技术，这种技术使用一种耐热的多聚酶及两条含有 20 个碱基的单链引物，经过高温变性将模板 DNA 分离成两条链；再经过低温退火使引物和一条模板单链结合；然后经过中温延伸，使反应液中的游离核苷酸紧接着引物从 5′端到 3′端合成一条互补的新链。新合成的 DNA 又可以继续进行上述循环，因此，PCR 扩增使 DNA 的数目不断倍增。

PCR 实验所用的引物实际上是预先制备的比较短的核苷酸链，其作用是在新链合成过程中引导核苷酸按顺序和模板上的碱基结合从而形成新链。

PCR 技术的基本原理见图 4-1。

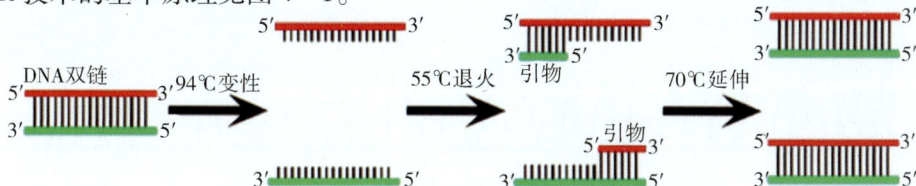

图 4-1 PCR 技术的基本原理（一个循环）

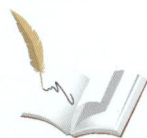

（二）HLA 分子生物学检测的方法

HLA 分子生物学检测的方法有多种，分为两大类。

1. 基于 HLA 基因序列的分型方法 基于 HLA 基因序列的基因分型方法包括 PCR 单核苷酸序列分析（polymerase chain reaction sequence base – typing，PCR – SBT）、PCR 序列特异性寡核苷酸探针分型（polymerase chain reaction sequence specific oligonucleotide probe，PCR – SSOP）、PCR 限制性片段长度多态性（polymerase chain reaction restriction fragment length polymorphism，PCR – RFLP）、序列特异性引物 PCR（Polymerase chain reaction sequence specific primer，PCR – SSP）及流式细胞术检测等。

2. 基于 HLA 基因分子构象的分型方法 基于 HLA 基因分子构象的基因分型方法包括 PCR 指纹技术、PCR 单链构象多态性分析（PCR single strand conformation polymorphism，PCR – SSCP）及参比链介导的构象分析（HLA typing with reference stand mediated conformation analysis，RSCA）等。基于 HLA 基因分子构象的 HLA 基因分型方法主要用作其他 HLA 基因分型技术的补充。

HLA 基因分型时，一般将检测到"＊"后第 2 位称为低分辨分型或抗原分解物水平分型，将检测到"＊"后第 4～8 位称为高分辨分型或等位基因水平分型，而介于高分辨分型与低分辨分型之间的则称为中间分辨分型。以 HLA – A 基因分型为例，HLA – A＊02：01 为HLA – A基因低分辨分型；HLA – A＊02：01：01 为 HLA – A 基因中间分辨分型；HLA – A＊02：01：01：01 为 HLA – A 基因高分辨分型。

二、基于 HLA 基因序列的 HLA 基因分型方法简介

（一）PCR – SBT 技术简介

PCR – SBT 技术的基本原理是通过扩增目的 DNA 片段，采用双向测序引物直接检测 HLA 基因多态性位点的核苷酸序列，再结合软件分析并与已知可能的等位基因序列进行比较，从而确定标本 HLA 基因型别。

PCR – SBT 技术是最详尽确认 HLA 基因型的方法，被 WHO 推荐为 HLA 基因分型方法的"金标准"。PCR – SBT 技术的优点包括精确度好、分辨率高、可进行 HLA 基因的高分辨检测和大规模检测，并能直接发现新的基因。但是，PCR – SBT 技术需要特殊的设备、实验耗时长、价格也比较昂贵。

采用 PCR – SBT 技术检测的 HLA – A、HLA – B 及 HLA – C 基因第二外显子的序列峰图见图 4 – 2。

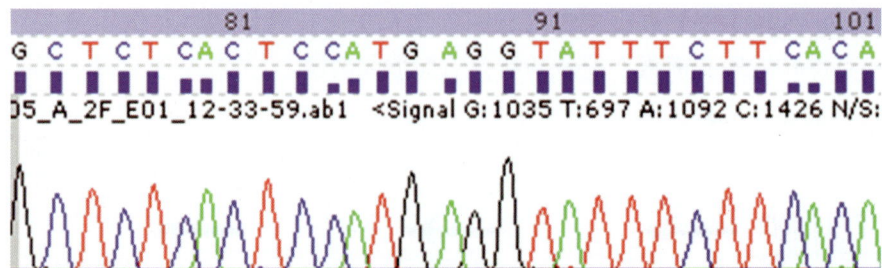

图 4 – 2A HLA – A＊02：01：01：01 外显子 2 序列峰图（局部）

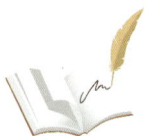

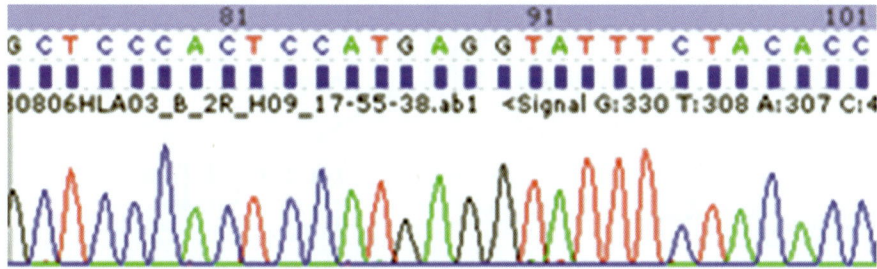

图 4 - 2B　HLA - B ∗ 46：01：01 外显子 2 序列峰图（局部）

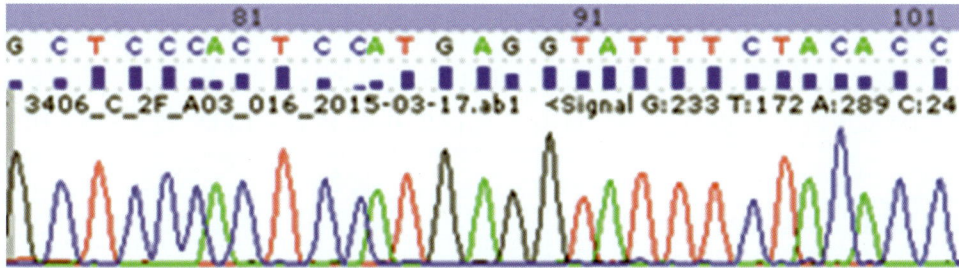

图 4 - 2C　HLA - C ∗ 03：03：01 外显子 2 序列峰图（局部）

图 4 - 2　HLA - A、HLA - B 、HLA - C 基因外显子 2 序列峰图

（二）PCR - SSO 技术简介

PCR - SSO 技术的原理是采用特异性引物对目的 DNA 片段进行扩增，将扩增产物与已知序列特异性探针进行杂交，通过分析杂交结果和分型格局确定标本 HLA 基因型别。

PCR - SSO 技术使用的探针实际上是一条具有特定序列的、经放射性元素或免疫特性物质标记的 DNA 单链或 RNA 链。探针和克隆库中的某条互补片段结合成一条双链结构，可以借助于探针的检测来获知与其互补链的位置。

PCR - SSO 技术分为正向 PCR - SSO 和反向 PCR - SSO 两种。这两种 PCR - SSO 技术的操作比较复杂，实验时间也比较长。但是，PCR - SSO 技术既可以进行 HLA 基因的低分辨检测，也可以进行 HLA 基因的高分辨检测，其特异性和敏感性都很高。因此 PCR - SSO 技术成为应用较多的 HLA 基因分型方法之一。

（三）PCR - RFLP 技术简介

20 世纪 80 年代初，人们开始将限制性片段长度多态性（restriction fragment length polymorphism，RFLP）技术用于 HLA 基因分型，之后又引入了 PCR 技术加以改进形成了PCR - RFLP 技术。

RFLP 技术的原理是 HLA 等位基因之间的核苷酸存在差异，如果用相同的限制性核酸内切酶（restriction enzyme，endonuclease）去消化特异性 HLA 等位基因的差异位点会得到不同长度、不同数目的 DNA 片段；经过电泳、转膜后，用标记的 cDNA 探针与之杂交；根据放射性自显影显示的不同长度的杂交带及其格局来判定 HLA 基因型别。

PCR - RFLP 技术所用的限制性核酸内切酶是一种能够识别出 DNA 上特定的碱基序列，并在这个位点将 DNA 酶切的一种酶。限制性核酸内切酶的酶切位点有多种，其酶切作用的原理见图 4 - 3。

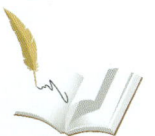

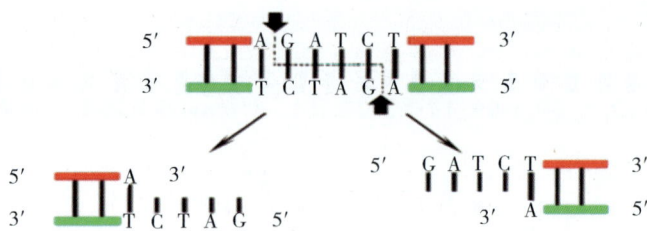

图 4-3 一种限制性核酸内切酶的酶切原理

PCR-RELP 技术是早期的 HLA 基因分型方法，曾经用在 HLA-DR、HLA-DQ 位点的研究。但是，PCR-RFLP 技术仅能反映某限制性核酸内切酶位点的改变，具有一定的局限性。此外，该技术易受实验条件的影响导致 PCR 片段消化不完全，HLA 基因高度的多态性又导致了 DNA 片段格局极其复杂，目前已经很少利用 PCR-RFLP 技术进行 HLA 基因分型。

（四）PCR-SSP 技术简介

PCR-SSP 技术的基本原理是根据 HLA 基因的多态性及 DNA 序列情况设计一组序列特异性引物（sequence specific primer，SSP），经过 PCR 扩增获得不同型别 HLA 基因的特异性产物，然后通过电泳直接分析带型来确定 HLA 的基因型别。

PCR-SSP 技术省去了 PCR-SSO 及 RELP 技术中需要的由特异性探针作杂交的步骤，大大简化了实验操作。PCR-SSP 技术的优点是操作方法简单、实验时间短、结果容易判读并可进行 HLA 基因的高分辨检测，是目前大多数配型实验室常用的 HLA 基因分型方法之一。

（五）基因芯片技术简介

基因芯片（gene chip or DNA microarray）又称为 DNA 微阵列（DNA microarray）是指将数以万计，乃至百万计的特定序列的 DNA 片段（基因探针），有规律地排列固定于 $2cm^2$ 的尼龙膜、硅片或玻片等支持物上所构成的一个二维 DNA 探针阵列。

基因芯片技术是 20 世纪 90 年代后发展起来的一项生物技术。该技术首先要制作基因芯片，然后与标记的样品分子进行杂交，通过检测每个探针分子的杂交信号强度并进一步确定 HLA 的基因型别。基因芯片技术的工作流程见图 4-4。

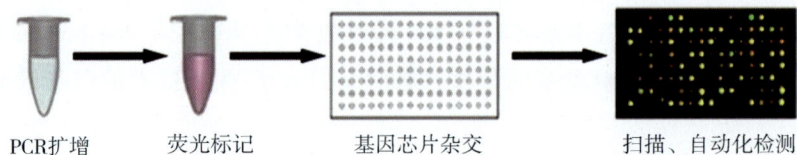

PCR扩增　　荧光标记　　基因芯片杂交　　扫描、自动化检测

图 4-4 基因芯片技术的工作流程

基因芯片技术的优点是能够一次进行大量靶基因的杂交探测，具有高效、快速、高通量、重复性好等优点。但是，基因芯片技术需要特殊的设备，价格昂贵，用于进行 HLA 基因分型在技术上尚需进一步完善。

（六）流式细胞术检测技术简介

用流式细胞术进行 HLA 基因分型时将已知序列特异性探针固定在免疫磁珠载体上并在

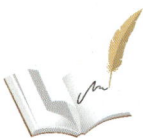

同一微孔内进行反应，利用流式细胞仪检测杂交信号和区分探针的种类，根据多个探针信息结果进行 HLA 基因分型。

流式细胞仪的工作原理见图 4 - 5。

流式细胞术用于 HLA 基因分型具有简便、快速、结果可靠、可进行大规模检测、灵敏度非常高等优点，是目前 HLA 基因分型中最常用的方法之一。

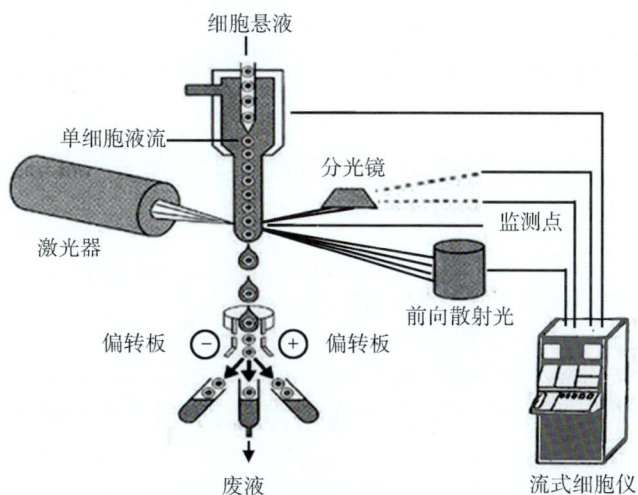

图 4 - 5　流式细胞仪的工作原理

（七）HLA 基因分型的其他新技术

HLA 基因分型技术的发展很快，一些新技术如新一代测序技术（next - generation sequencing，NGS）就越来越多地用于 HLA 基因分型。

NGS 测序的工作原理是：边合成边测序，测序时以 DNA 片段为模板进行互补链合成，每延伸一个碱基就进行一次激光扫描，读出是哪种碱基，很方便地完成了测序。

NGS 还具有高通量、低成本、操作简单快速等特点，是一种非常有应用前景的基因测序技术。

三、基于 HLA 基因分子构象的 HLA 基因分型方法简介

（一）PCR 指纹技术简介

PCR 指纹是指在 PCR 扩增时某些单链 DNA 与不同个体的单链 DNA 形成不完全互补的异质双链，在非变性的聚丙烯酰胺凝胶电泳中呈现特异性电泳图谱。

PCR 指纹技术的原理是在 PCR 特异性扩增 DNA 最后一个循环阶段的退火期，单链 DNA 除形成同一个体完全互补的同质双链外，某些单链 DNA 还可以与不同个体的单链 DNA 形成不完全互补的异质双链。

PCR 指纹技术的优点是简便、经济、快速。但是，PCR 指纹技术无法确切指定 HLA 等位基因的型别，一般作为补充技术用于器官移植配型。

（二）PCR - SSCP 技术简介

PCR - SSCP 技术是利用单链 DNA 碱基顺序及空间构象的不同，在不含变性剂的中性聚丙烯酰胺凝胶电泳时泳动速度不同的特点，通过 PCR 扩增等位基因碱基的置换部位及两侧

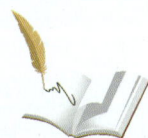

DNA 片段来确定 DNA 碱基差异的技术。

PCR – SSCP 技术不能确定 HLA 的等位基因型别。作为 HLA 其他基因分型方法的补充，PCR – SSCP 技术一般用于区分纯合基因、空白基因或者用于发现和确认新的等位基因和变异体。

（三）RSCA 技术简介

RSCA 技术利用不同 HLA 等位基因扩增产物与荧光标记参比链（Fluorescent labeled reference，FLR）杂交后形成的 DNA 空间构象的差异，采用基因测序仪荧光法检测和相关分析软件检测、分析 HLA 等位基因。

由于 HLA 等位基因的高度多态性及基因序列分析技术的不断成熟，目前已经很少使用 RSCA 技术进行常规的 HLA 基因分型。

本 章 小 结

人类白细胞抗原（human leukocyte antigen，HLA）检测技术的建立始于 20 世纪 50 年代，经历了血清学方法、细胞学方法及分子生物学方法三个发展阶段。针对 HLA 检测以上实验方法的建立和发展促进了 HLA 的研究并由此推动移植医学的发展。

HLA 检测的血清学方法是 HLA 检测的经典方法。这种方法基于血清中的 HLA 抗体与淋巴细胞表面相应 HLA 抗原的特异性结合，既可以检测淋巴细胞表面的抗原，也可以检测血清中的 HLA 抗体。用于检测淋巴细胞表面 HLA 抗原的技术是微量淋巴细胞毒试验；用于检测血清中 HLA 抗体的技术有细胞毒方法的微量淋巴细胞毒交叉配合试验和非细胞毒方法的 ELISA 法和流式细胞术检测等。尽管人们已经很少使用血清学方法进行 HLA 检测，但是，血清学方法的原理仍然是 HLA 研究的基础。

HLA 检测的细胞学方法是 HLA 检测早期的方法之一，包括纯合细胞分型试验、预致敏淋巴细胞试验及混合淋巴细胞培养试验三种。由于 HLA 检测的细胞学方法不能进行准确的 HLA 分型，且试验操作比较繁琐，已经不再适用于日常 HLA 检测。

目前，HLA 检测的主要方法是利用分子生物学技术进行 HLA 基因分型，此方法可分为两大类：一类是基于 HLA 基因序列的分型方法包括序列特异性引物 PCR、PCR 序列特异性寡核苷酸探针分型技术、PCR 单核苷酸序列分析、PCR 限制性片段长度多态性及流式细胞术检测技术等。另一类是基于 HLA 基因分子构象的分型方法包括 PCR 指纹技术、单链构象多态性分析技术及参比链介导的构象分析等。

HLA 分子生物学检测的基础技术是 PCR 技术，了解 PCR 技术的基本原理是理解 HLA 分子生物学检测的基础。

（周吉成）

扫码"练一练"

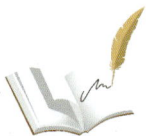

第五章　血小板血型系统

第一节　血小板血型抗原与抗体

扫码"学一学"

血小板表面的抗原非常复杂，既有与其他组织或细胞共有的抗原，也有其特有的抗原。由于血小板上存在的血型抗原具较强的抗原性，当患者反复输注血小板就会引发机体产生相应的血小板抗体。人类血小板抗原（human platelet antigen，HPA）命名系统在 1990 年被采用，2003 年由国际输血协会（ISBT）和国际血栓与止血协会（ISTH）进一步完善对血小板抗原系统命名，并建立了命名原则和认可新抗原的标准。自 1959 年第一个 HPA 被鉴定以来，目前血清学检测出 HPA 共有 35 个，相应基因的遗传分子基础也已基本阐明。

扫码"看一看"

一、血小板血型抗原

血小板表面的血型抗原，在自身免疫、同种免疫和药物诱导的血小板免疫反应中起重要作用。血小板血型抗原主要有两大类，即血小板相关抗原和血小板特异性抗原。血小板表面存在的与其他细胞或组织共有的抗原，称为血小板相关抗原（platelet – associated anti-gen），又称血小板非特异性抗原或血小板共有抗原，包括组织相容性抗原（HLA）和红细胞血型系统相关抗原，如 ABO、Lewis、I、P 等血型抗原。通常将血小板表面由血小板特有的抗原决定簇组成，表现出血小板独特的遗传多态性，并且不存在于其他细胞和组织上的抗原称为血小板特异性抗原，即人类血小板抗原（HPA）。血小板特异性抗原是构成血小板膜结构的一部分，是位于血小板膜糖蛋白（glycoprotein，GP）上的抗原表位。

（一）血小板相关抗原

1. 红细胞血型抗原　血小板上的 ABH 抗原物质，包括机体所产生的以及由血浆中黏附在血小板表面的两类构成。这些抗原物质在不同机体血小板表面的含量有极大的差异。部分非 O 型个体血小板膜上有着极高水平的 A 或 B 物质，其血清中的糖基转移酶有较高水平表达。在 ABO 血型非配合输注时，O 型受者的高滴度 IgG 抗 – A、抗 – B 可以与 A 或 B 型血小板表面的抗原物质作用，导致血小板输注无效。在 A 或 B 血型抗原高表达的血小板，比较容易导致 O 型受血者的血小板输注无效。次侧不相容的血小板输注（如 O 型血小板输注至 A 型受者），由于抗 – A 可能和受者血清中的可溶性 A 物质结合形成抗原 – 抗体复合物，后者可以通过 Fc 受体结合至血小板表面，加速血小板的破坏。因此，目前普遍推荐血

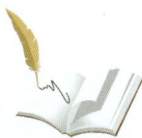

小板应该 ABO 血型同型输注。尽管其他红细胞血型抗原物质（Le^a、Le^b、I、i、P、P^k）也可以在血小板表面表达，但没有证据显示这些物质可以导致血小板输注后在体内的寿命缩短。

2. HLA 系统血型抗原　血小板表面存在 HLA－A、HLA－B 和 HLA－C 位点等 HLA Ⅰ类抗原。虽经过细胞因子的刺激，血小板表面能产生 HLA－DR 抗原，但迄今未发现血小板表面存在 HLA－DR、HLA－DP 和 HLA－DQ 等Ⅱ类抗原。血小板上的大部分 HLA 抗原是内源生成的完整膜蛋白，较少量可从血浆中吸附。多种因素可以影响多次血液输注后 HLA 抗体产生的可能性，这些因素对于多次接受血小板输注的患者来说有重要临床意义。人们发现，在广泛使用去白细胞措施以前，第一次接触血小板制品后 10 天或第二次（先前接受过输血或妊娠）接触后的 4 天，就可以产生 HLA 同种免疫性抗体。其产生率为 18% ~ 50%。输血相关的 HLA 同种免疫抗体的产生，与基础疾病、免疫抑制剂的使用以及血液制剂中是否含有足量的白细胞等因素有关。供体的白细胞含有 HLA Ⅰ、Ⅱ类抗原，对于血液制剂输注后的 HLA 的初期同种免疫起着重要作用。HLA 抗体可以导致输入血小板的破坏。

（二）血小板特异性抗原

血小板特异性抗原是构成血小板膜结构的一部分，是位于血小板膜糖蛋白（glycoprotein，GP）上的抗原表位。至少五种糖蛋白[GPⅠa、Ⅰb（α和β）、Ⅱb、Ⅲa 和 CD109]具有多态性并与同种免疫有关。3% ~ 5% 的亚洲人和黑人缺乏第 6 种血小板糖蛋白（GPⅣ、CD36），在输血或妊娠后可以导致对该种糖蛋白的致敏。迄今，已经有 35 种血小板抗原被报道，包括在血小板糖蛋白结构上的位置、血小板表面的抗原密度、编码抗原的 DNA 多态性均已阐明。最新的研究发现，血小板特异性抗原并非为血小板特有，一些特异性抗原也分布于其他细胞上，如 HPA－1 和 HPA－4 也存在于内皮细胞、成纤维细胞、平滑肌细胞上；HPA－5 存在于长效活化的 T 淋巴细胞和内皮细胞上等。

2003 年由国际输血协会（ISBT）和国际血栓和止血协会（ISTH）联合成立的血小板命名委员会（PNC），对该命名法进行再次修订，对 HPA 进行了系统命名，建立命名原则和认可新抗原的标准。在此命名方式中，以 HPA 为字头，然后连接数字表示。血小板特异性抗原属于双等位共显性遗传系统，其对偶抗原在人群中的表达用字母 a、b 表示，高频率（> 50%）的为 a，低频率（< 50%）的为 b。若其中一个等位基因尚未被发现，则在数字后加 w，如 HPA－6bw，HPA－7bw 等。只有在 2 个对偶抗原全被检测出来后，才能被称为系统。对于 HPA 新抗原的认定，PNC 提出如下 5 条标准：①必须阐明该同种抗原的遗传学基础，提供相应基因的基因组 DNA 序列资料，或至少是 cDNA 序列资料。②必须使用特异性蛋白免疫分析方法，阐明基因突变和相应蛋白之间的关联。③至少有 2 个参比实验室证实血清学和分子生物学的鉴定结果。④必须提供该抗原的群体资料，如果提供家系资料将更有价值。⑤应尽可能提供血样以建立细胞株。

HPA 基因种类复杂，具有遗传多态性。至今 ISBT 确认的血小板抗原被归为 6 个双等位基因系统（HPA－1、HPA－2、HPA－3、HPA－4、HPA－5、HPA－15）。在已知血小板抗原中，其基因多态性大多是由于相应血小板膜糖蛋白结构基因中的单核苷酸多态性（SNP）引起，而致相应位置的单个氨基酸变异所致（表 5－1），唯一的例外是 HPA－14bw（由 3 个核苷酸缺失导致 1 个氨基酸残基缺失）。

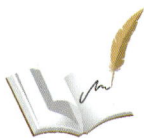

表 5 - 1　人类血小板抗原

抗原	表型频率*	糖蛋白定位	氨基酸改变	编码基因	核苷酸改变
HPA - 1a	72% a/a	GPⅢa	Leu33Pro	ITGB3	176T > C
HPA - 1b	26% a/b				
	2% b/b				
HPA - 2a	85% a/a	GPⅠbα	Thr145Met	GP1BA	482C > T
HPA - 2b	14% a/b				
	1% b/b				
HPA - 3a	37% a/a	GPⅡb	Ile843Ser	ITGA2B	2621T > G
HPA - 3b	48% a/b				
	15% b/b				
HPA - 4a	>99.9% a/a	GPⅢa	Arg143Gln	ITGB3	506G > A
HPA - 4b	<0.1% a/b				
	<0.1% b/b				
HPA - 5a	88% a/a	GPⅠa	Glu505Lys	ITGA2	1600G > A
HPA - 5b	20% a/b				
	1% b/b				
HPA - 6bw	<1% b/b	GPⅢa	Arg489Gln	ITGB3	1544G > A
HPA - 7bw	<1% b/b	GPⅢa	Pro407Ala	ITGB3	1297C > G
HPA - 8bw	<1% b/b	GPⅢa	Arg636Cys	ITGB3	1984C > T
HPA - 9bw	<1% b/b	GPⅡb	Val837Met	ITGA2B	2602G > A
HPA - 10bw	<1% b/b	GPⅢa	Arg62Gln	ITGB3	263G > A
HPA - 11bw	<1% b/b	GPⅢa	Arg633His	ITGB3	1976G > A
HPA - 12bw	<1% b/b	GPⅠbβ	Gly15Glu	GP1BB	119G > A
HPA - 13bw	<1% b/b	GPⅠa	Thr799Met	ITGA2	2483C > T
HPA - 14bw	<1% b/b	GPⅢa	Lys611del	ITGB3	1909 ~ 1911delAAG
HPA - 15a	35% a/a	CD109	Ser682Tyr	CD109	2108C > A
HPA - 15b	42% a/b				
	23% b/b				
HPA - 16bw	<1% b/b	GPⅢa	Thr140Ile	ITGB3	497C > T
HPA - 17bw	<1% b/b	GPⅢa	Thr195Met	ITGB3	662C > T
HPA - 18bw	<1% b/b	GPⅠa	Gln716His	ITGA2	2235G > T
HPA - 19bw	<1% b/b	GPⅢa	Lys137Gln	ITGB3	487A > C
HPA - 20bw	<1% b/b	GPⅡb	Thr619Met	ITGA2B	1949C > T
HPA - 21bw	<1% b/b	GPⅢa	Glu628Lys	ITGB3	1960G > A
HPA - 22bw	<1% b/b	GPⅡb	Lys164Thr	ITGA2B	584A > C
HPA - 23bw	<1% b/b	GPⅢa	Arg622Trp	ITGB3	1942C > T
HPA - 24bw	<1% b/b	GPⅡb	Ser472Asn	ITGA2B	1508G > A
HPA - 25bw	<1% b/b	GPⅠa	Thr1087Met	ITGA2	3347C > T
HPA - 26bw	<1% b/b	GPⅢa	Lys580Asn	ITGB3	1818G > T
HPA - 27bw	<1% b/b	GPⅡb	Leu841Met	ITGA2B	2614C > A
HPA - 28bw	<1% b/b	GPⅡb	Val740Leu	ITGA2B	2311G > T
HPA - 29bw	<1% b/b	GPⅢa	Thr7Met	ITGB3	98C > T

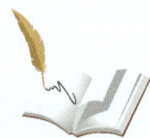

1. HPA - 1 血型系统(Pl^A、Zw 系统) HPA - 1 是最早被人们认识且具临床意义的血小板同种特异性抗原,定位于 GPⅢa 分子上。GPⅢa 多肽链上第 33 位氨基酸的变化(Leu33Pro)决定了 HPA - 1a/HPA - 1b 的特异性,这一特异性是由 HPA cDNA 链上 T176C 多态性决定的。HPA - 1a 与 HPA - 1b 的基因频率,在白人中分别为 0.89 和 0.11,在汉族人中分别为 0.996 和 0.004,汉族人 HPA - 1a 的基因频率明显高于白人。HPA - 1 特异性抗体与输血后紫癜综合征以及大多数胎儿和新生儿同种免疫性血小板减少性紫癜(FNAITP)有关。

2. HPA - 2 血型系统(Ko、Sib 系统) HPA - 2 血型系统受血小板膜糖蛋白 GPⅠbα 上的一对等位基因 HPA - 2a、HPA - 2b 控制,为双等位基因共显性模式。其分子遗传多态性的基础是 HPA - 2 编码区 482 位核苷酸发生 C/T 置换,而导致相应编码蛋白的第 145 位苏氨酸转变为甲硫氨酸。血小板特异性抗原 Ko 是由 van der Weerdt 等(1962)发现的。Saji(1989)发现的在日本人中引起血小板输注无效的 Sib^{a}抗原,现已证实与 Ko^{a}特异性相同。Ko 抗原定位于 GPⅠbα 链上,抗 - Ko 多为 IgM 型抗体,可直接使血小板凝集。Ko^{a}为低频等位基因,基因频率为 0.07 ~ 0.09(白人);而 Ko^{b}为高频等位基因,基因频率为 0.91 ~ 0.93(白人),汉族人与白种人的 HPA - 2 基因频率相差不大。HPA - 2a 可引起 NAITP,而 HPA - 2b 除了可引起血小板输注无效(PTR)外,还是冠心病发病的独立危险因素,与冠心病的严重程度显著相关。因此,HPA - 2 对于 FNAITP、PTR 等疾病的诊断、治疗、预防有着重要意义。

3. HPA - 3 血型系统(Bak、Lek 系统) HPA - 3 的抗原决定簇位于 GPⅡb,是由于单核苷酸 T2621G 变异引起多肽链 Ile843Ser 的转变,产生 HPA - 3a 和 HPA - 3b 抗原。Bak 是由 Von dem Borne(1980)在荷兰人中发现的,发现的第一例抗 - Bak^{a}引起了新生儿血小板减少症。McGrath 等(1989)报告抗 - Bak^{b}也与新生儿血小板减少有关,家系调查证实 Bak^{a}和 Bak^{b}呈等位基因分布。Boizard 等(1984)报道的血小板抗原 Lek^{a}与 Bak^{a}特异性相同。

4. HPA - 4 血型系统(Pen、Yuk 系统) HPA - 4 的抗原决定簇位于血小板膜糖蛋白 GPⅢa,单核苷酸 G506A 变异引起多肽链 Arg143Gln 的转变,产生 HPA - 4a 和 HPA - 4b 抗原。抗原 Pen 是由 Friedman 等(1985)报道的,相应的同种抗体发现于患新生儿血小板减少症婴儿的母体血清中。Shibata 等(1986)报道 Yuk^{a}引起两例新生儿血小板减少症,同年又报道 Yuk^a/Yuk^{b}为一个新的血小板血型抗原系统,后来证实 Yuk^{b}与 Pen^{a}特异性相同。

5. HPA - 5 血型系统(Br、Hc、Zav 系统) HPA - 5 抗原定位于 GPⅠa,HPA - 5 系统抗原的特异性在于 cDNA G1600A 多态性引起 Glu505Lys 替换。Br^{a}抗原是由 Kiefel 等(1988)报道的,后来证实 Br^{a}与 Woods 等(1989)报道的 Hc^{a}和 Smith 等(1989)报道的 Zav^{a}抗原特异性相同,在淋巴细胞上也有表达,并统一命名为 HPA - 5 系统。

6. HPA - 15 血型系统(Gov 系统) HPA - 15 系统抗原的特异性在于 cDNA C2108T 多态性引起 Ser703Tyr 替换,进一步的实验显示相应的抗原位于 CD109 糖蛋白上。Gov^{a}及其对偶抗原 Gov^{b}是由 Kelton 等(1990 年)报道的,在一个多次输血的肾移植患者血清中发现了抗 - Gov^a,导致血小板输注无效;在另一出血异常并多次输血的患者血清中发现了抗 - Gov^b,也导致血小板输注无效。

二、血小板抗体

由于血小板上存在血型抗原主要有血小板相关和特异性两类抗原,因此具有较强的抗

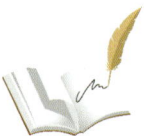

原性，当患者反复输注血小板进行治疗时，就会引发机体产生相应的血小板抗体，这些抗体主要针对 HLA 和 HPA。血小板抗体的产生亦可源于各种原因所致的血小板自身免疫性疾病和某些药物。

血小板同种抗体中，最常见的是 HLA 抗体或 HLA 合并 HPA 抗体，有研究指出，血小板相关抗体中，HLA 抗体占 79.9%，HLA 合并 HPA 抗体占 17.6%，HPA 抗体占 2.7%。

血小板抗体可引发同种免疫性血小板减少，如血小板输注无效、胎儿和新生儿同种免疫血小板减少性紫癜等，在移植过程中，也会引起移植排斥；血小板自身抗体则会引起特发性血小板减少性紫癜。

第二节 血小板血型的临床应用

扫码"学一学"

血小板血型的主要临床相关问题是免疫性血小板减少症，包括自身免疫性血小板减少症（AITP）、同种免疫性血小板减少症和药物诱导免疫性血小板减少症。同种免疫性血小板减少症主要包括新生儿同种免疫性血小板减少性紫癜（NAITP）、输血后紫癜（PTP）和血小板输注无效（PTR），与临床输血关系密切。

一、血小板抗体与血小板输注无效

血小板输注无效（platelet transfusion refractoriness，PTR）是指患者在连续两次接受足够剂量的血小板输注后，仍处于无反应状态，即：临床出血表现未见改善；血小板计数未见明显增高，常见于血液系统恶性肿瘤的患者。判定血小板输注的效果可以通过校正的血小板上升数（corrected count increment，CCI）或血小板输注后的回收率（percent platelet recovery，PPR）来衡量。以 CCI 为判断指标，若血小板输注后 1 小时 CCI <7.5 或输注后 24 小时 CCI <4.5，则认为血小板输注无效；以 PPR 为判断指标，若血小板输注 1 小时后 PPR $<30\%$，或输注后 24 小时 PPR $<20\%$，认为血小板输注无效。

$$CCI = \frac{（输后血小板计数 - 输前血小板计数）\times 体表面积（m^2）}{输入的血小板总数（\times 10^{11}）}$$

$$PPR = \frac{（输后血小板计数 - 输前血小板计数）\times 血容量（L）}{输入的血小板总数（\times 10^{11}）\times P}$$

式中，血小板计数单位为 $10^9/L$；体表面积（m^2）$= 0.0061 \times$ 身高（cm）$+ 0.0128 \times$ 体重（kg）$- 0.01529$；$P = 2/3$（P 值表示输入的血小板有 1/3 进入脾脏的血小板储存池）。

（一）血小板输注无效的原因

血小板输注无效通常由免疫和非免疫性因素所导致。

1. 免疫因素导致血小板输注无效

（1）同种抗体 反复输注血小板，可以导致受者体内产生针对 HLA 和 HPA 的血小板同种抗体。HLA 致敏是最常见的血小板输注无效的免疫因素，HLA 的抗原性较强，输血 10 次以上抗体的阳性率可达 30% ~ 85%；通过在接受输注患者体内测得显著升高的抗 HLA I 类抗体的含量，可以明确诊断。用群体反应性抗体（panel - reactive antibody，PRA）可以反映受者对输入的血小板产生细胞毒抗体，后者可以导致血小板被破坏。一般认为，对于随机血小板 PRA 达到 20%，即可认为血小板输注无效由同种免疫所导致。血小板抗体与输入的血小板反应，导致血小板减少，患者可以出现畏寒、发热等症状。

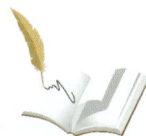

（2）自身抗体　自身免疫性血小板减少症、骨髓移植等疾病有时可检出血小板相关免疫球蛋白，可显著缩短血小板存活期。

（3）药物免疫产生抗体　某些药物或其代谢产物是半抗原，与体内的血浆蛋白或血小板膜蛋白结合形成完全抗原后可导致体内形成相应抗体，直接影响血小板输注疗效。

2. 非免疫因素导致血小板输注无效　非免疫因素如发热、感染、弥散性血管内凝血（disseminated intravascular coagulation，DIC）、脓毒血症、严重出血、脾脏肿大、输注前血小板储存不佳、静脉使用两性霉素 B 及万古霉素、血栓性血小板减少性紫癜等均可以导致血小板输注无效。在接受造血干细胞移植的患者，病情的不同（进展与否、肝功能好坏）及处理方式（辐照剂量）的不同均可以造成血小板输注疗效的差异。

（二）同种免疫性血小板输注无效的预防及处理

预防措施：为防止血小板同种免疫引起的血小板输注无效，可以采取如下办法：①紫外线照射血小板制品；②白细胞滤器减少血小板制品中的白细胞含量。上述方法可以有效地减少 HLA 抗体的产生，由此可以使血小板输注无效率的发生大大减少。

处理措施：一旦 HLA 抗体出现时，可以选择 HLA－Ⅰ类抗原与患者相合的供者单采血小板；供者 HLA－Ⅰ类抗原分型可以采用如微量淋巴细胞毒试验等血清学方法或分子生物学方法。需要注意的是，对 HLA 抗体选用相配的 HLA 表型的供者并不意味着供、受体的HLA－Ⅰ类抗原完全相同。表 5-2 显示了 HLA 供受者之间的配合程度。在时间和血小板供者有限的情况下，应该尽量选择位点最匹配的供者的单采血小板。在同种免疫性血小板减少患者，HLA 匹配等级由高至低依次为 A、B1U、B1X、B2UX、C、D 和 R。在 A、B1U 或 B2U 的情况下，血小板输注后将会获得较佳的 CCI；而一些在血小板上表达较少的抗原的错配（B44，B45），也会获得较好的效果。D 与随机供者无差别。

表 5-2　供受者 HLA 匹配的程度（供者的表型为 A1，3；B8，27）

等级	描述	受者表型
A	4 个抗原完全匹配	A1，3；B8，27
B1U	1 个抗原未知或空缺	A1，-；B8，27
B1X	1 个交叉反应组	A1，3；B8，7
B2UX	1 个抗原空缺和 1 个交叉反应组	A1，-；B8，7
C	1 个抗原错配	A1，3；B8，35
D	2 个或更多的抗原错配	A1，32；B8，35
R	随机抗原	A2，28；B7，35

由于供受者之间 HLA－Ⅰ类抗原相匹配，导致受者无法发起对供者淋巴细胞的攻击。为避免输血相关移植物抗宿主病（transfusion－associated graft－vs－host disease，TA－GVHD），HLA 匹配的血小板应该给予核素辐照。另一个被称为抗体特异性预测（antibody specificity prediction，ASP）的血小板输注法是通过检测受者 HLA 抗体的特异性，避免供者血小板含有受者抗体所对应的抗原决定簇。有报告证实，ASP 选择可以获得与 HLA 匹配及交叉试验相同的输注效果，比随机选择血小板的输注有着更好的效果。而用 ASP 方法可以比传统的 HLA 匹配标准获得更加多的血小板供者。

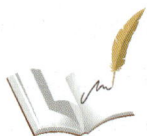

对于同种免疫性血小板输注无效，输注前的血小板交叉配合试验可以使血小板输注的效果大大提高。该法还可以用来预测及避免可能的血小板输注无效。每个将给患者输注的血小板均需提前与患者血清交叉配合性测试。简易致敏红细胞血小板血清学试验（simplified sensitized erythrocyte platelet serology assay，SEPSA）或固相红细胞黏附（solid-phase red cell adherence，SPRCA）试验是最常用的方法。实践证明测试结果和输注后的血小板计数之间有良好的关系。SEPSA 和 SPRCA 不仅可以避免 HLA 不匹配但却是相容的供者，而且可以检测出直接针对血小板特异性抗原的抗体。然而，当患者被高度同种免疫，如 PRA 超过 50%，血小板交叉试验就往往难以成功。这种情况下，比较难以获得足够的相容性血小板。后者可以通过选择 HPA 匹配的血小板来得以解决。由于血小板特异性抗体所导致的血小板输注无效比较少见，若发现患者存在血小板特异性抗体，在寻找相应抗原缺乏的供血者的同时，患者的家庭成员的血小板表型也应该积极检测，以便及时发现合适的供者。

二、血小板抗体与临床相关疾病

（一）血小板同种抗体相关疾病

1. 输血后紫癜　输血后紫癜（post-transfusion purpura，PTP）多发生在女性，有输血和妊娠史，且反复性大，多者可达 3 次。起病往往在输注红细胞、血浆或血小板后 5～10 天，大部分患者有血小板减少性紫癜，血小板减少的特点是突然发生、显著性减少及自限性，主要表现为皮肤瘀点、瘀斑和黏膜出血，严重者有内脏甚至发生颅内出血而危及生命。与出血同时发生的是血小板特异性同种抗体的出现，与 PTP 有关的抗体通常是抗-HPA-1a，其他涉及的是 HPA-1b、HPA-2b、HPA-3a、HPA-3b、HPA-4a 等在 GPIIb/IIIa 上的抗原所针对的抗体。抗体效价通常在输后 7 天达到高峰，在一个月内消失，但也有病例在一年半内仍检出抗体。中国人 HPA-1a 的抗原频率 >99.99%，至今尚未发现该抗原阴性者。因此，HPA-1a 的抗原对国人意义不大。与红细胞抗体不同，PTP 自身的抗原（通常 HPA-1a）阴性的血小板，与输入的抗原阳性的血小板一起也被破坏。这种导致自身血小板破坏的机制目前仍未完全阐明。诊断时可检测血清中的血小板相关抗体结合血小板抗原定型，患者的血小板基因分型可以在急性期提供本病的诊断依据。该病恢复期为 6～100 天（平均 24 天），超过 40 天者往往较严重，可用血浆置换法配合静脉注射免疫球蛋白治疗，也有个别病例采用全血或新鲜全血置换取得很好的效果。急性期可以选择抗原阴性的血小板输注，但需注意的是后者在体内的存活时间也是明显缩短的。

2. 胎儿和新生儿同种免疫性血小板减少性紫癜　胎儿和新生儿同种免疫性血小板减少性紫癜（foetal and neonatal alloimmune thrombocytopenia，FNAITP）与胎儿和新生儿溶血病（HDFN）发病机制相似，妊娠期间由于母婴间血小板血型不合，胎儿的血小板抗原刺激母体产生血小板相关抗体，后者通过胎盘导致胎儿和新生儿血小板减少。主要临床特征为新生儿出生时血小板数较高或正常，出生数小时后才出现急性血小板减少和出血症状，可见全身散在紫癜和紫斑，重者甚至可出现颅内出血，产后第 1 周亦可出现黄疸。FNAITP 是最常见的胎儿或新生儿血小板减少的原因。该病在白种人中的发生率为 1/（1000～2000），80% 左右的 FNAITP 是由 HPA-1a 抗体引起的；但是在黄种人中，由于 HPA-1a 抗原频率极高，推测 HPA-3a 和 HPA-4a 抗体可能是引起的 FNAITP 主要原因。

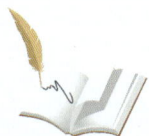

对母体和胎儿进行 HPA DNA 分型可为 FNAITP 的产前诊断提供依据，其实验诊断原理基本同 HDFN（表 5 – 3）：①母亲血清血小板特异性抗体测定以鉴别血小板减少是否由血小板特异性抗体的反应引起；②母亲和父亲血小板抗原的基因分型以证实前者体内的抗体产生机制。本症的治疗主要是静脉注射免疫球蛋白配合血小板输注。一旦 FNAITP 的诊断确立，母亲再次妊娠时有同样的患病风险。此时给予静脉注射免疫球蛋白或类固醇激素的治疗可以达到比较好的效果。

表 5 – 3　HDFN 和 FNAIPH 的实验诊断

指标	HDFN	FNAITP
母亲细胞表面缺乏常见抗原	红细胞抗原鉴定	血小板抗原鉴定
抗体特异性	红细胞抗体筛选	血小板抗体筛选
婴儿血细胞包被有 IgG	直接抗球蛋白试验	血小板相关 Ig 检测
低频率抗原抗体	母亲血清 + 父亲红细胞	母亲血清 + 父亲血小板

（二）血小板自身抗体相关疾病

特发性血小板减少性紫癜（idiopathic thrombocytopenic purpura，ITP）是由于自身免疫系统失调，机体产生针对自身血小板相关抗原的抗体，从而引起免疫性血小板减少。慢性 ITP 在临床上最为常见，临床上以自发性皮肤黏膜出血、血小板减少、出血时间延长、束臂试验阳性为特征，往往在明确诊断前已经有数月至数年的隐匿性血小板减少，女性患者较为多见。疾病罕有自发缓解，治疗上可以采用类固醇激素或静脉注射免疫球蛋白或血浆置换，有效的免疫抑制剂和脾脏切除术可以作为二线治疗措施。急性 ITP 主要是在儿童出现病毒感染后的突发性血小板减少，患者在发病 2 ~ 6 个月后多数会自发缓解。静脉注射免疫球蛋白或抗 – D 在提升血小板数量上往往有效。对患者血清和洗涤血小板的研究，发现患者的 IgG、IgM、和 IgA 同种抗体与一种或多种血小板膜表面的糖蛋白（Ⅱb/Ⅲa、Ⅰa/Ⅱa、Ⅰb/Ⅸ、Ⅳ和Ⅴ）作用。迄今为止，尚未发现血小板抗体特性与疾病的严重性和预后的相关性。尽管许多实验在检测总的及血小板细胞表面血小板相关免疫球蛋白比较敏感，但这些检测在诊断和治疗方面的特异性还有待提高。尽管如此，血小板抗体检测在本症的诊断时还是有一定的价值。多数较新颖的实验主要用于检测结合到血小板糖蛋白（GPⅡb/Ⅲa、GPⅠa/Ⅱa、GPⅠb/Ⅸ）特异表位上的免疫球蛋白。这些糖蛋白特异性检测提高了与非特异免疫导致血小板减少的鉴别能力，但其敏感性却有下降。在血小板数量非常低时，由于难以得到足够的血小板，方法学的应用也受到限制。患者的血小板洗脱液与固相的系列血小板糖蛋白 – 单抗复合物作用，用酶联抗人免疫球蛋白可以检测结合在该复合物上的血小板抗体。患者血浆中的抗体可以用相同的方法检测，但后者的检测阳性频率要低于洗脱液中抗体的检测。

由于巨核细胞表面存在与血小板相同的抗原成分，所以血小板自身抗体不仅可与自身或同种血小板结合，还能与巨核细胞结合而可能引起血小板的生成障碍。

体内的同种抗体是血小板减少的主要原因。因此，对于 ITP 治疗血小板输注仅在血小板计数低至可能威胁生命的出血时（20×10^9/L）考虑应用。

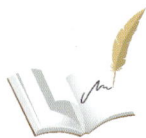

本章小结

扫码"练一练"

　　血小板表面具有最复杂的血型抗原系统，由于其表面的抗原众多且复杂，反复大量输注血小板的患者产生血小板同种抗体的频率比红细胞产生同种抗体的频率高几十倍。因此掌握血小板的血型系统，明确血小板抗体的临床意义所在，对于处理血小板相关疾病及理解临床血小板减少的发病机制具有重要意义。

（夏　荣）

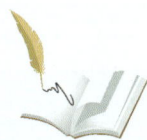

第六章 血小板血型检测技术

扫码"学一学"

第一节 血清学检测

血小板血型(包括血小板抗原及其对应抗体)在临床医学和输血实践中具有重要的意义,利用可能的方法检测血小板抗体,可以提高血小板输注的安全性和有效性;在此基础上,为发现鉴定新的血小板抗原提供有效的手段。传统研究血小板血型的方法主要依靠血清学分型,目前主要有以下几种方法。

一、酶联免疫吸附测定为基础的检测方法

1. 单克隆抗体特异的血小板抗原固定试验(monoclonal antibody – specific immobilization of platelet antigens assay,MAIPA) 是 1987 年 Kiefel 等报道的一项应用较为广泛的免疫学技术,原理如下:血小板先结合人的同种抗体,然后与不同的抗血小板膜糖蛋白的(抗 GPⅠb、GPⅡb、GPⅢa、GPⅨ、HLA 等)鼠抗人血小板单克隆抗体孵育。经洗涤后裂解血小板,将产物移至包被的羊抗鼠 IgG 微孔板内,通过加入辣根过氧化物酶标记羊抗人 IgG,经酶底物显色可以检测血小板膜糖蛋白特异的同种抗体。其试验原理见图 6 – 1。

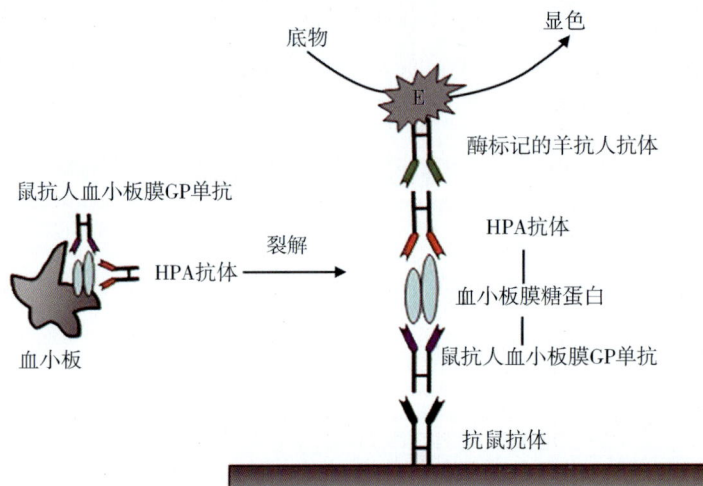

图 6 – 1 单克隆抗体特异的血小板抗原固定试验原理

该项技术的优点是敏感性强,如血小板膜上表达很少的 HPA – 5 抗原,不能被血小板

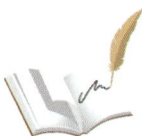

102

免疫荧光试验（PIFT）法检测，但 MAIPA 法能很好地检测出来。在疑为胎儿或新生儿同种免疫性血小板减少症时，采用本法可以对双亲进行配型，以检出许多低频的同种异体抗原。缺点是未知抗体检测必须使用一组单克隆抗体，后者不能对所有糖蛋白具有活性。若人的同种抗体与单克隆抗体和同一抗原决定簇反应，可以引起假阴性结果。

2. 改进的抗原捕获酶联免疫吸附试验（modified antigen capture ELISA，MACE）　其原理是：取献血者或随机混合血小板，与待测血清混匀反应。血小板与抗体致敏，洗涤后加入血小板细胞裂解液，将裂解后的抗原抗体复合物分别加入包被有抗 GP I b、GP II b、GP III a、GP IX、HLA 等小鼠抗人单克隆抗体的微孔内，复合物中的血小板膜蛋白与相应的抗体结合而被固定在微孔中。再加入酶标羊抗人 – IgG（该二抗仅与原复合物中的抗体结合，而不与包被在微孔中的抗体结合），经底物显色，终止反应后测 405nm 处吸光度 A，待测样本 A 值大于或等于 2 倍阴性对照 A 值为阳性。此法特异性较高，血小板无须氯喹或酸预处理就能区分血清中的 HLA 和 HPA 抗体。

二、血小板免疫荧光试验

血小板免疫荧光试验（platelet immunofluorescence test，PIFT）是在 1978 年由 von dem Borne 等人发明的，既可用于血小板抗原鉴定，又可用于血小板抗体检测和交叉试验。该方法是较早的检测血小板抗体的敏感方法。

1. 血小板抗原鉴定　待测血小板用多聚甲醛（PFA）或氯喹预处理，处理过的血小板与已知特异性的抗血清孵育，洗涤，再与标记了异硫氰酸荧光素的抗人球蛋白孵育，再次洗涤并在荧光显微镜下进行观察。以已知抗原的血小板作阴性、阳性对照，根据特异性抗体与血小板的反应情况来判断血小板抗原的特异性。

2. 血小板抗体检测和交叉试验　利用已知抗原特异性的血小板细胞谱与待测血清混合反应，其余步骤与血小板抗原鉴定类似，最后根据血清与血小板细胞谱的反应情况，来鉴定血清中抗体的特异性。血小板交叉试验中则以献血者血小板和患者血清反应，根据反应结果选择交叉反应阴性血小板进行输注。

PIFT 法的优点在于：①因为在显微镜下只观察荧光标记的血小板，所以可以避免由于细胞碎片等引起的非特异性反应；②多特异性的抗人球蛋白试剂可以识别 IgG、IgA 和 IgM 抗体；缺点在于反应不灵敏，血小板至少要结合 1000 个 IgG 分子才能得到阳性结果。因为抗原位点太少，大多数的 HPA – 5 抗体不能被免疫荧光法检测。另外，特异性的抗血清的缺乏，也导致该法不能常规普及。

三、血小板固相微板技术

血小板固相微板技术（solid – phase technique）以简易致敏红细胞血小板血清学技术（simplified sensitized erythrocyte platelet serology assay，SEPSA）及固相红细胞黏附法（solid – phase red blood cell adherence，SPRCA）（图 6 – 2）为其代表，此法既可用于血小板抗体检测和交叉试验，也可用于血小板抗原鉴定。

1. 血小板抗体检测　首先，血小板表面膜蛋白（取自多个 O 型血小板混合物）被包被在微孔中，在相应微孔中加入待测血清或对照血清（强阳性、弱阳性和阴性血清），血小板抗体与微孔内的血小板抗原结合，最后加入 IgG 致敏的指示红细胞，离心。如果血小板与待测血清中的抗体反应，那么红细胞将均匀覆盖在血小板上，离心后在微孔底形成单层，判为阳性；否则指示红细胞将在微孔中央形成紧密的细胞扣，判为阴性。如果应用已知抗原特异性的血小

扫码"看一看"

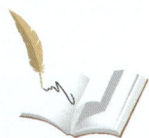

板谱，则可判断待测血清抗体特异性；若血小板经氯喹或酸预处理，则可区分抗 – HPA 和抗 – HLA；若血小板未经预处理，则仅能判断待测血清中有无血小板相关抗体。

2. 血小板交叉试验　首先制取献血者血小板并包被在微孔内，相应微孔加入患者血清或对照血清，反应后经指示红细胞观察结果，取阴性献血者血小板进行输注。

3. 血小板抗原鉴定　待测血小板被固定在微孔中后，加入已知特异性抗体反应，经过指示红细胞观察反应结果，并根据已知抗体判断血小板特异性抗原。

使用低离子强度介质 LISS 可以提高血小板抗原、抗体反应的敏感性。应用该技术不仅可以检出 HPA 抗体，同时可以检出 HLA 抗体，操作简便，不需要特殊仪器。该方法的缺点是特异性不高，有一定的假性结果，如供、受体间 ABO 血型不合、试验用血小板在体内已被 IgG 致敏时，易出现假阳性结果；试验用血小板为稀有表型，不能被包被在微孔中时，易出现假阴性结果。

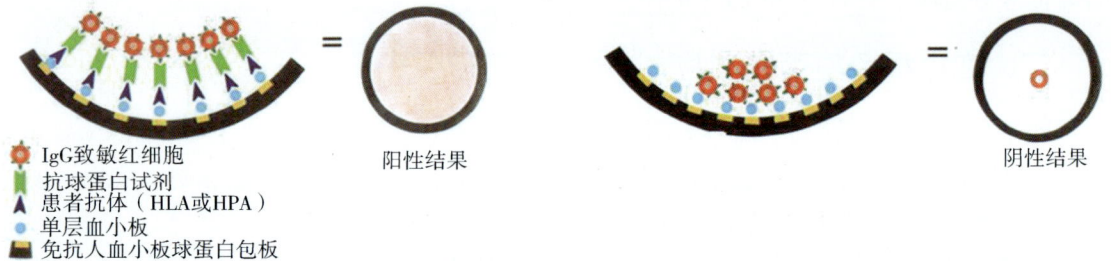

- IgG致敏红细胞
- 抗球蛋白试剂
- 患者抗体（HLA或HPA）
- 单层血小板
- 免抗人血小板球蛋白包板

阳性结果　　　　　　　阴性结果

图 6 – 2　简易致敏红细胞血小板血清学技术原理

四、流式细胞仪检测技术

1. 流式细胞仪检测技术（Flow cytometry，FCM）鉴定血小板抗原　取待测血小板与已知特异性的血小板抗体反应，再加入荧光素（如 PE）标记的抗人 – IgG，避光反应后加入 PBS 悬浮，上机分析。根据细胞在流式细胞仪上的前向角和侧向角确定血小板区域，排除红细胞、白细胞和碎片的干扰，并分析血小板区的荧光强度。阴性对照管内以血小板抗体阴性血清代替待检血清，根据阴性血清确定 Cut – off 值，判断反应结果。并根据已知血小板抗体的特异性鉴定血小板抗原的特异性。

2. FCM 法血小板抗体检测和交叉试验　若检测已致敏在血小板上的血小板相关抗体，则血小板经洗涤后直接加入荧光标记抗人 – IgG 作为二抗，并上机检测（图 6 – 3）。若检测血清中游离的血小板抗体，则需增加随机混合血小板与待测血清致敏步骤，其余步骤类似，该试验尚不能确定抗体特异性。

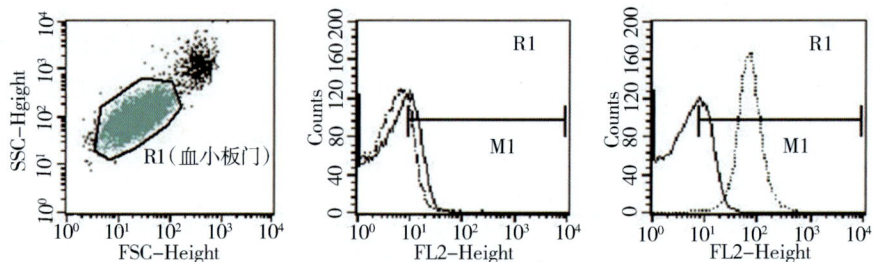

图 6 – 3　FCM 法检测血小板相关抗体

注：R1 为血小板设门，中图为血小板抗体阴性，右图为血小板抗体阳性

（实线为二抗的 $IgG_{1,\kappa}$ 同型对照管，虚线为测定管）

五、微柱凝胶血小板定型试验

微柱凝胶血小板定型试验(microcolumn gel test for platelet typing)是在传统血小板检测和免疫微柱凝胶基础上发展的一项快速检测技术。将血小板、待检血清和指示红细胞加到微柱反应腔中，经孵育和离心后，观察结果。如果血小板被抗体致敏，则形成血小板－血小板抗体－抗 IgG－指示红细胞四位一体的凝集网络，离心后被滞留在微柱上面或中间，结果显示阳性；如指示红细胞离心后沉淀到柱底，则为阴性结果。该法操作简便、快速、敏感性强，结果易于观察，更适合于批量标本的临床初筛试验。图 6－4 显示 HPA－1a 抗体阳性。

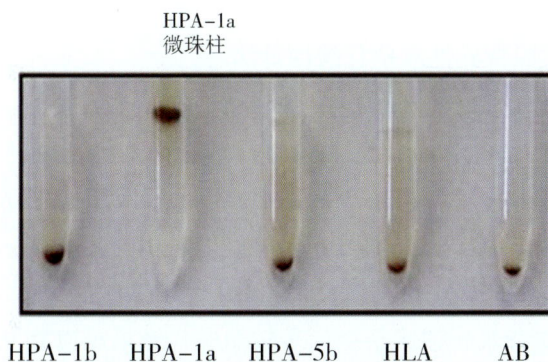

图 6－4　微柱凝胶血小板定型试验

第二节　分子生物学检测

扫码"学一学"

HPA 血清学分型受人源抗血清稀少，以及 NAITP、PTP 或 PTR 病人较难获取足够的血小板用于血清学检测的限制，故一直希望有一种更实用的方法取代血清学方法。20 世纪 90 年代后，随着血小板同种抗原系统的相应基因序列被阐明，分子生物学技术的不断发展和对血小板抗原、基因结构研究的突破性进展，使血小板血型的基因分型成为可能。由于目前所知的大部分 HPA 等位基因多态性皆为单核苷酸多态性(single nucleotide polymorphisms，SNP)，故 HPA 的基因分型方法与 SNP 检测方法类似，其共同特点是以聚合酶链反应(PCR)为基础，所不同的只是在于 PCR 引物设计以及检测 PCR 产物的方法方面，目前主要有以下方法用于血小板抗原基因分型。

（一）PCR－序列特异性引物法

PCR－序列特异性引物法(PCR sequence－specific primers，PCR－SSP)是最简单常用的血小板 HPA 分型方法。将多态性核苷酸设计为引物的 3 端，就可以分别扩增 HPA 等位基因，PCR 以后只需电泳和肉眼观察结果。在分型过程中，除引物设计必须合理、特异外，在反应中要仔细调节 Mg^{2+} 浓度，严格控制退火温度。一般在同一反应体系中加入另一对引物(通常扩增人生长激素基因 HGH 的一段)作为内参照，该内参照引物总会产生一个 DNA 片段，与 HPA 基因型无关，作为 PCR 有效性的质控。适用于红细胞血型、HPA 分型、HNA 分型、HLA 分型、Km 分型。该方法简便、快速、错误率低，是目前最常用的 HPA 基因分型方法之一。

（二）PCR－限制性内切酶片段长度多态性

PCR－限制性内切酶片段长度多态性（PCR－restriction fragment length polymorphism，

PCR - RFLP)的原理是从血液或组织细胞中提取基因组 DNA，设计包含等位基因多态性区域的引物进行 PCR 扩增，扩增后的 DNA 片段用特异性的核酸内切酶消化，然后用琼脂糖凝胶电泳分离消化片段。根据 PCR 产物是否被酶切及酶切片段长度来区分各等位基因。和其他方法相比，PCR - RFLP 法比较简单，DNA 纯度要求不高，实验重复性好，可进行大批量检测，如人群基因频率调查。缺点是酶切条件不易掌握，特别是双酶切时的反应体系和温度；而且PCR - RFLP法需要一定的限制性酶切图谱，故并非每一个 HPA 等位基因都可以直接使用此法进行分型，HPA - 4、HPA - 8 就因缺乏合适的酶切位点，不适用此法。通过引物修饰产生"人为的酶切位点"，使 PCR 产物能直接用于 RFLP，已能成功地用于大部分 HPA 等位基因分型。

（三）PCR - 等位基因特异性寡核苷酸探针法

PCR - 等位基因特异性寡核苷酸探针法（PCR - allele specific oligonucleotide probes，PCR - ASO）的原理是用一对特异性引物扩增包含 HPA 等位基因多态性的一段 DNA，然后将 PCR 扩增产物点样固定于杂交膜上，分别与 2 个 5′端标记有地高辛的特异性寡核苷酸探针进行杂交。这 2 个探针仅有一个碱基的差别，如在 HPA - 1 系统中，分别针对 HPA - 1a 和 HPA - 1b。可根据杂交结果判断 HPA 特异性。PCR - ASO 具有特异性强的优点，但杂交过程比较费时、繁琐，杂交背景较强或杂交信号较弱时，结果难以判断。适用于较多 HLA 基因分型。

（四）PCR 单链构象多态性分析

PCR 单链构象多态性分析（PCR - single - strand conformation polymorphism PCR - SSCP）技术是一种 DNA 单链凝胶电泳技术，它根据形成不同构象的等长 DNA 单链在中性聚丙烯酰胺凝胶中的电泳迁移率变化来检测 SNP。此方法适合于大量筛选和检测可能的 SNP 位点，不适合常规 HPA 基因分型。

（五）DNA 序列分析法

DNA 序列分析法（DNA sequencing）利用 PCR 或克隆纯化制备 DNA 或 cDNA 模板，用 DNA 序列分析仪对 HPA 多态性位点进行序列分析。由于克隆一个基因或基因片段比较烦琐，不适用常规的基因测序分型。该法能直接检测 HPA 的未知多态性位点，但操作复杂，成本较高，常用于新突变位点的检测。

（六）实时定量 PCR

实时定量 PCR（real - time PCR）在 PCR 指数扩增期间，利用连续检测荧光信号的强弱来即时测定特异性产物的量，并据此推断目的基因的初始量。它广泛应用于定量检测基因表达水平，其特点是易操作、高通量、敏感性高和特异性强，可分析血小板糖蛋白 GP - Ⅲa 基因以及 HPA - 1、HPA - 2 和 -3基因表达检测。适用于精确测量和鉴别非常微量的特异性核酸。

（七）基因芯片技术

基因芯片技术（DNA microarray）利用正向杂交的方法，制成针对 HPA 基因 SNP 位点的 DNA 芯片；用荧光标记的 HPA 型特异性探针分别与芯片进行杂交，用软件分析样品的杂交结果，从而确定样品的 HPA 基因型。此技术特点是一次性可同时检测大量样品、快速、准确。

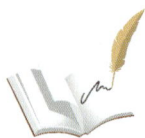

第三节　血清学检测与分子生物学检测的关系

血清学方法简单、快速、成本低，血型抗原的血清学定型是基因分型的前提；而且，目前还没有合适的分子生物学方法进行血小板抗体检测和血小板交叉试验。分子生物学方法结果准确、可靠，样本要求低（不需要血小板）可以确定低频率抗原系统（无抗血清），可自动化、多种方法可供选择（高效、降低差错风险）。二者各有所长，应相互参考，相互补充。目前，血小板血型抗原分型主要运用分子生物学技术，而血小板抗体检测和交叉试验主要运用血清学技术。针对不同实验检测目的，各实验室可以根据各种检测方法的特点，选择适合自己的实验方法。

本 章 小 结

传统研究血小板血型的方法主要依靠血清学分型，但近年来随着分子免疫学、分子生物学的发展和各种标记技术（如流式细胞术、荧光显微镜、免疫电镜等）在医学领域的应用，血小板血型检测方法有了很大进展，一些分子生物学技术开始广泛应用于血小板血型分型，两种方法各有所长，在临床应用中，应根据实验需要选择快速、简便、经济的方法为反复输注血小板的患者提供相配合的血小板，以提高临床血小板输注的安全性和有效性。

（夏　荣）

扫码"练一练"

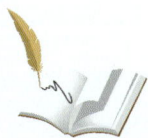

第七章 临床输血相关技术

随着医学的进步和发展，对疾病认识的提高，人们发现经典的输血治疗与成分输血在治疗疾病的同时，同样可能带来多种多样的不良反应，藉此，新的技术，特别是针对提高输血治疗效果、降低输血不良反应的新技术、新方法、新材料不断得到研发和应用，如治疗性血液成分去除、白细胞去除、血液辐照、血液成分的病原体灭活、造血细胞因子和细胞治疗等等，从而衍生出一些新的血液制剂和疗法。

第一节 治疗性血液成分去除术

扫码"学一学"

单采术（apheresis）一词来源于希腊语"aphairesis"，意指"去除"。治疗性单采术（therapeutic apheresis，TA）是指分离和去除患者循环血液中某些病理性成分，回输其正常成分，并补充一定溶液或正常血浆，以达到治疗疾病的目的。TA 的历史已有百余年。目前，TA 在临床上已经广泛应用，在一些难治性疾病治疗中也取得了一定疗效，其适应证在不断更新，应用范围也不断拓展，很多疾病 TA 的治疗被列为Ⅰ类适应证。根据 TA 去除成分的不同，可分为治疗性血细胞单采术（therapeutic cytapheresis）和治疗性血浆单采术（therapeutic plasmapheresis）。

治疗性置换术，主要有治疗性血浆置换术（therapeutic plasma exchange，TPE）和治疗性红细胞置换术（therapeutic red blood cell exchange，TRCE）。TPE 是指以治疗为目的，去除血浆量较大，需要用置换液补充。TRCE 是指镰状细胞贫血等患者体内病理性红细胞用正常人红细胞进行置换。

治疗性单采术或称为治疗性去除术，主要指治疗性血细胞去除术（therapeutic hemocytes apheresis，TCA），根据单采的细胞成分不同，又可分为治疗性红细胞去除术（erythrocytapheresis；therapeutic red cell apheresis）、治疗性白细胞去除术（leukapheresis；therapeutic leukocytes apheresis）、治疗性血小板去除术（plateletpheresis；therapeutic thrombocytes apheresis）和治疗性淋巴细胞去除术（lymphocytapheresis；therapeutic lymphocytes apheresis）四种。

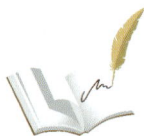

一、治疗性血液成分去除术的作用机制

血液是机体循环系统保持相对恒定容量的无定形流变成分，包含血浆和各类血细胞成分。TBCE 是建立在血液生理学基础上的一种治疗技术，在去除患者血液内病理性成分过程中需遵循其基本原则和规律，才会获得满意的治疗效果。

（一）病理性成分

病理性成分是指患者血液内所含有能引起临床疾病的成分，其中包括含量和功能异常的血液成分和内、外源性有害物质，主要有三类。

（1）造血系统异常增殖（如白血病、真性红细胞增多症等）产生的过量或/和功能异常的血细胞。

（2）体内、外原因（如遗传、免疫等）直接或间接引起的含量或/和功能异常的血浆成分（如异常免疫球蛋白、免疫复合物等）。

（3）内、外源性毒性物质（如代谢性毒物质、药物等）。

（二）病理性成分的去除

依据 TBCE 的动力性原则和各种病理性成分的特点，按治疗要求较合理充分有效地去除病理性成分，才能充分发挥治疗性血液成分去除术的治疗作用。

1. 动力学　治疗性血液成分去除术过程中病理性成分的去除率与回输的置换液量有一定关系。①理论上预计：一个血浆容量的置换，可去除病理性成分约 66%；二个血浆容量的置换，可去除约 86%；三个血浆容量的置换，可去除约 95%。②血液成分剩余率估计：一个血浆容量置换后，血浆中病理性成分的剩余率为 33.8%；两个血浆容量置换后，剩余率为 13.5%；三个血浆容量置换后，剩余率为 5%。③血容量估计，一般为 75ml/kg 体重；血浆容量估计，一般为 40ml/kg 体重，或 75ml/kg ×（1 - 红细胞压积）。

2. 原则　治疗一般需遵循四个原则：①血液中含有能被治疗性血液成分去除术去除的、明确的病理性成分；②病理性成分能充分去除，并能有效地消除或减轻对靶组织的致病作用；③病理性成分所致的基本病症能得到治疗，或经过一段时间或/和药物治疗后有明显改善；④能恢复受累器官的功能。

3. 技术与方法　由于血液成分分离机不断改进，自动化程度越来越高，已使这种治疗方法变得简单易行，也相对比较安全。

应用自动化的血液成分分离机，在一次性使用无菌密闭塑料管道系统内完成采血、离心、成分去除和回输整个工作程序。按工作原理，目前国际上通用的血液成分分离机分为三类：离心式血液成分分离机、膜滤式血液成分分离机和吸附柱式血液成分分离机。

（三）抗凝剂

在单采和置换术中为防止血液凝固，流到体外的血液必须进行抗凝。最常用的抗凝剂是枸橼酸葡萄糖溶液（Acid citrate dextrose solution，ACD），有 ACD - A 和 ACD - B 两种。去除术和置换术多用 ACD - A，有时也用肝素作抗凝剂。抗凝剂的最佳使用剂量较难掌握，原则上以最小剂量能够维持血液不凝固为适度。

（四）置换液

在治疗性单采尤其是血浆置换术中，为维持患者血容量的动态平衡，需补充一定量溶

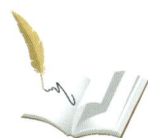

3. 临床应用

(1)中毒性疾病　①药物性中毒：如麻醉药、洋地黄、安定类药物；②有机磷中毒：农药、灭鼠药等；③代谢性中毒：代谢性酸中毒、急性肝衰竭、高胆红素血症、细菌内毒素血症等。这些药物、生物毒素和炎性因子，在体内与蛋白质结合，形成较大的致病物质，可导致内环境失衡，凝血功能紊乱，造成多脏器损伤或衰竭。血浆置换可迅速清除体内与蛋白质结合的这些大分子病理性物质，迅速有效地降低血浆毒物或药物的浓度，恢复内环境的稳定。

(2)血清高黏滞综合征　主要见于巨球蛋白血症、多发性骨髓瘤、轻链病等浆细胞克隆性疾病以及异常冷球蛋白血症患者。一般认为，这类患者隔日进行血浆置换一次，每次换出血浆量800～1500 ml，2～3次后就能迅速降低血浆黏滞度而缓解相关症状。因这类患者常有血浆纤维蛋白原增高，而新鲜冰冻血浆和冷沉淀含纤维蛋白原，故不宜用作置换液，可选用晶体液、低分子右旋糖酐及白蛋白作为置换液较好。

(3)血栓性血小板减少性紫癜(thrombotic thrombocytopenic purpura，TTP)　血栓性血小板减少性紫癜又称血栓性微血管病性溶血性贫血、血小板血栓形成综合征等。TTP为一种不常见的血栓性微血管病，伴有微血管病性溶血性贫血，临床特征为发热、血小板减少性紫癜、微血管病性溶血性贫血、多神经系统损伤和肾损害等，其发病机制可能因血管性血友病因子裂解酶(vWF-cp)或称为金属裂解酶13(ADAMTS13)活性的降低，从而促使富血小板血栓在血管内形成。近来，许多引起vWF-cp活性下降的原因相继被发现。应用血浆输注和血浆置换术治疗TTP以来，其疗效已获得公认，对严重急性发作的患者是唯一有效的急救手段。血浆置换术治疗TTP的缓解率可达75%。

(4)溶血性尿毒症综合征(hemolytic uremic syndrome，HUS)　病因不明，目前认为可能与病毒感染有关。其临床表现和TTP相似，但肾功能不全的症状较重，其他症状相对较轻。本病尚无特殊疗法，应用血浆置换术和传统的支持治疗相结合可挽救半数以上患者生命。

(5)肺出血肾炎综合征(Goodpasture Syndrome，GPS)　本病较为罕见。此病以往死于肺出血和肾衰竭的概率很高，以严重肺出血为特征的急性发作期施行血浆置换术并联合应用大剂量免疫抑制药物可取得较好的疗效。

(6)重症肌无力(myasthenia gravis)　本病属自身免疫性疾病，是抗乙酰胆碱受体的自身抗体干扰神经-肌肉传递，引起神经-肌肉接头传递障碍的一种运动肌疾病。血浆置换术适用于严重的伴有呼吸困难或吞咽困难且对一般治疗无效的患者，也可用于准备做胸腺切除手术的患者。血浆置换术与免疫抑制剂联合应用，以避免抗体水平反跳而加重病情。

(7)急性吉兰-巴雷综合征(acute Guillain-Barre syndrome，GBS)　本病是一种急性自身免疫性脱髓鞘多神经病变性疾病，主要损害多数脊神经根和周围神经，也常损害脑神经，呈急性发作，进行性肌肉瘫痪，病因不明。急性期的患者应尽早使用血浆置换术，能缩短严重症状的持续期。

(8)慢性感染性脱髓鞘多神经病变(chronic inflammatory demyelinating polyneuropathy，CIDP)　本病常见于HIV感染者，以脑脊液蛋白含量增高、神经传导速率显著减慢、外周神经部分脱髓鞘和运动感觉异常为特征。本病治疗的首选药物为皮质类固醇，当皮质类固醇治疗无效时可选用血浆置换术和静脉注射免疫球蛋白(IVIG)。

(9)家族性高胆固醇血症(familial hypercholesterolemia)　是一种遗传性代谢缺陷疾病，

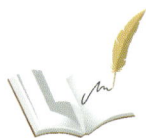

欧美国家多见，我国少见。由于患者肝脏中的低密度脂蛋白受体缺陷导致血液中低密度脂蛋白异常增高，表现为较早出现动脉硬化。主要治疗措施是控制饮食和药物降脂，无效时可采取血浆置换治疗。

（10）母婴血型不合的妊娠　母体血浆中含高效价的针对胎儿血型抗原的免疫性抗体（IgG），通过胎盘进入胎儿血液循环后，可引起胎儿红细胞溶血，导致胎儿死亡或新生儿溶血病。母体中的这些抗体效价高时，可通过血浆置换迅速去除，从而达到阻止或减少与胎儿血型不合的 IgG 抗体进入胎儿体内的目的，起到预防胎儿死亡或新生儿溶血病发生的作用。

（11）ABO 血型不合的造血干细胞移植　如果受者与供者的 ABO 血型不合，受者血浆中含有针对供者红细胞抗原的高效价抗体如抗 - A 或抗 - B 等，溶血可能会在造血干细胞悬液注入时发生，受者体内的抗体应以血浆置换术去除。

（12）自身免疫性溶血性贫血　临床上较常见。有报道严重的自身免疫性溶血性贫血患者应用血浆置换治疗多能奏效。

（13）结缔组织病　类风湿关节炎是以慢性、对称性、多关节炎为主要表现的一种全身性疾病。应用血浆置换术可使患者血中免疫复合物水平很快降低，临床急性症状得到缓解。

（14）伴有抑制物的血友病　血友病是由于遗传性凝血因子缺乏所引起的出血性疾病，部分血友病患者由于长期应用凝血因子浓缩剂治疗，血循环中出现凝血因子的抑制物而呈难治状态。这种情况下，先实施血浆置换术，将血浆中的凝血因子抑制物迅速清除或减少，再输入凝血因子浓缩剂就能起到止血治疗作用。

（15）Lambert - Eaton 综合征（Lambert - Eaton syndrome，LES）　以无力和疲劳为特征，延髓或动眼神经症状并不明显，但家族性自主神经功能异常如黏膜干燥和直立性低血压较为常见。该综合征在肿瘤患者中很多见，神经肌肉症状可早于肿瘤症状出现。血浆置换术在 LES 中有一定疗效，但效果不佳。

（16）多发性硬化症　是以局部神经功能异常为特征的疾病，主要由中枢神经系统脱髓鞘斑块所引起。主要药物治疗有免疫抑制剂和免疫调节剂。预防性静脉注射免疫球蛋白（IVIG）可减少其发作频率，血浆置换则可能是一种有效的治疗手段。

（17）输血后紫癜（Post - transfusion purpura，PTP）　是一种罕见的综合征或输血并发症，患者在同种异体血液输注 1 周后血小板可降低至危险的低水平。此时血小板输注很少能提高血小板计数，反而有可能引起严重的不良反应。每天使用血浆置换术治疗通常可在几天内提高血小板计数，因而被认为是一种有效的治疗手段。

（18）凝血因子抑制物（coagulation factor inhibitors）　是指某些凝血因子的 IgG 抗体，通过灭活相应的因子而干扰凝血过程。可通过血浆置换术降低抑制物浓度，常使用大剂量（2 ~ 3 个血浆容量）FFP 作为置换液进行治疗。

（19）系统性血管炎（systemic vasculitis）　包括一组引起血管壁炎症和缺血性组织破坏的疾病，多数病因未明。对大部分患者而言，泼尼松是一线治疗药物，在严重的病例时可加用环磷酰胺。血浆置换可用于对最大剂量药物治疗无效的患者。

（20）Refsum 病　又称遗传性共济失调性多发性神经炎样病，是一种罕见的常染色体隐性遗传性疾病。主要是植烷酸 α 羟化酶缺陷，不能利用食物中的叶绿醇，以及植烷酸氧化障碍而致植烷酸大量累积。临床特征为儿童后期及青少年隐袭起病，渐进性进展，出现视力减退、夜盲及视网膜色素变性，多发性运动、感觉周围神经病及小脑性共济失调等症状。

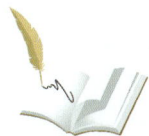

TPE 可清除大量未与血浆脂肪结合的植烷酸，对有高水平血浆植烷酸和相关症状恶化的患者较合适。

4. 血浆置换量估算公式

$$循环血量 = 患者体重(kg) \times 75ml$$

$$循环血浆容量 = 循环血量 \times [(1.0 - Hct) \times 0.91]$$

（二）治疗性血细胞去除术

扫码"看一看"

治疗性血细胞去除术（又称治疗性血细胞单采术）是指快速去除患者血液循环中异常增多的病理性细胞，以减少其对机体的致病作用，达到缓解病情的目的。若与化疗配合应用，则可取得较好的治疗效果。按去除细胞种类的不同分为治疗性红细胞单采术、治疗性白细胞（粒细胞、淋巴细胞）单采术、治疗性血小板单采术以及外周血干细胞（单个核细胞）单采术。治疗的疾病主要有各种类型的急、慢性白血病、真性红细胞增多症以及原发性血小板增多症等。

1. 适应证

（1）红细胞单采术 ①红细胞去除术适用于真性红细胞增多症伴高黏滞血症、血红蛋白 >180g/L、镰状细胞性贫血伴急性危象、遗传性红细胞增多症；②红细胞置换术适用于新生儿溶血病、急性溶血性输血反应、自身免疫性溶血性贫血、CO 中毒以及其他原因引起的红细胞异常及溶血。

（2）白细胞单采术可分为 ①粒细胞去除治疗；②淋巴细胞去除治疗；③混合性（白）细胞去除治疗。主要用于治疗各种白血病伴脑或肺部白细胞浸润，白细胞计数 $>100 \times 10^9/L$。通常一次单采可降低白细胞 25% ~50%。

（3）血小板单采术适应于 ①原发性血小板增多症伴血栓形成或出血，血小板计数 $>1000 \times 10^9/L$；②慢性粒细胞白血病；③其他原因引起的血小板增高。每次单采理论上可降低血小板 50%，但患者脾脏大小可影响采集效果，所以有时需重复采集。

（4）外周血造血干细胞单采术适应于 ①自体外周血造血干细胞移植：用于实体瘤和淋巴瘤的大剂量化疗后支持治疗；②异体外周血造血干细胞移植：用于急、慢性白血病、多发性骨髓瘤、骨髓增生异常综合征和其他干细胞性疾病和遗传性疾病的治疗。

2. 临床应用

（1）真性红细胞增多症

①本病特征：真性红细胞增多症是一种以克隆性红细胞增多为主的骨髓增殖性疾病，大多数患者能检测到 *JAK2 - V617F* 突变或者 *JAK2* 的第 12 外显子突变。该病以红细胞数量增多为主要病理生理表现。当 Hct >0.50 时，全血黏度增加，症状和体征表现为高血压、头痛、出血、呼吸急促、血栓形成等。

②治疗概况：该病尚无根治疗法。治疗的主要目的是使红细胞计数、血液黏滞度及血小板计数恢复或接近正常，症状缓解。目前主要的治疗方法是静脉放血、化疗药物（如羟基脲、环磷酰胺等）和 ^{32} 磷治疗。低剂量的阿司匹林对预防血栓有效。

③红细胞单采术的应用：本病应用治疗性红细胞单采术比较成功。患者常伴有高黏滞综合征，施行红细胞单采术可迅速降低 Hct 和血液黏度，改善临床症状，减少血栓形成或出现严重并发症的危险。对于那些白细胞或血小板计数偏低难以化疗的患者，施行红细胞单采术最为适宜。单采红细胞的量要根据病情而定。一般单采浓缩的红细

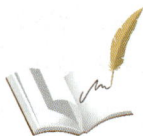

胞200ml可使Hb下降8~12g/L，平均10g/L。在实施红细胞单采术的同时要以同样速率输入与采出的浓缩红细胞等量的晶体盐溶液(生理盐水或平衡盐液)及胶体溶液(6%羟乙基淀粉或明胶)，一般先用晶体溶液，后用胶体溶液。多数患者单采红细胞一次就收到良好疗效。术后用少量化疗药物(如羟基脲、白消安等)治疗即可长期维持Hb在正常范围。

(2)遗传性血色病

①本病特征：该病是一种遗传病，患者过度摄取铁质，令身体内的总铁质含量达至病理性的水平。机体缺少排泄铁的能力，多余的铁质会积聚在组织及器官内，影响这些器官的功能。最易受影响的器官包括肝脏、肾上腺、心脏及胰腺；患者可能出现肝硬化、肾上腺功能不全、心力衰竭或糖尿病。本病在北欧多见，我国罕见。

②治疗概况：在诊断确立后，通过定期放血疗法清除体内多余的铁是主要的治疗方式。通常每周放血约500ml，直到血清铁蛋白<50μg/L，但不出现贫血为止。放血治疗需终身维持。

③红细胞单采术的应用：采用放血疗法需要2年以上才能达到铁被清除的效果，而在维持同等血容量的情况下，每次进行红细胞单采术可以比放血疗法多清除2~3倍的红细胞和铁。目前报道的红细胞单采方案较多，每次单采术清除红细胞可达800ml，每2~3周单采1次，保持术后Hct≥0.30，如能耐受，直到血清铁蛋白<50μg/L。可用生理盐水作为置换液，置换液容量至少为清除红细胞容量的1/3~1/2。

(3)镰状细胞贫血

①本病特征：镰状细胞贫血(crescent cell anaemia)是一种遗传性血液病。本病多见于非洲和美洲黑人，我国各民族中极为罕见。镰状细胞僵硬，变形性差，易破碎而溶血，造成血管阻塞、组织缺氧、损伤，甚至坏死，可发生痛性危象、脑卒中、下肢溃疡和阴茎异常勃起等并发症。

②治疗概况：对少数病例证实有大量红细胞在脾内破坏者，可行脾切除手术；经正确治疗，大多数的镰状细胞贫血患儿都可以长大成人。如病情非常严重，而且又能找到合适的骨髓供者，可以考虑实施骨髓移植。一旦骨髓移植成功，此病可痊愈。此外，加强对高危人群进行筛查，推广孕妇产前筛查和诊断，避免镰状细胞贫血婴儿的降生也是当前防治的主要措施。

③红细胞置换术的应用：镰状细胞贫血并发急性脑卒中者为红细胞置换治疗的Ⅰ类适应证，在发病初期，红细胞置换能快速清除镰状细胞。所谓红细胞置换术就是一边单采患者的病理性红细胞，一边输入等量的献血者浓缩红细胞进行替代治疗。这种治疗方法可迅速去除含血红蛋白S(hemoglobin S，HbS)的病理性红细胞，补充含有血红蛋白A(hemoglobinA，HbA)的正常红细胞，使组织缺氧和坏死很快得到改善，症状随之减轻或消失。定期进行红细胞置换术，可有效地预防各种并发症的发生。红细胞置换术后，剩余HbS水平目标值为20%~50%。

除上述疾病外，治疗性红细胞单采术或置换术有时可用于治疗阵发性睡眠性血红蛋白尿症、难治性温抗体型自身免疫性溶血性贫血、恶性疟疾等，具有急救的效果。红细胞置换量较大时应选用洗涤红细胞或去白细胞悬浮红细胞，以避免或减轻同种免疫反应。

(4)白血病 当急、慢性白血病患者白细胞计数超过$100×10^9$/L时，很容易发生白细胞淤滞，引起脑、肺的梗死或出血。治疗性白细胞单采术，可迅速减少血液循环中的白细

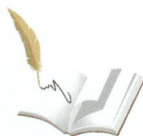

胞，缓解白细胞淤滞状态，并可减少因化疗药物引起的急性细胞溶解所致的代谢并发症。

①急性白血病（高白细胞白血病）

a. 本病特征：少数急性白血病初诊或者慢性粒细胞白血病急变时，外周血白细胞计数 $>100 \times 10^9/L$ 称为高白细胞急性白血病。这是急性白血病中的一个特殊类型，患者很容易发生白细胞淤滞，引起脑梗死和脑出血，也可引起肺栓塞和肺出血。

b. 治疗概况：当前最明确的治疗是化疗。羟基脲或阿糖胞苷是常用化疗药物。由于高白细胞白血病增加患者早期病死率以及髓外白血病的发病率，当患者外周血白细胞计数 $>100 \times 10^9/L$ 时，应紧急采用血液成分分离机单采患者的白细胞，同时给予化疗。值得注意的是，急性早幼粒白血病应用白细胞单采术可能进一步加重凝血功能异常，故应禁止使用。

c. 白细胞单采术的应用：治疗性白细胞单采术可迅速减少白细胞，从而缓解白细胞淤滞状态，可避免因化疗杀伤大量白细胞而引起的肿瘤溶解综合征（如高尿酸血症、高磷酸盐血症、高钾血症和低钙血症等）。施行治疗性白细胞单采术后，体内残存的白血病细胞显著减少，从而有可能用较小剂量的化疗药物杀灭，使患者尽早获得缓解。

一般认为，伴有脑或肺部并发症的高白细胞急性白血病患者应紧急进行治疗性白细胞单采术。对于没有严重并发症的患者，若白细胞计数 $>200 \times 10^9/L$ 也应及时进行白细胞单采术，作为化疗前的准备治疗。目前国外已将治疗性白细胞单采术作为高白细胞白血病化疗前的常规治疗。据观察，采用治疗性白细胞单采术继以化疗获得疾病缓解比单用化疗要快。若症状仍存在，单采术应重复进行，必要时可每天一次。如果患者伴有严重贫血、血小板显著减少和消耗性凝血病，应及时补充红细胞、血小板及新鲜血浆。

②慢性白血病

a. 本病特征：慢性白血病，分为慢性粒细胞性白血病和慢性淋巴细胞白血病。该病进展比较缓慢，所以很多患者没有症状，尤其在早期的患者，随着疾病的进展，可出现贫血、反复感染、出血倾向、脾大、淋巴结肿大及不明原因消瘦等。

b. 治疗概况：当前治疗措施主要是化疗（包括单一药物化疗及联合化疗）、放射治疗、干扰素治疗、骨髓移植、外周血干细胞移植等。对于慢性粒细胞白血病，慢性期的治疗目的是控制疾病进展和维持血细胞在正常范围，可以使用伊马替尼、羟基脲、干扰素等。慢性淋巴细胞白血病是一种惰性的淋巴系统肿瘤，患者可以数月至数年无症状。并非所有的慢性淋巴细胞白血病都需要治疗，治疗方案主要是姑息性单剂量给药或联合化疗，具体情况取决于患者的症状严重程度及化疗耐受程度。

c. 治疗性白细胞单采术的应用：对白细胞 $>100 \times 10^9/L$ 的慢性粒细胞白血病患者于化疗前先施行治疗性粒细胞单采术，可减少化疗药物引起的急性细胞溶解所致代谢并发症，也可使临床症状减轻，肿大的脾脏缩小。这种治疗方法不能推迟或防止慢性粒细胞白血病急性变的发生，而且疗效短暂，必须与化疗配合应用才能维持疗效。慢性粒细胞白血病患者伴有血小板减少，高尿酸血症以及妊娠等情况时，不宜进行化疗，也可采用粒细胞单采术减轻症状。

慢性淋巴细胞白血病患者于化疗前可进行淋巴细胞单采术，但疗效较差。对淋巴细胞 $>100 \times 10^9/L$，伴巨脾症的慢性淋巴细胞白血病（如幼淋巴细胞白血病），用治疗性淋巴细胞单采术具有一定的辅助治疗作用。

理论上，处理一个循环血容量可有效地去除白细胞 50%。若一次处理 1.5 个血容量（血容量约为 75ml/kg 体重），多数患者的白细胞可能下降 50%~70%，但伴有脾明显肿大的患

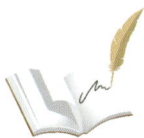

者白细胞降低不明显，可能是脾内大量白细胞不断释放至外周血中所致。这样的患者往往需要多次进行白细胞单采术，术后脾明显缩小。

（5）原发性血小板增多症　为慢性巨核细胞系肿瘤增殖性疾患。临床上以原因不明的血小板持续性增多、出血、血栓形成以及脾肿大为主要特征。血小板计数 $> 1000 \times 10^9/L$ 伴有出血和血栓形成者是施行治疗性血小板单采术的良好适应证。

（6）其他疾病　目前治疗性血细胞单采术已用于恶性肿瘤的治疗。利用血细胞单采术，结合药物的动员作用可获得一定数量的外周血干细胞。这些干细胞可用于白血病、淋巴瘤和某些实体瘤超剂量化疗后重建造血和免疫功能。

（三）不良反应和并发症及其处理

通常认为应用血液成分分离机进行 TA 是比较安全的，但也不是绝对没有危险。由于接受此项治疗的患者，尤其是 TPE，往往是常规治疗难以奏效的疾病，病情比较复杂，而且全身情况较差，故实施这种治疗方法仍应小心谨慎。已有报道不良反应和并发症的发生率为 4.3% ~ 6.75%，其中严重并发症在 0.4% ~ 0.9%。

TA 和置换术所发生的不良反应和并发症，有些与操作不熟练有关，有些与血容量发生较大改变有关，有些与置换液的性质有关，有些与血浆正常成分减少有关，有些则与血液成分分离机的型号有关。最新一代的血液成分分离机已使不良反应和并发症的发生率降低到最小限度。TA 引起不良反应和并发症的发生率低，而 TPE 相对高。常见的不良反应和并发症见表 7 - 3。

表 7 - 3　治疗性血液成分单采和置换术并发症

常见	少见
（1）静脉穿刺部位血肿	（1）反跳现象
（2）枸橼酸盐中毒	（2）出凝血异常
（3）心血管反应	（3）血浆过敏反应
	（4）病毒性疾病的传播
	（5）静脉穿刺部位的皮肤感染
	（6）留置导管发生感染
	（7）机械性溶血
	（8）置换液温度过低所致心律失常

1. 静脉穿刺部位血肿　静脉穿刺不当很容易出现血肿。一旦出现血肿应立即撤掉止血带，拔出针头。用消毒棉球或无菌纱布覆盖好穿刺孔，并用手指压迫 7 ~ 10 分钟，让患者手臂举到心脏水平以上持续 5 ~ 10 分钟。如果有冰块可放到血肿处冷敷 5 分钟。处理得当不会引起不良后果。

2. 枸橼酸盐中毒　TA 中所用的抗凝剂多为枸橼酸钠，抗凝剂滴速过快或进入体内的量过多容易引起枸橼酸盐中毒。若置换液以新鲜冰冻血浆为主，则在血浆置换量较大时更易发生中毒。这是由于大量枸橼酸钠进入患者体内，可结合患者血液中的钙离子，使血浆游离钙降低所致。患者出现低血钙症状，如畏寒、口唇麻木、不自主的肌肉震颤、手足搐搦、心动过速等。如果患者术前存在电解质紊乱，特别是有肝肾功能障碍，则易发生心律不齐。如不及时处理，可发生心室颤动，甚至导致死亡。心电图显示 S - T 段延长，T 波或 P 波低平。出现上述症状立即减慢抗凝剂滴速或血浆置换速度，症状常可减轻，及时静脉注射 5% 葡萄糖酸钙 10ml，可立即缓解症状。葡萄糖酸钙应以非常慢的速度静脉注射，即 5 ~ 10 分

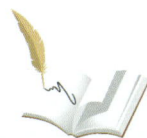

钟内注射 5ml。如果症状不消失，可追加 5ml，直至总量 20ml。应告知患者，注射葡萄糖酸钙会有面部潮红或发热感。如果术前口服适量钙片或饮一杯牛奶，则可预防低钙血症的发生。

3. 心血管反应 在 TPE 中如果不注意去除量和回输量保持动态平衡，则会出现血容量过低或过高反应。血容量过低所表现的症状是胸闷、心悸、面色苍白、出冷汗、恶心呕吐、心动过速、低血压，甚至昏厥或休克；血容量过高出现头晕头痛、血压升高、心律失常，甚至发生急性肺水肿。

年老体弱、原有贫血、水肿、血浆蛋白减低及心肺功能障碍患者比较容易发生心血管反应，应注意预防。预防措施主要是加强监护，时刻保持换出的血浆量与补充的置换液之间平衡，保持胶体渗透压稳定。补充的晶体液与胶体液按 3∶1 最好，不应小于 2∶1。一旦出现上述症状必须及时处理，低血容量反应应减慢去除血浆的速度，适当补充胶体液；高血容量反应则应减慢置换液的速度，适当加快去除血浆的速度，使用快速利尿剂，以减低血容量，减轻心脏前负荷。

4. 反跳现象 某些患者在 TPE 后可出现两类性质不同的反跳现象。一是术后血液中病理性成分大量减少，因反馈抑制的解除，未及时应用药物控制，可能引起病理性成分的急剧增加，以致原发病比术前反而加重的反跳现象；二是术后血液中常规治疗药物的浓度，尤其是与血浆蛋白结合的血药浓度，随血浆的去除而显著下降，从而使这些药物的治疗作用大为减弱，可能引起原发病加重的反跳现象。因此，在 TPE 后要及时补充常规治疗的药物，尤其是免疫抑制剂，维持必要的血药浓度，以防反跳现象的发生。

5. 出凝血异常 目前多数采用离心式血液成分分离机进行 TPE。这是一种非选择性治疗方法。在置换过程中随着血浆的去除，凝血因子和血小板也有不同程度的减少。文献报道血小板可减少 30%。因此，患者在置换术后，出、凝血指标几乎总是异常的，如果去除的血浆量较大，患者有肝功能障碍，置换液主要是晶体液和白蛋白，未用新鲜冰冻血浆，或者患者原先血小板计数较低，术后可能发生出血倾向。因为凝血因子和血小板在比较低的水平就能发挥止血作用，所以尽管出、凝血试验异常，临床上发生异常出血症状者比较少见。绝大多数凝血因子在术后 24 小时之内恢复正常，血小板在 2～4 日内恢复到术前水平，无明显出血不必作特殊处理。若有出血倾向，则应根据病情及实验室检查结果，适当补充新鲜冰冻血浆或血小板。

6. 血浆过敏反应 此反应见于用血浆作置换液及长期反复进行 TPE 者。这是患者对输入的血浆过敏所致。主要症状有皮肤瘙痒、荨麻疹、血管神经性水肿，严重时可引起过敏性休克。这些症状中以荨麻疹最为多见，发生率可达 1%～3%，常发生于过敏体质的患者。这些患者平素对某些物质(如花粉、尘埃、牛奶、鸡蛋及某些药物)过敏，对输入他人血浆也会过敏。严重过敏反应十分少见，发生率为 1/700～1/1000，常发生于缺乏 IgA 的多次受血者。由于多次输血使缺乏 IgA 的受血者产生同种异型 IgA 抗体，再次输入他人的血浆含有相应的 IgA 时发生抗原抗体反应，激活补体，释放血管活性物引起休克。若抗体效价高，可发生速发型超敏反应。

预先口服抗组胺药物或静脉注射地塞米松可减轻过敏反应，对输血或血浆有过敏史者尽可能避免应用血浆作置换液。轻度过敏反应者口服或注射抗组胺药物后，症状很快缓解或消失。一旦发生过敏性休克，立即停止 TPE，先皮下注射 1∶1000 肾上腺素，再肌内注射间羟胺(阿拉明)静脉注射地塞米松，并按休克抢救措施处理。

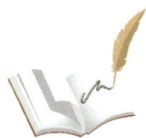

7. 病毒性疾病的传播　在 TPE 中应用血浆作为置换液，尤其是多个献血者的血浆，少数患者有感染病毒性疾病的危险，尤其是病毒性肝炎和艾滋病。我国以肝炎最为常见。加强对献血者筛查可减少这种并发症的发生。

8. 其他　静脉穿刺部位的皮肤发生感染、留在体内作置换用的导管发生感染、分离机引起的轻度机械性溶血、输入大量温度过低的置换液所致的心律失常等并发症并不常见，如果发生则应及时作相应处理。

第二节　白细胞去除技术

扫码"学一学"

血液是在心脏和血管腔内循环流动的一种组织，由血浆和血细胞组成。白细胞作为血液的一种重要组成成分，在机体防御外来病原体与抗原侵入以及自身组织细胞变异清除等免疫功能中起着重要作用。白细胞制剂（主要是粒细胞制剂）在临床的应用如对白细胞极度低下的严重感染且抗生素治疗无效者、粒细胞缺乏且无法在洁净层流条件保护的患者等具有一定的意义。近代研究表明，应用于临床治疗的血液制剂中所含有的非治疗性成分如白细胞等是一种"有害物"，临床输血时可因输入同种异体血液制剂而导致白细胞介导的输血反应及输血相关病原体的传播，去除血液制剂中的白细胞则可有效地减低免疫抑制效应及传播病原体的危险。随着输血技术的不断发展，白细胞去除（leukocyte - reduced）的各种技术也日趋完善，去白细胞输血已经被国内外输血领域广泛采用，逐渐成为一种常规的输血方法，为避免临床输血反应提供了有力保障。

血液制剂中的白细胞数量见表 7 - 4。

表 7 - 4　血液制剂中的白细胞数量

血液及其成分种类	量（ml）	平均白细胞含量
全血	450	10^9
悬浮红细胞	250	10^8
洗涤红细胞	250	10^7
冰冻红细胞	250	$10^6 \sim 10^7$
去白细胞红细胞（三代滤器）	250	$<5 \times 10^6$
浓缩血小板	50 ~ 75	10^7
去白细胞浓缩血小板	50	$<8.3 \times 10^5$
新鲜冰冻血浆	200	$0.6 \times 10^6 \sim 1.5 \times 10^7$
单采血小板	250	$10^6 \sim 10^8$
去白细胞单采血小板	250	$<5 \times 10^6$

一、白细胞去除的临床意义

临床应用含有白细胞的血液制剂可产生白细胞抗体，引起一系列输血不良反应，如非溶血性发热性输血反应、HLA 同种异体免疫反应、血小板输注无效、输血相关急性肺损伤（transfusion - related acute lung injury，TRALI）等；在储存过程中，白细胞可发生聚集、崩解等，从而在输注时发生肺栓塞、血管内反应等。同时白细胞还是一些嗜白细胞病毒如巨细胞病毒（CMV）、人类 T 淋巴细胞病毒 I 型（HTLV - I）等的载体，输注含白细胞的血液制

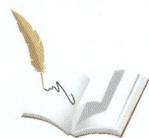

剂将具有传染这些病毒的危险(表7-5)。因此，血液及其制剂去除白细胞对输血安全和临床治疗具有重要作用。

表7-5 血液制剂中白细胞数量与输血不良反应的相关性

白细胞数量	作用细胞	不良反应
$\geqslant 10^9$	粒细胞、单核细胞	FNHTR
$\geqslant 10^7$	单核细胞、B淋巴细胞	HLA免疫反应
$\geqslant 10^8$	CD4$^+$	HTLV-Ⅰ感染
$\geqslant 10^7$	淋巴细胞、粒细胞、单核细胞	CMV感染
$\geqslant 10^7$	CD4$^+$、CD8$^+$	TA-GVHD

（一）降低发热性非溶血性输血反应的发生率

发热性非溶血性输血反应(febrile non-hemolytic transfusion reaction，FNHTR)是最常见的输血反应，发生率约0.5%，多次输血或有妊娠史妇女更易发生。FNHTR发生的主要原因是一次或多次输入的献血员血液或血液成分中的白细胞与受血者发生同种免疫反应，产生白细胞抗体而导致发热等症状。输血、妊娠、器官移植等同种免疫均可产生白细胞抗体。抗体的产生与抗原强度、输注次数和数量、间隔时间以及受血者的免疫反应敏感性有关。国外调查结果认为，一次输入血液制剂中的白细胞含量少于5×10^8，即去除90%的白细胞，就能有效地防止发热性非溶血性输血反应的发生。

（二）降低输血相关移植物抗宿主病的发生率

输血相关移植物抗宿主病(transfusion-associated graft-versus-host disease，TA-GVHD)是一种少见但预后非常差的输血并发症，其发病机制是输入的血液制剂中含有大量具有免疫活性的淋巴细胞，而受血者免疫功能低下，未被受血者识别为外来物而植入，并针对受血者的细胞组织发起异体免疫反应，即引起极为严重的反应，主要表现为高热、全身皮疹、腹泻、肝功能损害等症状，因无特效治疗患者可于30天内死亡，死亡率高达90%以上。一般认为血液制剂中残留的白细胞数低于10^7，可使发生TA-GVHD的危害大为降低。

（三）防止某些输血相关病毒的传播

有些病毒如巨细胞病毒(CMV)、人类T淋巴细胞病毒Ⅰ型(HTLV-Ⅰ)以及克雅氏病(CJD)病原体朊病毒(prion)等与白细胞结合，或无法从感染的供血者血液中分离，而去除白细胞则可以防止这些病毒通过输血传播。我国CMV抗体阳性率达83%，CMV在器官和骨髓移植、反复输血和免疫功能低下的患者感染最为严重，并有潜伏、复发和致癌的倾向。HTLV-Ⅰ主要流行于日本、非洲和加勒比海沿海地区，输血感染率可达60%。我国在福建等省份已有报道。日本、美国等国家早已将HTLV-Ⅰ列入对献血者血液的必检项目，我国输血专家亦建议在高流行区开展献血者HTLV-Ⅰ筛查。CJD是一种死亡率极高的疾病，主要流行于英国，据报道英国可能有8万名献血者携带此病原体，难以保证输血安全，英国政府已于1998年决定所有临床应用的血液制剂都必须去除白细胞，尽可能防止CJD经血传播。

（四）预防HLA同种异体免疫反应和血小板输注无效

引起血小板输注无效的主要原因之一为同种异体免疫反应，其中80%以上是由HLA抗

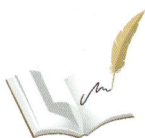

体所致。国外研究认为，一次输入白细胞总数不超过 5×10^7，即可延缓 HLA 同种免疫反应出现的时间，也就是去除了血小板制剂中 99% 以上的白细胞，可明显降低血小板输注无效的发生率。美国血库协会（AABB）的血液质量标准指出：预防同种异体免疫反应，输注的血液或血液成分中所残留的白细胞总数应少于 5×10^6 个，我国《全血及成分血质量要求》（GB 18469—2012）规定去白细胞单采血小板的白细胞残留量 $\leqslant 5.0 \times 10^6$ 个/袋。

（五）降低术后感染、肿瘤转移复发及输血相关免疫调节（TRIM）

输血有促进肿瘤生长、转移、复发及手术后感染增加的危险。大多数学者认为这与输血相关免疫调节有关。其机制如下。

1. 自然免疫功能下降　血液是一种含有多种物质的混合物，输注异体血可诱发 NK 细胞活性降低，使受血者自然免疫功能下降。如大量红细胞输注及铁负荷增加可使受血者网状内皮系统负荷过重等非特异性免疫功能下降。

2. 抗原特异免疫反应抑制　异体血液中可溶性 MHC – I 类抗原分子与 T 细胞抗原结合，阻止 Tc 细胞毒作用，诱发独特型抗体产生，降低 T 细胞功能。

有证据表明去白细胞输血可明显降低术后感染、肿瘤转移复发，提高输血疗效。

（六）减少输血相关急性肺损伤（TRALI）的发生

目前认为 TRALI 的发生可能与输血产生的白细胞抗体、泛素等有关，去除白细胞输血则可减少其发生率。TRALI 是发生于输血期间或输血后的并发症，其发病机制尚未完全阐明，临床亦无特异性的实验诊断标准和有效治疗措施。主要以急性缺氧和非心源性肺水肿为特点，因死亡率高（5% ~10%）越来越受到关注。

二、白细胞去除的方法

存在于全血及血液成分制剂中的白细胞，可采用多种方法去除，主要方法有：离心去白膜法、连续流动洗涤法、冰冻 – 融化甘油化的红细胞悬液、过滤法、吸附法以及高分子右旋糖酐或高分子羟乙基淀粉沉降法等，其中以过滤法最为理想、可靠。

（一）离心去白膜法

此方法可去除 65% ~88% 的白细胞，有可能降低 FNHTR 的发生率，但不足以预防 HLA 同种免疫的发生，而且红细胞有一定损失，回收率约 83% ~92%，此法已趋向淘汰。

（二）连续流动洗涤法

用生理盐水将红细胞洗涤 3 ~6 次，可清除绝大部分白细胞，每单位白细胞数 $< 2.5 \times 10^7$，优于去白膜法，但红细胞回收率仅 70% ~80%。

（三）冰冻去甘油法

主要用于稀有血型者的血液或自身血液的长期冰冻保存，在复苏去甘油洗涤过程中可去除绝大部分残留的白细胞（$< 10^7$/单位红细胞制剂），减少白细胞产生的输血不良反应，同时洗涤几乎可除尽血浆蛋白，预防血浆蛋白过敏反应或部分由血浆蛋白介导的发热反应。

（四）血细胞分离机采集法

单采少白细胞的血液成分可以减少血液制剂中的白细胞残留量。目前已有多款血细胞分离机可采集少白细胞的高纯度血液成分，特别是单采血小板，较之过滤去白细胞方法有

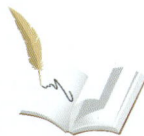

扫码"看一看"

明显的优点：完全没有有效成分的损失，无须再进行白细胞去除操作、不会造成血小板激活和细胞因子的释放等副作用。

（五）过滤法

过滤法是指采用白细胞专用滤器的方法过滤去除血液制剂中的白细胞，其原理为通过机械的阻滞作用以及依赖白细胞的黏附特性使血液通过特殊材料制成的滤膜后将白细胞黏附在其上。白细胞过滤器多是以尼龙纤维、棉花纤维、醋酸纤维、聚酯纤维、玻璃纤维、聚乙烯醇多孔板等为原料制造。根据其材料可分为阳离子型、阴离子型和中性白细胞过滤器。优质的白细胞过滤器，可以使每单位血液中残留白细胞数低于 10^6 个，红细胞回收率＞90%，血小板回收率≥85%（血小板型白细胞滤器）。由于 5×10^6 个白细胞可以引起临床输血白细胞抗体的产生，因此血液制剂经白细胞过滤器处理后可使白细胞抗体产生的概率大大降低。

20 世纪 70 年代，国外生产出专用于滤除血液白细胞的过滤器，白细胞滤除率可达90%；80 年代产品白细胞滤除率可达 99% 以上；90 年代则推出了以多种新材料如超细玻璃纤维膜、聚酯及聚氨基甲酸乙酯等复合材料制成的白细胞过滤器，对白细胞滤除效果更佳。现在，国内已经广泛开始使用国产的白细胞过滤器，其白细胞滤除效果可达 99.99%。

（六）免疫吸附去除法

基于白细胞表面所含有的抗原，应用其对应的特异性抗体，借助相关材料如磁珠、纤维柱、纤维膜等，将血液制剂中的白细胞进行去除，其优点是去除率极高，其缺点是成本太高。骨髓移植时常应用免疫磁珠吸附法去除相关白细胞。

三、白细胞去除的影响因素

影响白细胞去除效果的因素很多，首先与去除方法最密切，其次与材料等相关因素有关。以过滤法为例，白细胞过滤器的材料、滤除白细胞的方式及滤除白细胞的时间等。滤除的时间越早越好，白细胞滤器的性能受环境温度、过滤速度、过滤总量、白细胞数量及可塑性、血小板数量及活性、滤膜压力差、细胞悬浮液血浆含量、血液滤前保存时间等诸多因素的影响。因为随保存时间推移，白细胞发生衰亡、崩解、滤泡脱落等产生碎片、胞内物质释放等，这些物质存在于血浆中，借助过滤器是无法清除的，所以，为达到去除效果，实行在线去除是最佳时机（或称为新鲜血液去除白细胞）。

四、白细胞去除的效果评价

在白细胞去除后，通过测定血容量变化、有效成分（如红细胞、血小板等）回收率、白细胞去除率、白细胞残留量、细胞损伤（如红细胞损伤致游离血红蛋白）率等指标进行效果评价。从血液制剂中去除白细胞应满足以下条件：①白细胞去除率高，应达到 99% 以上，最好达到 99.99% 以上，白细胞残留量小于 2.5×10^6／单位血液制剂；②尽量减少有效细胞的损失，其回收率红细胞应＞90%，血小板应≥85%；③去除白细胞过程中，有效细胞应不受到损伤和不丧失其生理活性；④操作简单易行，不需要复杂设备。

选择适合的去除白细胞方法是减少不良反应或有效血液成分损伤的首要条件和措施，但无论任何方法去除白细胞，均可导致损失或带来不良反应。如临床应用白细胞滤器不可避免地要带来一些不良反应，例如对血小板的激活作用，对血液中氧化、呼吸爆发等一些

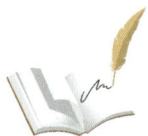

生化过程的激发作用以及红细胞的回收率和细胞的损伤等。目前，白细胞滤器对白细胞的清除率已经很高，开发新一代白细胞滤器的研究方向已经从提高对白细胞的清除率逐渐转向降低不良反应以及增加白细胞滤器功能。

第三节　血液辐照技术

扫码"学一学"

扫码"看一看"

20 世纪 70 年代，国外已经开始使用放射线对血液进行照射，改变血液的某些功能，目前国内外已有多种型号的血液辐照仪，专用于血液辐照处理。现在，血液辐照技术已广泛应用于造血干细胞移植、器官移植、大剂量化疗、放疗、先天性或获得性免疫功能障碍患者的输血，以预防输血相关性移植物抗宿主病（TA－GVHD）的发生。同时，血液辐照技术同样应用于预防血液制剂输注可能引发的病毒等经血途径的感染。由于异体血液中含有大量的淋巴细胞及 NK 细胞等免疫活性细胞，可以发动针对受体自身器官的免疫反应，导致 TA－GVHD 的发生。有报告认为 $4×10^4$ 个淋巴细胞就可使严重联合免疫缺陷症（severe combined immunodeficiency disease，SCID）患者发生 TA－GVHD，而去除淋巴细胞的方法，包括使用最先进的白细胞过滤器并不能完全将活性白细胞减少到足以杜绝 TA－GVHD 发生的程度。利用某些剂量的放射线辐照处理，可以完全灭活血液制剂中存在的活性淋巴细胞，阻止淋巴细胞的存活、种植、分裂和增殖。对可能发生 GVHD 患者来说，所有可能含有活性淋巴细胞的血液制剂都应该进行辐照处理，包括全血和细胞成分。辐照后的血液成分中红细胞质量无明显变化。对某些特定受血者，去白细胞过滤后的红细胞制剂也应经过辐照处理。

一、血液辐照的作用机制

用于血液制品辐照的射线一般有 γ 射线和 X 射线两种。放射源一般是 ^{137}Cs（铯）、^{60}Co（钴），同样可以使用直线加速器进行照射处理。两种射线辐射物理性能和损伤淋巴细胞的方式相同。放射性同位素衰变过程中产生射线，以电子粒子或次级电子形式所致的电离辐射作用，具有敏捷、快速地穿透有核细胞，直接损伤细胞核 DNA 或间接依靠产生离子或自由基的生物损伤作用杀伤或灭活淋巴细胞的作用。低剂量的放射性可导致单股 DNA 损伤甚至断裂，高剂量时可使细胞核 DNA 产生不可逆的损伤并干涉其正常修复过程，造成淋巴细胞丧失有丝分裂的活性和停止增殖。辐射作用只发生于辐照的瞬间。在辐照完成后这种杀伤作用就不存在了，辐照后的血液及其成分并没有放射活性，因此对受血者无任何放射杀伤作用。血液经辐照处理后对红细胞、血小板在体内的正常存活影响不大，对粒细胞作用功能的影响不明显。

二、辐照剂量选择和质量保证

（一）辐照剂量的选择

血液制剂的辐照剂量以其对被辐照物质的吸收剂量（absorbed dose）来计算，吸收剂量是指被放射线照射的物体从射线中吸收的能量。吸收剂量主要取决于照射剂量素。一般吸收剂量以戈瑞（Gy）或拉德（rad）为单位，1Gy 等于 100rad。血液制品的最佳辐照剂量的选择应使淋巴细胞特别是 T 淋巴细胞达到最大的灭活而对其他血液成分的损伤为最小。美国 FDA

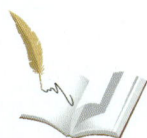

在 1993 年提出辐照中心剂量定为 25Gy，其他部位不低于 15Gy；欧洲学术委员会制定的辐照剂量范围是 25~40Gy，英国为 25~50Gy。国内一般推荐为 25~30Gy。

（二）辐照的质量保证

辐照血液制剂的照射效果与照射质量控制密切相关。血液辐照仪发出的实际照射剂量对血液各部分吸收的均一性、重复性直接影响 T 淋巴细胞的灭活程度，因此要对血液辐照进行严格的质量控制（表 7-6）。

表 7-6　血液辐照的质量控制

质控项目	要求	质控监测频度
照射剂量检测	照射中心的靶剂量定为 25Gy，其他部位的剂量不得低于 15Gy	^{137}Cs 每年 1 次，^{60}Co 每半年 1 次
剂量分布图	核对中心剂量率，并测定照射物表面的相对剂量分布	^{137}Cs 每年 1 次，^{60}Co 每半年 1 次
放射性物质衰变的校正		^{137}Cs 每年 1 次，^{60}Co 每季度 1 次

为了预防放射性的漏出，辐照仪周围用铅等物质作为屏蔽，每年应定期检测评价其屏蔽效果。

三、辐照血液的保存

AABB 规定红细胞辐照后保存不超过 28 天，最好尽快输注，输后体内 24 小时恢复率应 >75%；放射线辐照对血小板功能影响较小，美国 FDA 允许血小板可在保存期内任何时间均可以应用 50Gy 以下剂量进行辐照。

扫码"学一学"

第四节　病原体灭活技术

随着血液筛查方法的改善和检测水平的不断提高，血液的安全性得到了很大改进，但任何一种检测方法均存在"窗口期"，因而输血可以传播许多病毒、细菌和寄生虫所引起的疾病，血液的安全性仍然是人们关注的焦点之一。任何国家都不能对所有可能经过血液传播的病原体进行检测，此外，还有一些新发现或衍生的病原体进入献血者体内，给血液的安全性带来了巨大危害。对病原体进行灭活处理可能是一种更为周全的方法。人们研究了许多方法来对血液中的病原体进行灭活，以提高血液制品的安全性。血液成分病原体灭活是指用物理学、化学、光学、靶向核酸化学、生物学等方法将血液成分中的病原体去除或杀灭，从而阻止或减少输血传播疾病的可能。这些病原体灭活方法已成功应用于血浆成分，用于血小板和红细胞制剂的病原体灭活方法正处于临床试验阶段，欧洲已有血小板的核黄素/紫外光照射灭活法用于临床，而在我国常用亚甲蓝光照射灭活血浆病毒。

一、血液成分病原体灭活的必要性

目前，血液的安全性有对献血员进行严格的筛选以及对血液的病原体筛查的双重安全防护措施，对于输血相关的病毒感染性疾病的预防主要是对献血者所捐献的血液进行病原体的血清学检测和核酸检测，包括 HIV-1/2、HBV、HCV 和梅毒螺旋体检测。此外，还有些病原体并不作为常规检测项目，如 HTLV-I、庚型肝炎病毒（HGV）、戊型肝炎病毒（HEV）、细菌等病原微生物。虽然检测水平的不断提高大大降低了输血相关的病毒感染性

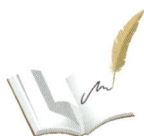

疾病的传播，但是仍有许多因素可能造成漏检或无法检测。造成存在血液病毒残余风险的主要原因如下。

（一）窗口期和试剂灵敏度、特异性原因

窗口期是指病毒感染后直到出现可检出病毒标志物前的时期。处于窗口期的感染者已存在病毒血症，血液具有传染性，但常规血液病毒标志物检测阴性，这样的血液检测结果合格，但如果输给患者可能导致相关病毒感染。另外，试剂不可能检出所有抗体、抗原等病毒标志物阳性的标本，存在所谓的假阴性结果，即使世界公认的优质试剂，其灵敏度也不可能达到100%，仍存在由于试剂灵敏度限制造成的漏检。

（二）已知病原体未完全实施常规检测

已发现大约有400余种病原体可经血液及其制品传播，由于技术原因，还没有适合大规模常规检测的技术和试剂，或人群阳性率低，尚未进行常规筛查。目前，常规血液筛查的病原体不过10种。国内，献血者仅检测 HBV、HCV、HIV、TP 感染的血清学标志物，国外（如美国等发达国家）还检测 HTLV、HCMV、Chagas（锥虫）等，国内学者提出对福建等地区应进行 HTLV 检测等。经输血传播的病毒还有：TT 病毒、SEN 病毒、G 型肝炎病毒、人疱疹病毒 8、人疱疹病毒 6、朊病毒、西尼罗病毒、Epstein – Barr 病毒、HTLV – Ⅰ/Ⅱ、B19、HCMV 等；原虫有：疟原虫、杜氏利什曼原虫、田鼠巴贝虫等；还包括许多细菌、螺旋体、弓形体等。

（三）新出现的病原体和未知病原体

尽管病毒学的研究和发展越来越深入，但每隔一定时期，总有新的威胁人类健康的病毒出现，如新出现的埃博拉病毒，同时血液中可能存在的未知病原体也不能做到及时筛查。

（四）非技术性因素

采供血机构实验室每天检测大量标本，特别是样品采集、运输、贮存、编号及登记仍存在人工操作，难免出现人为差错。即使自动化检测仪器和电脑管理，也不能完全避免人为差错。

鉴于以上原因，有必要采取措施进一步提高血液的安全性，依赖于如病原体灭活技术的应用。

二、血液成分病原体灭活的方法

病原体灭活的要求是能有效去除和杀灭病原体，同时最大限度地保持有效血液成分的活性和治疗作用。目前公认的病原体灭活方法包括以下特点：①可应用于不同血液制品；②可被生产企业商品化；③应有大量临床前和临床研究资料，④方法适用性强。不同的血液成分可使用不同的病原体灭活方法，见表7-7。

表7-7　常用的血液病原体灭活方法

血液成分与制品种类	病原体灭活方法
白蛋白	低温乙醇法
	巴斯德消毒法
	层析法

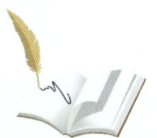

血液成分与制品种类	病原体灭活方法
紫外线照射法	
免疫球蛋白类（IVIG、HBIG 等）	热力法
	放射线照射法
	有机溶剂/清洁剂法（SD 法）
	紫外线照射法
	低 pH – 胃蛋白酶法
血浆	有机溶剂/清洁剂法（SD 法）
	亚甲蓝（MB）/光照法
	补骨脂（S – 59）/紫外线照射法
	核黄素 + 紫外线或可见光
	巴斯德法
	压力循环法
血小板	补骨脂（S – 59）/紫外线照射法
	核黄素/光照射法
	部花菁光敏剂法
	GV（Gilvocarcin V）
红细胞	酞菁类化合物法
	部花菁 540 法
	亚甲蓝法
	卟啉衍生物法
	金丝桃蒽酮法
	S – 303
	PEN110

（一）物理学方法

1. 加热　最早研究和使用的病原体灭活方法是加热法，包括干热法和湿热法（巴斯德消毒法），其机制是：①通过热量传递抑制蛋白质类酶的活性；②损伤细菌胞膜和胞壁；③使核酸变性、二酯键断裂、脱嘌呤；④使病毒外膜蛋白和衣壳蛋白变性，使病毒包膜上的糖蛋白棘突发生改变，从而阻止病毒吸附于宿主细胞；⑤破坏病毒复制时所需的酶类，使病毒不能复制。目前采用的都是高温（60℃、80℃等）和长时间加热。加热法主要用于白蛋白、Ⅷ、Ⅸ因子复合物等血浆蛋白的病原体灭活。

2. 层析法　利用各种组分与固定相亲和力或互相作用方面的差别实现各组分的分离，可应用于 FⅧ、FⅨ 等凝血因子的制备，但去除不彻底。

3. 膜过滤法　纳米膜过滤技术主要利用病毒颗粒与蛋白分子大小差异，通过直径小于病毒而大于血液中的有效成分（蛋白分子）的均匀纳米级的滤膜（如树脂膜）将病毒去除。该法主要用于注射免疫球蛋白制品的过滤或/和其他方法如有机溶剂/清洁剂法、加热法等合用进一步提高血液成分的安全性，一般不单独用。

4. 压力循环法　压力循环技术是 2000 年美国报道的血浆病原体灭活的新技术。灭活的可能机制为在低温和循环压力下，病毒内多种蛋白质亚单位及蛋白 – 核酸复合物发生解离，造成病毒的死亡。该技术已成功用于食品消毒，对血浆病原体灭活还处于试验阶段。

5. 放射线法　放射线照射（如^{60}Co、^{137}Cs）具有直接作用和间接作用：①直接作用的机理

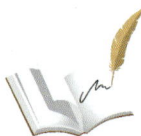

为离子射线主要是光子存储能量到"靶结构"上，这些能量的转移导致分子的外部电子从分子上移位而破坏共价键；②间接作用的机制为射线作用于水分子、氧分子或其他的分子，形成高活性的自由基和活性氧，使病原体核酸断裂。该法可应用于处理凝血因子Ⅷ、单克隆抗体、蛋白制品如白蛋白、α1 - 蛋白酶抑制剂等。

（二）化学方法

1. 臭氧　臭氧可使氧化酶类氧化分解，对脂包膜和无脂包膜均有效，但该法正处于研究阶段。

2. β - 丙内酯　β - 丙内酯是一种高效光谱杀菌剂，能直接与核酸起反应，且对血浆蛋白和红细胞的损害作用较小，并能在血浆中很快分解为无毒的丙内酸，但该法有致癌的风险，主要用于各种疫苗的病毒灭活。

3. 有机溶剂/清洁剂法（solvent/detergent，S/D）　有机溶剂的杀病毒作用众所周知，有机溶剂与清洁剂可协同作用，清洁剂结合到脂包膜上，在有机溶剂协助下使脂包膜破裂、解体，从而达到灭活脂包膜病毒的目的。应用有机溶剂/清洁剂技术能对血浆中带有包膜的病毒进行灭活，而对无包膜病毒无效。1985 年首次批准 S/D 灭活技术应用于凝血因子浓缩物的病毒灭活处理，并由此成为全世界最广泛使用的血浆蛋白制品的病毒灭活方法。通过输血传播的主要病毒如 HIV、HBV 和 HCV，均为脂包膜病毒，可经 S/D 处理而被有效灭活；然而对非包膜病毒尤其是甲型肝炎病毒（HAV）和微小病毒 B19 则不受影响；另外，与克雅病相关的朊病毒也不能被 S/D 处理所灭活。

4. 低 pH 加蛋白酶法　该法主要应用于静脉注射免疫球蛋白的病原体灭活，是制备静注免疫球蛋白制品的主要病原体灭活方法之一，其杀灭病毒的机制不详。

5. 低 pH 加辛酸盐法　辛酸盐是一种脂肪酸，长期以来一直用作白蛋白溶液的稳定剂以及某些血浆蛋白的沉淀剂。在低 pH 条件下，辛酸盐呈现最大的非离子化形式，从而能达到最佳的灭活病毒效果。该法可用于血浆、白蛋白、静脉注射用免疫球蛋白（IVIG）等的病原体灭活，而且速度快。但对于脂包膜病毒无效，同时可致部分 IgG 形成多聚体。

6. 核黄素/光照射法　核黄素又名维生素 B_2（riboflavin），是人体必需的水溶性维生素之一，分别由 1 个核醇、异咯嗪环和糖基侧链组成，具有可逆的氧化还原特性。核醇结构可以与 DNA 或 RNA 核酸链相结合，在紫外光（波长 221nm、267nm 和 371nm）、可见光（445nm 波长处）的照射下吸收光子的能量，使核酸链上的鸟嘌呤残基断裂，引发病原体核酸链结构发生改变，使病原体丧失复制活性，从而达到灭活病原体的效果。

核黄素可以穿过细胞膜，故对包膜病毒、非包膜病毒、细胞内病毒及细菌等均能有效灭活。其灭活血小板中病毒效果见表 7 - 8，对血小板的作用不影响血小板输注的临床疗效。经核黄素/光照射法处理后的血浆凝血因子活性有所下降，但仍处于正常范围内，可以为临床所接受。

表 7 - 8　核黄素加 450nm 波长可见光灭活血小板中病毒效果

病毒	灭活后降低的病毒滴度（log）
伪狂犬病毒	6.2
猪细小病毒	≥8.0
牛腹泻病毒（BVDV）	5.75
细胞内 HIV	6.46

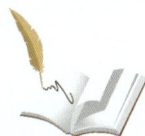

核黄素/光照射法病毒灭活技术是较有前途的血液病毒灭活新方法。由于各种血液成分对核黄素的用量和光照强度均有不同，除血小板制剂外，血浆和红细胞成分也可用核黄素加光照处理以灭活多种病原体，但目前还没有成熟的产品上市。

7. 亚甲蓝/光照法（吩噻嗪类染料法） 亚甲蓝（methylene blue，MB）又称美蓝，分子量为 319 185。最大吸收峰为 670 nm，属噻嗪类光敏剂。亚甲蓝/光照法被认为是一种安全、有效、实用的单袋血浆病原体灭活方法，其灭活原理是亚甲蓝与病毒的基因核酸以及病毒的脂质包膜相结合，在可见光（光诱导）氧化损伤的作用下，使病毒的核酸断裂，包膜破损，从而使病毒完全失去穿透、复制及感染能力。

亚甲蓝/光照法可以杀灭大多数脂质包膜病毒，包括 HIV、HBV 和 HCV，但是对非脂质包膜病毒，如 HAV、B19 等杀灭效果不理想。亚甲蓝/光照法制备的病毒灭活新鲜冰冻血浆（MB－FFP）已在欧洲临床上广泛使用。一些特定的凝血因子如 FⅧ和纤维蛋白原对 MB 非常敏感，经 MB 处理后其功能与未处理过的血浆相比活性下降30% ～40%。在我国，商品化的亚甲蓝/光照法血浆病毒灭活器材已广泛得到应用，对提高我国输血安全水平具有促进作用。

8. 补骨脂/紫外线照射法 补骨脂是一种低分子量的呋喃类香豆素。在没有紫外光的情况下，补骨脂能反向插入到 DNA 或 RNA 的螺旋区域；而在紫外光（UVA）的激发下，补骨脂与 DNA 或 RNA 中的嘧啶相互作用形成共价化合物单体，然后再与核苷酸发生交联，最终使病原体的基因组无法复制，达到灭活效果。

补骨脂/紫外线照射法对包膜病毒和一些非包膜病毒（如轮状病毒、嵌杯样病毒、蓝舌病毒）都具有灭活作用，可用于血浆和血小板中病毒、细菌等病原微生物及白细胞的灭活，不足之处是不能用于红细胞制品的灭活。经补骨脂/紫外线照射法处理后的血液成分，需用特殊仪器去除残留的补骨脂衍生物（S－59）。

9. 血卟啉衍生物法 卟啉类光敏剂如血卟啉衍生物、双血卟啉乙醚等活性成分为双卟啉醚，与病毒包膜中的脂蛋白和糖脂具有亲和力，经光学作用后，病毒包膜的完整性遭到破坏。可用于全血中的病原体灭活，但对细胞膜可能有损伤。

10. 酞菁类化合物法 酞菁类化合物法作为光敏剂的特点是需要长波红光（630nm 或 670nm）照射，可杀灭脂包膜病毒。近来发现酞菁硅（Pc5），杀病毒效果更优，还可处理血细胞比容达35%的制品。加入自由基（如水溶性维生素 E）清除剂可减少对红细胞膜的损伤，不足之处在于光照剂量大和透射能力差故而要求红细胞液层薄，不适于常规应用。

11. 部花菁 540（MC540） MC540 加上可见光照射可以用于红细胞制品的病原体灭活，主要是通过光激活作用产生活性氧而对病毒包膜起破坏作用。MC540 对病毒包膜的亲和力大于红细胞膜，因而在杀灭病毒时对红细胞损伤较小。

12. 金丝桃蒽酮法 金丝桃蒽酮依靠氧的存在起作用，在无光照时也具有病原体灭活作用，而光照可以增加其作用，机制是通过产生活性氧杀灭病毒，可用于红细胞的病原体灭活。

（三）靶向核酸化学灭活方法

1. S－303 补骨脂衍生物 S－303（锚定连接效应子）由锚定子、效应子和锚状分子三部分连接在一起，锚状分子两端是其活性基团（β2 丙氨酸羧基），当 pH 发生改变时被激活并

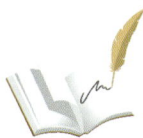

与核酸牢固结合，在效应子作用下核酸发生广泛交联，抑制病毒的转录和复制，从而灭活病毒，可用于红细胞中的病毒灭活。

S-303 系统是利用一系列互相连接的容器制成一种封闭系统，可对容器中病原体进行灭活处理。红细胞在室温下孵育 8 小时，在这个过程中病原体完全被灭活，同时 S-303 降解为无活性的带负电荷的复合物 S-300 分子。该技术可灭活高滴度的 HIV、鸭 HBV、疱疹性口炎病毒、单纯疱疹病毒、革兰阴性以及革兰阳性细菌等。

2. PEN110　PEN110(乙撑亚胺衍生物)是用于血液病毒灭活的一种分子量小、水溶性好的阳离子化合物，能顺利扩散通过细胞膜，其烷基链上的阳离子容易与核酸上游离的磷酸盐残基及活性中心的鸟苷 N7 共价结合，形成氮杂环丙烷(氮丙啶)结构。该结构可以阻碍 DNA 的继续合成，自身稳定性差，可能通过酶促作用而脱落，出现链的断裂，由此使正常 DNA 模板损伤，不能正常复制，病毒因而被灭活，可用于红细胞悬液中的病原体灭活。

(四) 生物学方法

抗体中和法即利用特异性抗体与血浆或其成分中游离病毒的蛋白抗原相结合，中和及去除病毒。该方法具有不影响血液成分的功能、不形成新的抗原、血液稳定剂不影响其作用、消毒后不必去除人为的抗体、费用较低等优势，但作用单一，对细胞内的病毒效果尚不确定。总之，每一种病原体灭活和去除方法都有其适用范围、优势和局限性，故提倡应采取不同灭活方法的联合使用，如光敏剂和紫外光或可见光、有机溶剂/清洁剂和免疫层析联用处理红细胞、血小板或血浆等。

三、血液成分病原体灭活的验证

由于血液病原体灭活的效果受许多因素的影响，因此必须对其进行验证，验证的目的是证实病原体灭活方法能有效地灭活/去除所有可能污染血液成分的病原体。

(一) 病原体灭活的标准和验证病毒的选择

原国家药品监督管理局于 2002 年制定的《血液制品去除/灭活病毒技术方法及验证指导原则》指出对于具体的灭活方法要求病毒降低量应 ≥4logs，其去除/灭活病毒才是有效的；如因检测方法造成病毒降低量 <4logs 时，应盲传三代，如无病毒检出，方可认为是有效的灭活病毒方法。

血液病原体灭活效果的评价除考虑病毒去除/灭活时量的变化外，同时也要研究病原体灭活的动力学。因为病原体灭活通常不是简单的一级反应，往往是起始反应速率快，其后变慢。如果病毒残留量很快降到最低检出限度值，说明此方法灭活病毒效果很好；如果病原体灭活速率缓慢，在灭活结束时才达到最低检出限度值，则表示该方法可能无效，或者残留的指示病毒对该灭活方法有抵抗力，该病原体灭活方法无效。

《血液制品去除/灭活病毒技术方法及验证指导原则》【2002】指出：指示病毒要求应该选择经血液传播的相关病毒(如 HIV)，不能用相关病毒的，要选择与其理化性质尽可能相似的指示病毒；指示病毒滴度应该尽可能高(病毒滴度应 $\geq 10^6/\text{ml}$)。经血液传播疾病的相关病毒及验证可选用的指示病毒见表 7-9。

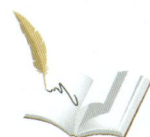

表 7-9　血液传播疾病的相关病毒及验证可选用的指示病毒

病毒	基因组	脂包膜	大小(nm)	指示病毒
HIV	RNA	有	80～100	HIV
HBV	DNA	有	45	鸭乙型肝炎病毒、伪狂犬病毒
HCV	RNA	有	40～60	牛腹泻病毒、Sindbis 病毒
HAV	RNA	无	27	HAV、脊髓灰质炎病毒、脑心肌(EMB)炎病毒
B19	DNA	无	20	犬细小病毒、猪细小病毒
SARS	RNA	无	80～120	猫冠状病毒(BCV)禽传染性支气管炎病毒(IBV)

（二）验证方法

1. 细胞培养　细胞培养技术自建立以来，一直作为病毒学研究的手段，如病毒的增殖、定量，研究病毒与宿主细胞的相互关系，病毒的诊断与治疗，用于检测病毒与防治病毒的生物制品的开发与生产，尤其是在病原体灭活技术的研究方面有广泛的应用价值，被认为是目前检测病毒感染性存在与否的最可靠方法。

2. 鸡胚培养　鸡胚培养技术已被广泛应用于病毒学研究，许多动物病毒、人类病毒都能在鸡胚上增殖。鸡胚培养不仅可用于病毒分离鉴定、疫苗生产、抗原制备、病毒性质及抗病毒药物的研究，而且可用于病原体灭活方法的研究，是一些国家官方批准的病原体灭活试验方法。

3. 动物试验　动物试验是最早用于病毒学研究的实验技术，尽管组织培养技术的进展替代了大部分的动物试验，但动物试验仍然是科学研究的有用工具。

4. 免疫学和分子生物学方法　在现代免疫学中，酶联免疫吸附试验(ELISA)是目前应用最广泛的病毒抗原、抗体检测技术；化学发光技术近来受到重视和应用；在分子生物学技术中，多聚酶链式反应(PCR)技术的高度敏感性和特异性，使病毒性疾病的检测技术有了大的飞跃，尤其是该技术特别适用于难以分离培养和其他方法不易检测的病毒。

随着新的病原体不断在献血人群中被发现，血液病原体灭活技术将面临新的挑战。目前没有一种病原体灭活技术可以对所有类型的病毒进行灭活而不影响血液及其成分的质量。病原体灭活应根据成分血的具体要求选用恰当的广谱、高效、安全的灭活方法，主张联合使用两种以上原理不同的去除和/或灭活病原体的方法，严格质量管理和灭活方法的确认，以最大限度地提高临床输血的安全性。

第五节　细胞治疗

随着医学研究的不断深入，人们逐渐认识到，细胞是生命的基础，细胞健康是人体健康的基础。世界卫生组织对疾病康复的新定义是："治愈疾病最根本的途径是修复细胞、改善细胞代谢、激活细胞功能。"由此可见，疾病康复的标准已经要求达到细胞康复的水平。在这种趋势下应运而生的细胞生物治疗技术，是利用生物工程的方法获取人体某一特定类型细胞、利用其具有的特殊功能来治愈人类某些疾病的方法，是传统医学治疗手段之外的一种全新的疾病治疗模式，是 20 世纪以来，继微创治疗技术和器官移植技术之后，能够代表未来医学发展方向的另一实用技术之一。

细胞治疗(cellular therapies)是指利用某些具有特定功能的细胞的特性，采用生物工程

扫码"学一学"

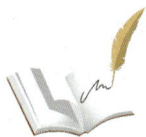

方法获取，或/并进行体外扩增、培养等处理后，使其具有增强免疫、杀灭病原体和肿瘤细胞、促进组织器官再生和机体康复等治疗功效，从而达到治疗疾病的目的。一般将细胞治疗分为功能介入性细胞治疗（亦有称为细胞过继治疗）和再生性细胞治疗（或简称为再生治疗/再生医学）。

细胞治疗是以功能性细胞为主体的治疗方法，可以作为一种独立的治疗方法，也可与常规的手术方法、化学药物等治疗方法联合应用于临床。其目前治疗的疾病包括：损伤性疾病、退性行疾病、造血功能衰竭性疾病、恶性肿瘤、免疫性疾病等。治疗性细胞可以是患者自身来源的，也可以是同种异体来源的。治疗方法可以是一般的输注，也可以是移植。

一、干细胞治疗

干细胞（stem cell，SC）是具有自我复制、高度增殖和多向分化潜能的细胞群体，可以通过细胞分裂维持自身细胞群的大小，同时又可以进一步分化成为多种组织细胞，构成机体各种复杂的组织器官。干细胞按分化潜能可分为以下三类：全能型干细胞（totipotent stem cells）、多能型干细胞（pluripotent stem cells）和单能干细胞（unipotent stem cells）。在细胞治疗领域，干细胞有着良好的应用前景。目前应用较成熟的是成体干细胞，包括造血干细胞和间充质干细胞（mesenchymal stem cells，MSCs）等。

（一）造血干细胞移植

造血干细胞移植是指对患者进行全身放疗、化疗和免疫抑制预处理后，将正常供者或患者自身的造血干细胞回输到患者体内，以重建其正常的造血与免疫功能。根据造血干细胞来源可分为骨髓造血干细胞移植、外周血造血干细胞移植、脐血造血干细胞移植。目前临床应用最多的是造血干细胞移植（hematopoietic stem cell transplantation，HSCT）。通过动员采集外周血中的干细胞进行造血干细胞移植称为外周血造血干细胞（peripheral blood stem cell，PBSC）移植，现为临床常用。

（二）间充质干细胞治疗

间充质干细胞（MSCs）是近年来干细胞生物学研究中发现的重要细胞之一。MSCs 是存在于骨髓中的一类非造血干细胞，在适宜的条件下可以分化为多种组织细胞，如成骨细胞、软骨细胞、成肌细胞、神经细胞等。MSCs 具有来源充足，容易获取，易于培养和自体移植，不存在伦理问题、道德和法律争议等优点，克服了胚胎干细胞的弊端，在临床具有广阔的应用前景。MSCs 存在于多种组织中，特别是脐血来源的 MSCs 较为原始，分化能力强，可在体外进行分离、培养，扩增迅速，且生物性能稳定，多次传代扩增仍能保持旺盛功能，可以为实验和临床提供充足的细胞来源。

（三）体外培养血液细胞

干细胞研究领域的进展使人们看到了开发生产血液细胞的可能，利用干细胞体外培养生产成熟的有功能的红细胞和血小板等血细胞已成为研究热点。

1. 利用干细胞体外扩增成熟红细胞　体外培养扩增红细胞主要是利用造血干细胞（hematopoietic stem cells，HSCs）和胚胎干细胞（embryonic stem cells，ESCs）。在体外将造血干细胞扩增培养为成熟的红细胞，首先需要利用红细胞生成素（EPO）、干细胞因子（SCF）、IL-3 等细胞因子刺激使其大量扩增并诱导其向红系分化，然后再单独应用 EPO 刺激使其

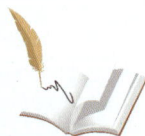

进一步扩增，最后通过基质细胞的支持使幼稚红细胞脱核成为成熟的红细胞。

ESCs 则具有无限增殖、自我更新和多向分化的特征，可以分化发育成机体几乎所有的细胞类型。利用胚胎干细胞体外生产红细胞具有相类似的过程。首先培养胚胎干细胞使其形成胚胎小体(EB)，然后将胚胎小体内的细胞分离，接种到含 EPO 和 Kit 配基的羟甲基纤维素培养基内培养，得到的大多数克隆为红系前体细胞，其中包括 CD34$^+$ 细胞。分离的 CD34$^+$ 造血干细胞可进一步分化成熟为红细胞。

2. 利用干细胞体外扩增成熟血小板 体外培养血小板所用的干细胞可以是胚胎干细胞(ESCs)、造血干细胞(HSCs)和诱导型多能干细胞(induced pluripotent stem cell，iPS)。利用这些干细胞均可在体外进行诱导分化为成熟的血小板，其方法类似于干细胞体外扩增生产红细胞，只不过采用的细胞因子更换为血小板生成素(thrombopoietin，TPO)和类似的巨核细胞培养条件。

体外培养生产血液细胞的研究已取得一定的进展，但由于所面临的干细胞来源不足、生产成本过高、产品的规模化和标准化还进一步研究，离真正的临床应用还有相当一段路要走。

随着对干细胞基础研究的深入，多种来源于骨髓、外周血、肝脏、脾脏、胰腺等的干细胞或祖细胞已证实在体外可以诱导分化为多种组织细胞，在植入模型动物体内后，可以改善患病动物的症状。干细胞治疗在多种疾病中有着广阔的应用前景，如帕金森病、阿尔茨海默病、1 型糖尿病、糖尿病足、肌营养失调、闭塞性脉管炎、骨折、股骨头坏死、肝炎、肝硬化等。

二、树突状细胞治疗

(一) 树突状细胞的生物学功能

树突状细胞(dendritic cell，DC)是体内功能最强的专职抗原提呈细胞之一，它可激活初始 T 细胞增殖，诱导初次免疫应答，在抗肿瘤细胞免疫应答中发挥重要作用。利用 DC 治疗肿瘤最常用的技术为 DC 肿瘤疫苗(简称 DC 瘤苗)，通过体外诱导培养 CD34$^+$ 造血干细胞或外周单核细胞分化成为成熟的 DC，以此负载肿瘤抗原，回输体内后诱导激发针对特异性抗肿瘤细胞免疫应答，达到杀伤肿瘤细胞并产生免疫记忆的目的。

(二) 树突状细胞的临床应用

以 DC 为基础的细胞治疗是目前肿瘤生物治疗发展的重要方向。细胞因子诱导的杀伤细胞(cytokine - induced killer，CIK)和 DC 细胞共培养的免疫治疗联合放疗、化疗及手术治疗，有助于减少恶性肿瘤的转移与复发，进一步提高临床疗效，对于改善患者的生活质量具有重大意义。

1. 抗肿瘤 利用 DC 治疗肿瘤最常用的技术为 DC 肿瘤疫苗，有些瘤苗已进入 Ⅱ 或 Ⅲ 期临床试验阶段，如对黑色素瘤、非霍奇金 B 淋巴瘤以及某些预后不良的恶性肿瘤的治疗。

2. 自身免疫性疾病 DC 对维持 B 细胞的成熟和分泌免疫球蛋白有重要作用，B 细胞稳态的改变导致过多抗自身抗体的产生也是自身免疫性疾病发生的主要体液免疫机制。因此，DC 与自身免疫性疾病关系密切，可作为自身免疫性疾病治疗的新靶点。许多研究表明，通过药物调节 DC 的功能可能治疗自身免疫性疾病，如 IFN - β 通过提高 DC 表面抑制因子程序性死亡配体 - 1(PDL - 1)的表达进而抑制 T 细胞的激活而达到治疗多发性硬化症的目的。

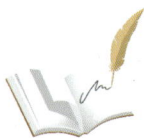

3. 移植免疫耐受　在移植免疫中，DC 是启动免疫排斥反应还是维持免疫耐受取决它们的起源以及成熟状态，成熟 DC 启动免疫排斥及移植物抗宿主病（GVHD）反应，未成熟 DC（iDC）及淋巴样 DC 则可以诱导免疫耐受。DC 诱导免疫耐受的机制是耐受性 DC 提呈抗原时不能提供共刺激分子或者提供抑制性刺激分子，使 T 细胞应答无能、死亡或者激活调节性 T 细胞对免疫应答进行负调控。

三、自然杀伤细胞治疗

自然杀伤细胞（natural killer cell，NK）是机体抗感染和防止细胞恶性转化的重要免疫调节细胞，无须抗原预先致敏即可直接杀伤靶细胞，包括肿瘤细胞、病毒或细菌感染的细胞以及机体某些正常细胞。自然杀伤细胞抑制性受体（KIR）独特型不相容引发的 NK 细胞异源反应性在异基因骨髓移植中促进移植物植入、预防移植物抗宿主病（GVHD）发生以及增强移植物抗白血病（GVL）作用，已经成为国内外研究热点。

（一）体内扩增、激活 NK 细胞

NK 细胞的免疫治疗主要是利用细胞因子体内扩增、激活 NK 细胞和体外产生 LAK、CIK 细胞杀伤自体肿瘤细胞。联合应用 IL－2 和其他细胞因子（如 IL－12，IL－15，KL，FL）可能达到更好的体内和体外扩增 NK 细胞的效果。

（二）同种异体反应性 NK 细胞与异基因骨髓移植

异基因骨髓移植是治疗白血病的有效手段，但原发病复发仍难以解决。NK 细胞受 KIR 的负调节，能对异基因产生反应，以减轻瘤负荷，从而可以使半相合非清髓移植又不使用严重的免疫抑制预处理而获得成功。同种异体反应性 NK 细胞具有足够强的免疫抑制作用，可增强移植物抗白血病（GVL）作用，却不会引起移植物抗宿主病（GVHD）的发生，可促进非清髓预处理后相合或不相合移植物的植入。

四、细胞因子诱导的杀伤细胞治疗

细胞因子诱导的杀伤细胞（cytokine－induced killer，CIK）是人外周血单个核细胞（peripheral blood mononuclear cells，PBMC）在体外经 CD3 单抗和多种细胞因子（IFN－γ、抗 CD3 单抗、IL－2 等）刺激后获得的以表达 CD3$^+$ CD56$^+$ 标志为主的免疫效应细胞，具有 T 淋巴细胞的杀瘤活性和 NK 细胞的非 MHC 限制性的杀瘤优点。目前，CIK 细胞治疗已用于肾癌、黑色素瘤、结肠癌、淋巴瘤等多种肿瘤的临床研究，并取得了一定的治疗效果，对改善肿瘤患病生命质量和延长生存期具有非常积极的作用。

（一）CIK 细胞在治疗白血病中的应用

CIK 细胞在急性髓系白血病的细胞免疫治疗、急性髓系白血病的微小残留病灶治疗方面均具有广泛的应用价值，不仅有防止复发的作用而且输注安全，但临床疗效与患者体内的白血病负荷大小有关。

（二）CIK 细胞抗肿瘤作用

CIK 细胞过继免疫疗法能明显提高癌症患者免疫功能，改善临床症状，延长生存期，且无毒副作用。针对那些不能手术、手术后放化疗不敏感的患者及手术和放化疗后需要继续治疗的患者，应用 CIK＋DC 细胞治疗被认为是新一代抗肿瘤过继细胞免疫治疗的首选

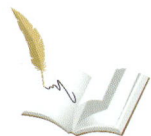

方案。

细胞治疗是一种新的治疗方式，与传统的药物治疗相比，具有特异性强等特有的优势，但其应用范围也有一定的限制，且细胞的来源和制备也是阻碍其临床应用的一个难点。细胞治疗在临床上的推广才刚起步，目前主要是对其他治疗的一个补充。但随着科技的不断发展以及对各种疾病认识的不断深入，细胞治疗的优越性将会逐步体现出来，其临床应用会日益突出，疗效评价也将更为完善。

五、细胞再生治疗

随着免疫学、基因修饰、干细胞生物学、组织工程学等相关研究的快速发展，全球在细胞治疗领域取得了显著的进步，我国的细胞治疗也正在迅速发展，并出现了一系列的临床成果。如基于干细胞自我更新和多向分化的特性，诱导干细胞制备出多种特定类型的功能细胞用于细胞替代治疗已经成为现实，部分研究成果已经在心血管系统疾病、糖尿病、退行性疾病、自身免疫性疾病等重大疾病治疗中得到应用。

人们已研究或应用细胞，各种干细胞如胚胎干细胞、造血干细胞、骨髓间充质干细胞（MCS）、肌肉干细胞、成骨干细胞、内胚层干细胞、视网膜干细胞、胰腺干细胞、脂肪干细胞等进行体外处理或体外与体内相结合处理技术形成功能性细胞，达到治疗目的。以色列工学院最近宣布科学家首次从胚胎干细胞中培养出人类心脏组织，并且有新生心脏组织的电特性和机械性。2000年10月，加拿大科学家采用成人胰岛细胞移植治疗糖尿病获得成功。我国福州谭建明教授自2002年建立了经门静脉肝内移植胰岛细胞和无激素免疫抑制剂治疗方案。MCS进行诱导可向软骨细胞分化，并能分泌特异性Ⅱ型胶原基质，有望成为工程化软骨的种子细胞。MCS同样可以诱导分化为肌细胞，成为肌萎缩、肌营养不良时促进肌组织再生的靶细胞。对某些基因突变所致的遗传性疾病可分离其自身的MCS体外进行改造，敲除突变基因，导入正常基因，然后重新输入体内，既纠正了遗传缺陷，又避免发生移植反应。再生细胞治疗有可能成为人类治疗疾病的最有效的治疗手段。

作为目前最复杂的生物疗法，细胞治疗依然有许多的技术难点尚未突破，确切的作用机制还不清晰。细胞治疗伦理、细胞制品质量控制、肿瘤的CAR－T和CAR－NK细胞治疗、肿瘤的免疫检查点疗法、T细胞过继免疫治疗、干细胞移植治疗、基因编辑技术与干细胞的结合使用、基因修饰化细胞治疗、微囊化细胞移植治疗、3D打印在组织工程中的应用等，以及临床应用的有效性和安全性是目前关注和争论的焦点。

本 章 小 结

治疗性单采术是通过采集、分离、去除患者循环血液中的病理性成分，以去除或减少病理性成分对患者的致病作用，并调节和恢复患者的生理功能，回输其正常成分，并补充一定溶液或正常血浆，以达到治疗疾病的目的。TA是现代医学中一种特殊的治疗形式，应用得当可获得其他治疗方法所不能取得的良好效果。随着血液成分分离机不断改进及相关技术的日趋完善，应用范围将日益广泛，目前本技术已用于很多疑难疾病的治疗。它包括治疗性血细胞单采术和血浆置换术两个方面。

白细胞去除技术是一类去除血液及血液成分中残留白细胞的技术，主要的方法有滤除

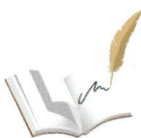

法、连续流动洗涤法、离心去折膜法、冰冻去甘油法、免疫吸附法等，每一种各有其特点，其中免疫吸附法和滤除法的有效性更高。去除血液及血液成分中的白细胞有利于降低诸如发热性非溶血性输血反应、输血相关性移植物搞宿主病、HLA 同种免疫反应、血小板输注无效、输血相关性病毒感染等输血并发症。白细胞的去除效果受多种因素的影响。

放射线辐照处理技术可杀伤或灭活血液及血液成分所残留活性淋巴细胞，阻止淋巴细胞的存活、种植、分裂和增殖。其机制主要为低剂量的放射性可导致单股 DNA 损伤甚至断裂，高剂量时可使细胞核 DNA 产生不可逆的损伤并干涉其正常修复过程，造成淋巴细胞丧失有丝分裂的活性和停止增殖。血液经辐照处理后对红细胞、血小板在体内的正常存活影响不大，对粒细胞作用功能的影响不明显。

血液成分病原体灭活是指用物理学、化学、光学、靶向核酸化学、生物学等方法将血液成分中的病原体去除或杀灭，从而阻止或减少输血传播疾病的可能。病原体灭活方法已成功应用于血浆成分，用于血小板和红细胞制剂的病原体灭活方法正处于临床试验阶段，欧洲已有血小板的核黄素/紫外光照射灭活法用于临床，而在我国常用亚甲蓝光照射灭活血浆病毒。

细胞治疗是指采用生物工程方法获取具有特定功能的细胞，进行体外修饰、扩增、培养等处理后，使其具有增强免疫、杀灭病原体和肿瘤细胞、促进组织器官再生和机体康复等治疗功效。一般将细胞治疗分为功能介入性细胞治疗和再生性细胞治疗。细胞治疗已经在肿瘤、心血管系统疾病、糖尿病、退行性疾病、自身免疫性疾病等重大疾病治疗中得到应用。但是，细胞治疗作为目前最复杂的生物疗法，依然有许多的技术难点尚未突破。

扫码"练一练"

（曾小菁）

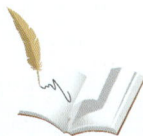

第八章　血液成分的制备和保存

> **教学目标与要求**
>
> 1. **掌握**　常见血液成分的种类及制备原理和保存要求。
> 2. **熟悉**　红细胞、血小板、血浆和冷沉淀凝血因子的制备方法。
> 3. **了解**　红细胞、血小板、血浆和冷沉淀凝血因子的质量标准。

第一节　概　述

　　血液是在血管内循环流动的液体，它作为"运输线"与各组织器官进行着物质和能量交换，为机体的生存与发展提供了一个相对稳定的内环境。血液的这些生理功能是通过各组成成分实现的。血液由血细胞和血浆两部分组成。血细胞包括红细胞(red blood cell)、白细胞(white blood cell)和血小板(platelet)，这些是血液中的有形成分，占血液总体积的 40%~50%。血细胞中以红细胞居多，它能够运输氧气和二氧化碳，在肺脏和人体组织间进行气体交换。白细胞是人体的健康卫士，它分为粒细胞(包括中性粒细胞、嗜碱性粒细胞和嗜酸性粒细胞)和淋巴细胞(包括T淋巴细胞和B淋巴细胞)，对于抵御各种病原体的侵袭、提高机体免疫力具有重要作用。血小板是血细胞中最小的一种，它具有很好的聚集及黏附功能，对于促进机体止血和凝血过程，维持毛细血管壁的完整性具有重要作用。血浆是血液中的无形成分，约 90% 为水分，其余为各种蛋白质、无机盐和其他有机化合物等。蛋白质是血浆中最重要的功能成分，主要有白蛋白、免疫球蛋白和各种凝血因子。血浆具有维持内环境稳态的功能。血液中的各类血细胞悬浮于血浆中，发挥作用，维持机体正常运转。

　　20 世纪后半期，随着人们对血液生理及其分离技术的不断研究，血液成分制备得以实现。成分输血广泛应用于临床，开辟了临床输血的新时代。成分输血(blood component transfusion)就是将人体血液中的各种有效成分，如红细胞、血小板和血浆等，用先进的技术加以分离、提纯，制成高浓度、高纯度、低容量的各种成分制剂，根据病情需要，按缺什么补什么的原则输注。成分输血已成为衡量一个国家或地区医疗技术水平的重要标志，它不仅可以一血多用，节约血液资源，而且针对性强、疗效好、不良反应小，同时便于保存和运输。

　　血液成分制备(blood component preparation)就是在规定的时间和温度范围内，将采集的全血用物理方法分离成体积小、纯度高、临床疗效好、不良反应少的单一血液成分的技术。血液成分制备的方法主要有两种，一种为手工制备；另一种是使用血细胞分离机采集制备。这两种方法均是根据血液中不同成分的比重不同而将其分离。血液成分的制备环境分为两种，密闭系统和开放系统。密闭系统(closed system)是一次性塑料血袋系统，其内容物在分

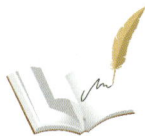

离、分装等处置过程中与系统外部环境完全阻隔或无菌导管连接仪将数个密闭系统经无菌高频热合成新的系统，该新的系统仍为密闭系统；开放系统（open system）是密闭系统在血液分离等处置过程中被开放、暴露于局部 100 级洁净度的环境后再行密闭的一次性塑料血袋系统。

血液成分制备后，应粘贴有记录血液信息的标签。标签内容包括：血液制剂名称、血型及血型条码、标示全血来源及查找相关资料的识别条码或编号、容量、储存条件、采血日期及时间（制备日期及时间）、保存期、临床适应证、注意事项和采供血机构名称及许可证号等。为确保血液质量合格，制备的血液成分除进行相应的质量检测外，还要进行一系列安全性检测，包括 ABO 血型定型、RhD 血型定型；确保人免疫缺陷病毒（HIV－1 和 HIV－2）标志物筛查试验、乙型肝炎病毒（HBV）标志物筛查试验、丙型肝炎病毒（HCV）标志物筛查试验、梅毒螺旋体标志物筛查试验结果均为阴性，且丙氨酸氨基转移酶检测合格方可应用于临床。

血液离开人体后产生生理及生化改变，极短时间内就会凝固。为了维持血液各种成分性能稳定和功能完整，就必须为血液创造适宜的储存条件，延长保存时间，以满足临床用血。随着输血医学的不断研究，血液成分保存（blood component storage）技术得到了快速发展。血液保存分为全血的保存和各种单一成分（红细胞、血小板、血浆、冷沉淀凝血因子、粒细胞等）的保存。血液在储存中可发生一系列的变化，有些变化是可逆的，有些变化是不可逆的。随着保存时间的延长，血浆 pH 逐渐降低，红细胞膜上的脂蛋白和脂质逐渐丧失，红细胞内钾离子降低，钠、钙离子升高，红细胞从正常的双凹型变成球形或桑葚形，脆性增加，易发生溶血。白细胞寿命约 5 天，其中粒细胞最早失活，淋巴细胞最后失活。血小板在 24 小时内至少有 50% 丧失功能，48 小时更为显著，72 小时后其形态虽然正常，但已失去止血功能。不稳定的Ⅷ因子保存 24 小时后活性丧失 50%，Ⅴ因子保存 3～5 天也丧失50% 的活性。所以输注 4℃ 保存 5 天的全血，功能成分主要为红细胞和血浆蛋白。血液保存的关键在于：防止血液凝固，添加血细胞代谢所需要的能量物质，维持适当的 pH 等。

为保证血液质量，我国制订了血液储存要求，要求血液应分品种、分血型有序的存放在专用储血设备内，且有配套的管理规定及温度监控系统监控储血设备，并明确规定了各血液制剂相应的储存温度、环境及保存效期。储存和运输用的专用储血冷藏箱（库）、冷藏运输车应具备以下条件：冷藏箱形状一般为圆形或长方形，以垂直式较好，应有适当的照明设备，内设 3～4 个隔离层；箱体隔热性能好、密封性能好，以保持温度恒定；箱内温度上下层之间、前后之间温差不得超过 2℃，同时应避免局部温度过低造成溶血。

第二节　红细胞的制备和保存

红细胞是血液的主要成分之一，具有运输 O_2 和 CO_2 的生理功能。红细胞制剂的种类很多，应用较广。目前，国内外常用的制剂主要有浓缩红细胞、悬浮红细胞、去白细胞红细胞、洗涤红细胞、冰冻红细胞、冰冻解冻去甘油红细胞等。红细胞制剂的制备有手工法和机采法，其原理都是依据血液成分的比重不同（红细胞为 1.090～1.092，血小板为1.030～1.042，血浆为 1.025～1.030，白细胞为 1.070～1.090）来进行分离的。根据分离的不同成分选择不同的离心力，根据相对离心力和离心半径换算出转速〔换算公式：RCF（g）=

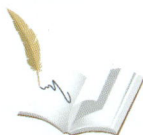

扫码"学一学"

$11.18 \times (rpm/1000)^2 \times R$，$rpm = 299 \times \sqrt{\dfrac{RCF}{R}}$；RCF 为相对离心力，rpm 为转速，R 为半径，是离心机轴中央到离心机杯底间的距离，单位用 cm 表示]。我国将从 200ml 全血分离制备的红细胞制剂定义为 1 单位。

一、浓缩红细胞

浓缩红细胞(concentrated red blood cells)以往也称为压积红细胞(packed red blood cells)或少浆血，是将采集到多联塑料血袋内的全血中的大部分血浆分离出后剩余部分所制成的红细胞成分血。浓缩红细胞是早期的红细胞制剂，可以在全血有效保存期内的任何时间分离制备而成。全血是将符合要求的献血者体内一定量外周静脉血采集至塑料血袋内，与一定量的保养液混合而成的血液制剂。

塑料血袋是由医用聚氯乙烯(PVC)树脂粉(65%～68%)、油状增塑剂(30%～35%)、稳定剂(1%～2%)和其他辅佐料等制成。血袋袋体应无色或微黄色，无明显杂质、斑点、气泡，单层膜厚度 0.4～0.5mm。血袋内表面应光滑，外表面有条纹或毛玻璃状，这有利于防止血袋在高压蒸汽灭菌及储存时表面彼此粘连。采血管和转移管内外表面光洁，无明显条纹、扭结和扁瘪，热合线应透明、均匀。血袋中保养液及添加液应无浑浊、杂质、沉淀。血袋上贴有相应的产品标识，包括：产品名称、型式代号、采血袋公称容量和国家标准编号。塑料血袋依据数目不同，可分为单袋(S)、双联袋(D)、三联袋(T)和四联袋(Q)等。单袋是由袋体、采血管、采血针、保护帽、隔膜管和护帽等部分组成的密封系统(图 8-1A)。双联袋是在单袋的基础上，袋头一端经转移管连接一个转移袋，转移管内有阻塞件(俗称折断即通管，供阻止抗凝液和血液流入转移袋)。三联袋是在二联袋转移管上用三通管并连一个子袋，形成一个母袋和两个子袋。四联袋可分为两种结构，一种是在三联袋的基础上在转移管上增加一个三联管和子袋；另一种是在三联袋主袋头上连接装有红细胞添加剂的子袋(图 8-1B)。二联袋、三联袋、四联袋均称多联血袋用于血液及其成分的采集、分离、转移和储存。

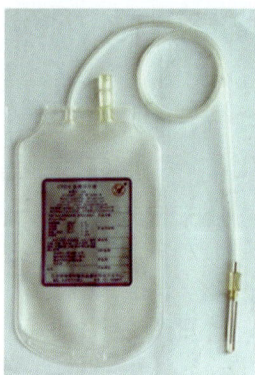
图 8-1A　单袋

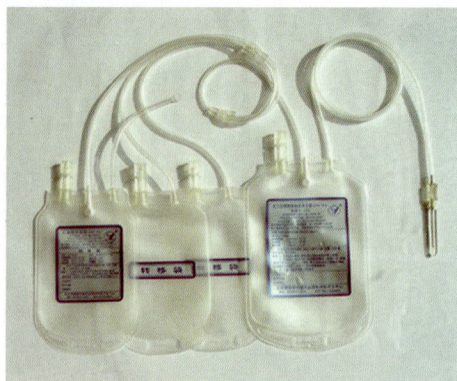
图 8-1B　四联袋(连有红细胞添加剂的子袋)

图 8-1　塑料采血袋

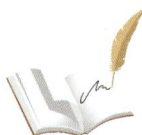

（一）制备方法

(1)用多联采血袋采集献血者全血于主袋内。

(2)将装有全血的多联袋在 2～6℃低温离心机内离心，离心力 $5000 \times g$，离心 7 分钟，沉淀红细胞。

（3）轻轻取出离心后的全血，在低温操作台上用分浆夹将大部分血浆分入空的转移袋内。

（4）用高频热合机切断塑料袋间的连接管，制备成浓缩红细胞。

浓缩红细胞制备过程见图8-2。

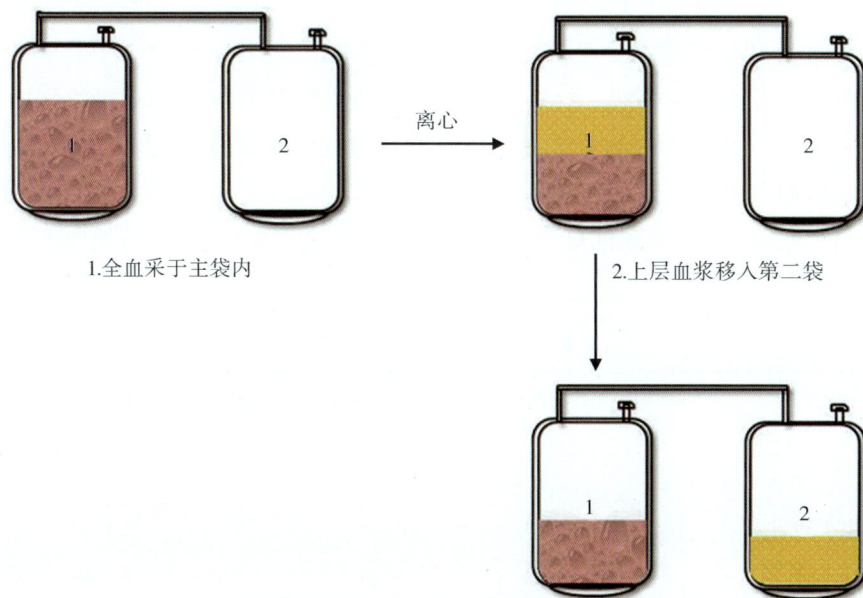

1.全血采于主袋内　　　　　　　　　　　　2.上层血浆移入第二袋

图8-2　浓缩红细胞制备过程

（5）红细胞的采集还可以使用血细胞分离机，采集时依据仪器的操作说明进行操作即可，血细胞分离机的使用方法将在本章第三节单采血小板的制备中进行详细说明。

（二）特点及保存

浓缩红细胞含有全血中全部红细胞、白细胞、大部分血小板和部分血浆，具有补充红细胞的作用。浓缩红细胞应储存在具有可视温度显示、温度超限声、光报警装置的专用低温储血冰箱内，最好有24小时连续温度监测电子记录的自动温度监测管理系统。浓缩红细胞的储存温度为2~6℃，储存期因保养液不同而不同，采用ACD-B、CPD血液保养液的浓缩红细胞保存期为21天，采用CPDA-1血液保养液的浓缩红细胞保存期为35天。由于浓缩红细胞含有一定量白细胞，输用的患者有可能发生非溶血性发热反应。

1943年，Loutit及Mollison等发明ACD保养液（枸橼酸、枸橼酸钠、葡萄糖保养液），并于1947年正式应用。ACD保养液pH较低（pH 5.03），可防止高压灭菌时葡萄糖的氧化反应。它有两种配方，即A方和B方。A方是B方的浓缩液，是以前广泛使用的血液保养液，可使血液在2~6℃条件下保存21天，该保养液中含有足量的葡萄糖，使红细胞通过新陈代谢不断产生ATP，维持红细胞的功能完整。低温贮存，可以减慢代谢速度，从而使葡萄糖不致迅速被消耗，并使抑制糖酵解的中间产物不致产生过多。ACD保养液中的枸橼酸盐的量应该足以结合一单位血中含有的钙离子，而达到完全抗凝的目的，枸橼酸盐也有阻止糖酵解的作用。由于ACD保养液pH较低，对红细胞有酸损伤作用，使红细胞在保存期2，3-二磷酸甘油酸（2，3-DPG）很快下降，库存1周后，红细胞2，3-DPG可下降50%以上，这是它的不足之处。

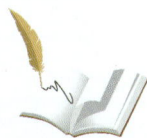

1957 年 Gibson 发现 ACD 保养液酸性过强，对红细胞有损伤作用，而发明 CPD 保养液（枸橼酸盐、磷酸盐、葡萄糖保养液）保存血液的新方法。磷酸盐使保养液的 pH 有所提高（pH 5.63）。此种保养液比 ACD 保养液红细胞存活率要高，同时使红细胞 2，3 - DPG 下降缓慢，有利于氧的释放。磷酸盐也可被利用于能量代谢，保存一周后 2，3 - DPG 不变，2 周后约下降 20%。在 4℃ 时可保存全血 21 天，红细胞体内存活率在 80% 以上。目前各国陆续放弃 ACD 而推广使用 CPD 保养液。

1975 年，瑞士伯尔尼输血中心在 CPD 保养液中加入腺嘌呤，制成 CPDA（枸橼酸盐、磷酸盐、葡萄糖、腺嘌呤）保养液。红细胞对腺嘌呤的需要是特异的，它可以将腺嘌呤转变成一磷酸腺苷（AMP），并进一步磷酸化生成 ATP，为红细胞新陈代谢活动提供高能化合物的物质来源，从而大大延长血液在 4℃ 时的保存时间，可达 35 天。CPDA - 2（枸橼酸盐、磷酸盐、葡萄糖、腺嘌呤）保养液保存血液可使保存期限延长至 42 天。各种血液保养液配方见表 8 - 1。

表 8 - 1　各种血液保养液配方

保养液	枸橼酸钠·2H$_2$O	枸橼酸·H$_2$O	无水葡萄糖（g/L）	磷酸二氢钠（g/L）	腺嘌呤（g/dl）	保养液 ml:血 ml 比率	保存天数（天）
ACD - A	22.0	8.0	24.5	–	–	1.5:10	21
ACD - B	13.2	4.8	14.7	–	–	2.5:10	21
CPD	26.3	3.27	25.5	2.22	–	1.4:10	21
CP2D	26.3	3.27	51.1	2.22	–	1.4:10	21
CPDA - 1	26.3	3.27	31.8	2.22	0.275	1.4:10	35
CPDA - 2	26.3	3.27	44.6	2.22	0.550	1.4:10	42

（三）质量标准

浓缩红细胞的质量标准见表 8 - 2。

表 8 - 2　浓缩红细胞质量标准

质量控制项目	要求
外观	肉眼观察应无色泽异常、溶血、凝块、气泡等情况；血袋完好，并保留注满全血经热合的导管至少 35cm
容量	来源于 200ml 全血：120 ± 12ml 来源于 300ml 全血：180 ± 18ml 来源于 400ml 全血：240 ± 24ml
血细胞比容	0.65 ~ 0.80
血红蛋白含量	来源于 200ml 全血：含量 ≥20g 来源于 300ml 全血：含量 ≥30g 来源于 400ml 全血：含量 ≥40g
储存期末溶血率	<红细胞总量的 0.8%
无菌试验	无细菌生长

二、悬浮红细胞

悬浮红细胞（red blood cells in additive solution）又称添加剂红细胞，是将采集到多联塑

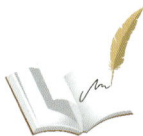

料血袋内的全血中的大部分血浆分离后，向剩余物内加入红细胞添加液制成的红细胞成分血。悬浮红细胞适用于大多数需要补充红细胞、提高血液携氧能力的患者。

扫码"看一看"

（一）制备方法

多联采血袋一般主袋内含有抗凝剂枸橼酸盐 – 葡萄糖（ACD）或枸橼酸盐 – 磷酸盐 – 葡萄糖（CPD），末袋是红细胞保养液。全血采集于多联袋的主袋内，与抗凝剂充分混合后制备。首先应检查血袋是否漏血，全血的标签是否内容完整、清晰、格式规范，以及样品管和血袋上的编号和血型是否一致。多联袋可制备多种成分，悬浮红细胞仅为其中的一种，制备过程如下。

（1）装有全血的多联袋在低温大容量离心机内离心，温度控制在 $2 \sim 6^\circ\text{C}$，离心力一般为 $5000 \times g$，离心 7 分钟，以沉淀红细胞。

（2）轻轻取出离心后的血袋悬挂于分离支架上或放入分浆夹内，将上层不含血细胞的血浆分入空的转移袋内，注意不能把红细胞分入血浆中。

（3）把末袋（红细胞保养液袋）中的保养液加入主袋红细胞内，充分混合即为悬浮红细胞。

（4）用高频热合机切断塑料袋间的连接管，封闭红细胞悬液袋上的所有管道。因为多联袋是密闭无菌的无热源系统，以上操作可在清洁区内进行。

悬浮红细胞制备过程见图 8 – 3。

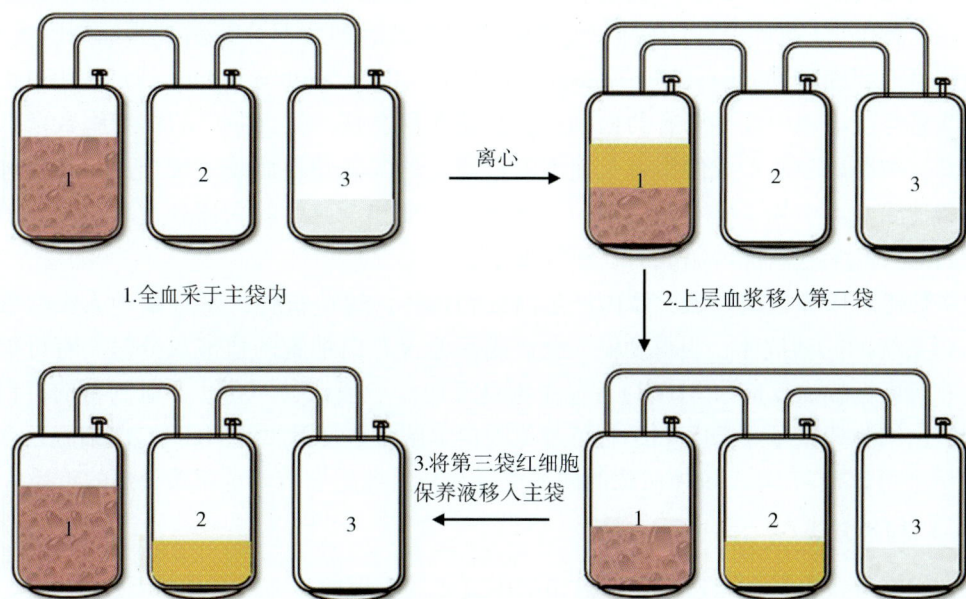

图 8 – 3　悬浮红细胞的制备过程

（二）特点及保存

悬浮红细胞含有全血中全部的红细胞、一定量白细胞、血小板、少量血浆和保养液，它是目前临床应用最为广泛的红细胞制剂。悬浮红细胞的储存温度为 $2 \sim 6^\circ\text{C}$，红细胞保养液为ACD – B、CPD 血液的悬浮红细胞保存期为 21 天，红细胞保养液为 CPDA – 1 或 MAP 的悬浮红细胞保存期为 35 天，红细胞保养液为 0.9% 氯化钠溶液的悬浮红细胞保存期为 24 小时。其他特点和浓缩红细胞相同。

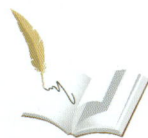

（三）质量标准

悬浮红细胞质量标准见表8-3。

表8-3　悬浮红细胞质量标准

质量控制项目	要求
外观	肉眼观察应无色泽异常、溶血、凝块、气泡等情况；血袋完好，并保留注满全血经热合的导管至少35cm
容量	标示量(ml)±10%
血细胞比容	0.50~0.65
血红蛋白含量	来源于200ml全血：含量≥20g 来源于300ml全血：含量≥30g 来源于400ml全血：含量≥40g
储存期末溶血率	<红细胞总量的0.8%
无菌试验	无细菌生长

三、去白细胞红细胞

去白细胞红细胞分为两种，去白细胞浓缩红细胞和去白细胞悬浮红细胞。去白细胞浓缩红细胞(leukocytes - reduced red blood cells)是使用白细胞过滤器清除浓缩红细胞中几乎所有的白细胞，并使残留在浓缩红细胞中的白细胞数量低于一定数值的红细胞成分血；或使用带有白细胞过滤器的多联塑料血袋采集全血，并通过白细胞过滤器清除全血中几乎所有的白细胞，将该去白细胞全血中的大部分血浆分离出后剩余部分所制成的红细胞成分血。去白细胞悬浮红细胞(leukocytes - reduced red blood cells in additive solution)是使用白细胞过滤器清除悬浮红细胞中几乎所有的白细胞，并使残留在悬浮红细胞中的白细胞数量低于一定数值的红细胞成分血；或使用带有白细胞过滤器的多联塑料血袋采集全血，并通过白细胞过滤器清除全血中几乎所有的白细胞，将该去白细胞全血中的大部分血浆分离出后，向剩余物内加入红细胞添加液制成的红细胞成分血。

大多数患者因输血或妊娠，体内产生白细胞抗体，这些抗体大部分属于人类白细胞抗原(HLA)系统的同种抗体，当再度输入全血或其他含有白细胞的血液成分时，有可能产生发热性非溶血性输血反应(FNHTR)等输血不良反应。一般认为400ml全血制备的去白细胞红细胞，白细胞残余量小于5×10^8个可避免因白细胞抗体所致的FNHTR，白细胞残余量小于5×10^6个可以预防HLA抗体所致的同种免疫和与白细胞携带病毒相关疾病的传播。

（一）制备方法

去白细胞红细胞的制备一般是通过白细胞过滤器实现的。血液过滤器经历了三代发展，各种不同功能的滤器相继问世(表8-4)。滤器按其使用分两类：一类可供采供血机构使用；另一类供医疗机构使用；有的两者可以通用。

表8-4　血液过滤器的历史发展

代数	材料	作用
第一代	孔径170~260μm的网状微聚体	去除大的微聚体颗粒，预防呼吸窘迫综合征(ARDS)
第二代	一类为孔径20~40μm的网状聚酯或塑料；另一类则是用柱状纤维或泡沫。	类似筛网截留细胞，吸附微聚体、细胞碎片，预防ARDS、FNHTR
第三代	聚酯纤维无纺布作高效滤芯材料	高效的白细胞去除率，还能从浓缩血小板中选择性去除白细胞

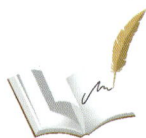

（1）采供血机构多使用一次性去白细胞塑料血袋进行去白细胞红细胞的制备，这种塑料采血袋就是在多联袋内连接有白细胞滤器（图8-4）。

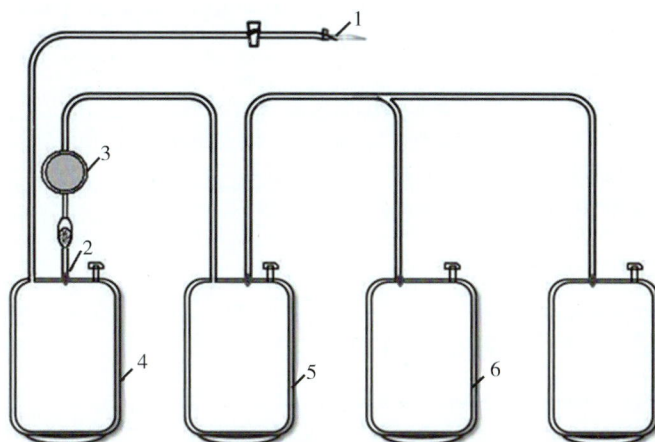

1.采血针；2.折通式导管通；3.白细胞滤器；4.采血袋主袋；5.去白细胞血袋；6.转移袋

图8-4　一次性去白细胞塑料血袋

操作方法根据一次性去白细胞塑料血袋生产方说明书的要求进行。将采集到多联采血袋主袋中的全血轻轻上下颠倒混匀后，挂到工作台的挂钩上，打开主袋与白细胞滤器连通夹，使采集的全血通过白细胞过滤器流通到去白细胞储血袋内，用高频热合机切断白细胞滤器与去白细胞储血袋间的连接管。再根据要制备的红细胞制剂种类分离血浆，加入保养液，即可得到相应的去白细胞红细胞。

（2）医疗机构使用的白细胞滤器根据白细胞过滤器生产方说明书的要求进行过滤操作。

①检查白细胞过滤器外包装是否有破损，旁路夹、盐水夹及血袋夹是否完好，并关上旁路夹及血袋夹。

②轻轻摇动血袋混匀后挂到工作台的挂钩上，按无菌操作要求将白细胞过滤器与血袋连通。

③打开血袋夹，血液在自身重力作用下通过白细胞过滤器流入下端血袋中。

④用高频热合机热合血袋导管。

（3）去白细胞红细胞的制备应当在密闭环境中进行，白细胞过滤应在采血后48小时内根据白细胞过滤器要求时限内完成。如需在室温进行过滤时，室温应控制在18~25℃，并尽快放回既定保存温度（2~6℃）的环境中，从取出到放回的时间应小于3小时。

（二）特点及保存

目前常用的第三代滤器，白细胞去除率可达99%，一般可使白细胞降低至1.0×10^6 ~ 1.0×10^5个。还可以减少有效细胞的损失，红细胞回收率大于90%，血小板回收率大于85%，并且有效细胞的生理活性得以保持。去白细胞红细胞储存温度为2~6℃，红细胞保养液为ACD-B、CPD的去白细胞红细胞保存期为21天，红细胞保养液为CPDA-1或MAP的去白细胞红细胞保存期为35天，红细胞保养液为0.9%氯化钠溶液的去白细胞红细胞保存期为24小时。

（三）质量标准

去白细胞红细胞的质量标准见表8-5。

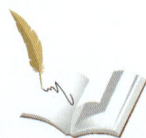

表 8 – 5　去白细胞红细胞质量标准

质量控制项目	要求
外观	肉眼观察应无色泽异常、溶血、凝块、气泡等情况；血袋完好，并保留注满全血经热合的导管至少 35cm
容量	去白细胞浓缩红细胞：来源于 200ml 全血：100 ± 10ml 来源于 300ml 全血：150 ± 15ml 来源于 400ml 全血：200 ± 20ml 去白细胞悬浮红细胞：标示量(ml) ± 10%
血红蛋白含量	来源于 200ml 全血：含量 ≥18g 来源于 300ml 全血：含量 ≥27g 来源于 400ml 全血：含量 ≥36g
血细胞比容	去白细胞浓缩红细胞：0.60 ~ 0.75 去白细胞悬浮红细胞：0.45 ~ 0.60
白细胞残留量	来源于 200ml 全血：残留白细胞 ≤2.5 × 10^6 个 来源于 300ml 全血：残留白细胞 ≤3.8 × 10^6 个 来源于 400ml 全血：残留白细胞 ≤5 × 10^6 个
储存期末溶血率	< 红细胞总量的 0.8%
无菌试验	无细菌生长

四、洗涤红细胞

洗涤红细胞(washed red blood cells)是采用物理方式在无菌条件下将保存期内的全血、悬浮红细胞用大量等渗溶液洗涤，去除几乎所有的血浆成分和部分非红细胞成分，并将红细胞悬浮在氯化钠注射液或红细胞添加剂中所制成的红细胞成分血。制备洗涤红细胞时一般使用生理盐水或红细胞添加剂反复洗涤，它不仅降低白细胞和血小板，而且使血浆蛋白的含量降低，是一种减除白细胞与血浆蛋白的良好方法。

(一) 制备方法

1. 四联袋洗涤红细胞　四联洗涤袋(图 8 – 5)为 4 个容积为 300ml(或 350ml)的单袋，用塑料管道相连的密闭系统。每袋内装有 100 ~ 150ml 注射用生理盐水，各袋之间用导管夹夹住，彼此不相通。

(1)用无菌接驳机将待洗涤的红细胞袋和洗涤溶液联袋无菌接驳连通。

(2)将首袋内的洗涤溶液加入红细胞袋内，夹紧导管，混匀。

(3)将多联血袋轻轻放入离心机内离心。

(4)离心后将血袋轻轻取出，避免振荡，垂直放入分浆夹，把上清和白膜层分入空袋中，夹紧导管，热合并切断相连接的导管，弃去废液袋。

(5)重复以上步骤，反复洗涤红细胞 3 次。

(6)将适量的(50 ml/单位)红细胞保养液或生理盐水加入已完成洗涤的红细胞内，混匀，热合。

2. 开放式洗涤法　若无封闭盐水袋装置，可以用普通医用生理盐水，在百级超净台内

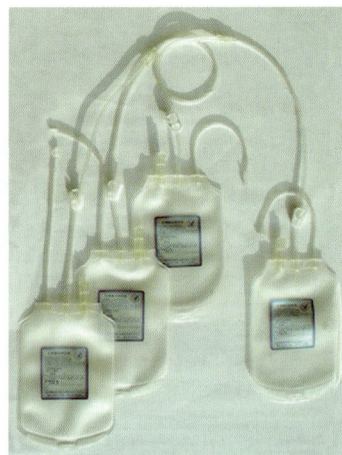

图 8 – 5　四联洗涤袋

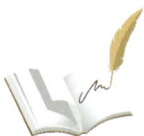

连接洗涤。

（1）在超净台上按无菌操作要求将生理盐水加入被洗涤的红细胞袋内，混匀。

（2）在 2 ~ 6℃以 1160 × g 的离心力离心 8 分钟。

（3）在超净台上将上清液及白膜倒入废液袋中，再加入生理盐水并混匀。

（4）在 2 ~ 6℃以 5000 × g 的离心力离心 6 分钟。

（5）如此重复（3）、（4）步骤反复洗涤 3 ~ 6 次。最后一次分出上清与白膜后，在洗涤红细胞中加入红细胞量一半的生理盐水，配制成约为 70% 比积的红细胞悬液。

3. 机器洗涤法 采供血机构目前普遍应用机器洗涤红细胞。自动细胞洗涤机上有光电管控制，洗涤效果优于手工洗涤。洗涤时选择适用于血细胞洗涤设备所规定的储存期以内的红细胞，按照细胞洗涤设备操作说明书进行制备。

（二）特点及保存

一般认为，洗涤红细胞终产品中红细胞回收率≥70%，血浆清除率≥98%，白细胞清除率≥80%。该制剂不仅可降低白细胞引起的 FNHTR 反应，也可以减少或避免血浆蛋白所致的过敏反应，适用于对血浆蛋白、白细胞和血小板产生抗体的患者，也可用于自身免疫性溶血性贫血和阵发性睡眠性血红蛋白尿需输血的患者。

洗涤红细胞的储存温度为 2 ~ 6℃。由于洗涤红细胞在一个开放的系统中进行制备，且经过生理盐水洗涤去除 98% 血浆等物质后，保养液也随之去除，不利于红细胞长时间的生存和功能的维护，故添加液为 0.9% 氯化钠溶液的洗涤红细胞保存期为 24 小时，在密闭系统中洗涤且最后以红细胞保养液混悬时洗涤红细胞保存期与洗涤前的红细胞悬液相同。

（三）质量标准

洗涤红细胞质量标准见表 8 - 6。

表 8 - 6 洗涤红细胞质量标准

质量控制项目	要求
外观	肉眼观察应无色泽异常、溶血、凝块、气泡等情况；血袋完好，并保留注满洗涤红细胞或全血经过热合的导管至少 20cm
容量	200ml 全血或悬浮红细胞制备的洗涤红细胞：125 ± 12.5 ml 300ml 全血或悬浮红细胞制备的洗涤红细胞：188 ± 18.8 ml 400ml 全血或悬浮红细胞制备的洗涤红细胞：250 ± 25 ml
血红蛋白含量	来源于 200ml 全血：含量≥18 g 来源于 300ml 全血：含量≥27 g 来源于 400ml 全血：含量≥36 g
上清蛋白含量	来源于 200ml 全血：含量 < 0.5 g 来源于 300ml 全血：含量 < 0.75 g 来源于 400ml 全血：含量 < 1.0 g
溶血率	< 红细胞含量的 0.8%
无菌试验	无细菌生长

五、冰冻红细胞

冰冻红细胞（frozen red blood cells）是将自采集日期 6 天内的全血或悬浮红细胞中的红细胞分离出，并将一定浓度和容量的甘油作为冰冻保护剂与其混合后，使用速冻设备进行速冻或直接置于 -65℃以下的条件下保存的红细胞成分血。红细胞深低温保存是 Smith 首先发

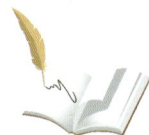

平均细胞年龄较小的红细胞成分。年轻红细胞的存活期明显长于成熟红细胞，半存活期为44.9天，而成熟红细胞仅为29天。年轻红细胞是20世纪80年代国外研究的新的红细胞制剂，制备方法分为用血细胞分离机制备和用离心结合手工分离方法制备两种。

1. 制备方法　红细胞在成熟衰老过程中细胞体积逐渐变小、密度变大，而年轻红细胞则比成熟红细胞体积大、重量轻，根据这一点采用离心法制备年轻红细胞。

（1）离心、特制挤压板法　采集全血于多联袋主袋内，离心力可选择 $1670 \times g$、$1960 \times g$、$2280 \times g$ 分别离心5分钟。将离心后的主袋放入特制挤压板上，先分出上层血浆，再分离红细胞袋上层的红细胞至收集袋，即可获得年轻红细胞。

（2）离心分离钳法　采集24小时内的全血，3000r/min离心10分钟，去除上层血浆，其余部分混匀，移入长形无菌空袋，并置于离心桶内以3000r/min离心30分钟。用分离钳将红细胞上层45%和底部55%分开，将上部的红细胞与白膜和部分血浆混匀，移入另一无菌空袋即为年轻红细胞。

（3）血细胞分离机制备年轻红细胞　把浓缩红细胞引入分离机的加工袋中，用生理盐水洗涤红细胞2次，制备时离心速度为 $650 \sim 700$r/min，全血流速60ml/min，收集速度为5ml/min，收集最先流出的红细胞，收集量为原来的一半，即为年轻红细胞，所得年轻红细胞的平均年龄为30天。

2. 特点及保存　年轻红细胞主要由网织红细胞和年龄较轻的红细胞组成，平均年龄为 $30 \sim 40$ 天。可测定丙酮酸激酶活性，间接评价红细胞年龄。输入患者体内相对延长存活期，对长期依赖输血的贫血患者、重型珠蛋白生成障碍性贫血患者疗效较好。还可减少输血频率和患者体内铁的蓄积，预防和延缓血色病的发生。年轻红细胞的储存温度为 $2 \sim 6℃$，保存期同悬浮红细胞。

（二）辐照红细胞

辐照红细胞（irradiated red blood cells）是使用照射强度为 $25 \sim 30$Gy 的 γ 射线对红细胞制剂进行照射，使红细胞制剂中T淋巴细胞失去活性所制成的红细胞成分血。该制剂可以防止输血相关移植物抗宿主病（TA - GVHD）的发生。输血相关移植物抗宿主病发生机制为：在正常情况下，受血者把输入供血者的白细胞视为异物加以排斥，使供血者的淋巴细胞在受血者体内不能生存或增殖、分化，故通常输注全血或血液成分时，不发生TA - GVHD。当受血者先天性、继发性细胞免疫功能低下或受损时，或输入供、受者HLA单倍型相同（亲属供者）血液的患者，因输入含有大量免疫活性的淋巴细胞红细胞成分，受血者不能识别供血者的淋巴细胞，或没有能力排斥供血者淋巴细胞，使供血者的淋巴细胞在受血者体内得以生存。由于供、受者之间的免疫遗传学存在差异，供血者的淋巴细胞受到受者组织抗原的刺激而增殖分化，并把受者的某些组织当作异体组织来识别，进而发生复杂的免疫反应，使受者组织受到损害，产生一系列临床病理症候群，引起TA - GVHD。用于辐照红细胞的射线一般是γ射线。放射性同位素衰变中产生射线常以电子粒子或次级电子的形式产生电离辐射作用，快速、敏捷地穿透有核细胞，直接损伤细胞核的DNA或间接依靠产生离子或自由基的生物损伤作用。γ射线能使水分子电离成自由基，这些离子和自由基通过化学结合损伤细胞，主要作用于细胞核的DNA，低剂量的放射线可发生单股DNA损伤，高剂量时可使核DNA产生不可逆的损伤并干涉其修复过程，使淋巴细胞丧失有丝分裂

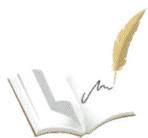

的活性或停止增殖。血液经γ射线照射后，淋巴细胞完全失去活性或死亡。将其输给严重免疫损害或免疫缺陷的患者，或供、受者 HLA 单倍型相同（亲属供者）的患者，就不会发生 TA－GVHD。辐射作用只发生在辐照的瞬间，在辐照完成后这种杀伤作用就不存在了，辐照后的红细胞并没有放射活性，因此对受血者无任何放射损伤作用。随着预防 TA－GVHD 的意识不断提高，国内外应用γ射线照射血液日益增多，发达国家应用率已高达 95%。

1. 制备方法 辐照红细胞是通过血液辐照仪进行制备的，不同仪器的操作方法不同，使用时依据厂家使用说明书进行操作。

一般为打开血液辐照仪电源后，进行初始化运行。将待辐照的红细胞放入仪器专用罐内，扣好盖子，放入血液辐照仪。根据辐照仪说明书的要求设置辐照剂量及时间后进行辐照，结束后取出红细胞制剂，即为辐照红细胞。

2. 特点及保存 辐射的最佳剂量，应该既能灭活淋巴细胞，又能保持其他细胞的正常功能和活力。经过多年的实验研究及临床实践，目前认为用 25～30Gy γ射线辐照红细胞，可以防止 TA－GVHD 的发生。我国要求红细胞制剂的辐照应在血液采集后的 14 天内完成，且冰冻解冻去甘油红细胞及血浆不需要辐照处理，经辐照后的血液制剂储存温度、保存期及质量控制要求不变，目前医疗机构多控制在辐照后 7 天内使用。

第三节 血小板的制备和保存

扫码"学一学"

血小板是血液有形成分中相对密度最小的一种血细胞，比重约为 1.040。利用较大的比重差，用离心法可以从全血中提取较纯的血小板制剂。目前血小板制备方法有三种：第一种是手工浓缩血小板制备法，从献血者采集的全血中手工分离血小板；第二种是全血成分分离机浓缩血小板制备法，从献血者采集全血后使用全血成分分离机分离血小板；第三种是血细胞分离机单采血小板制备法，从单一献血者收集可供 1 个或 2 个患者 1 次输注治疗剂量的血小板。血小板的种类主要有 3 种，浓缩血小板、单采血小板和去白细胞单采血小板。

一、浓缩血小板

浓缩血小板（concentrated platelets）是采集后置于室温保存和运输的全血于采集后 6 小时内，或采集后置于 20～24℃保存和运输的全血于 24 小时内，在室温条件下将血小板分离出，并悬浮于一定量血浆内的成分血。主要是用于血小板减少或血小板功能异常的患者，是一种替代性治疗。其目的是止血和预防出血。常用的制备方法有三种：一种方法为新鲜采集的全血，于 4～6 小时内分离富血小板血浆（platelet rich plasma，PRP），再进一步分离为浓缩血小板，简称 PRP 法；另一种方法是从白膜中提取血小板，称为白膜法。第三种是机分法，采集全血后用全血细胞分离机分离浓缩血小板。

（一）制备方法

1. PRP 法

（1）将全血采集于多联血袋主袋内。

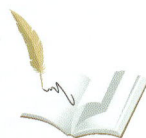

（2）采集后6小时内，于20～24℃轻离心，以离心力1220×g离心5分钟或700×g离心10分钟，使红细胞下沉，大部分血小板比重较轻而保留于血浆中为PRP层。

（3）将上层PRP分入转移空袋内。

（4）把末袋内的红细胞保养液加入主袋压积红细胞内，用热合机热合切断主袋与末袋之间的连接塑料管。

（5）把装有PRP的次空袋协同另一转移袋重离心，温度20～24℃，以离心力4650×g离心6分钟或3000×g离心20分钟，使血小板下沉于底部。

（6）分离上层少血小板血浆进入转移袋内。留下40～60ml血浆即为制备的浓缩血小板。

（7）在室温静置1～2小时，使血小板自然解聚重新悬浮形成悬液，放20～24℃血小板振荡器中保存。

PRP法制备浓缩血小板的过程见图8-6。

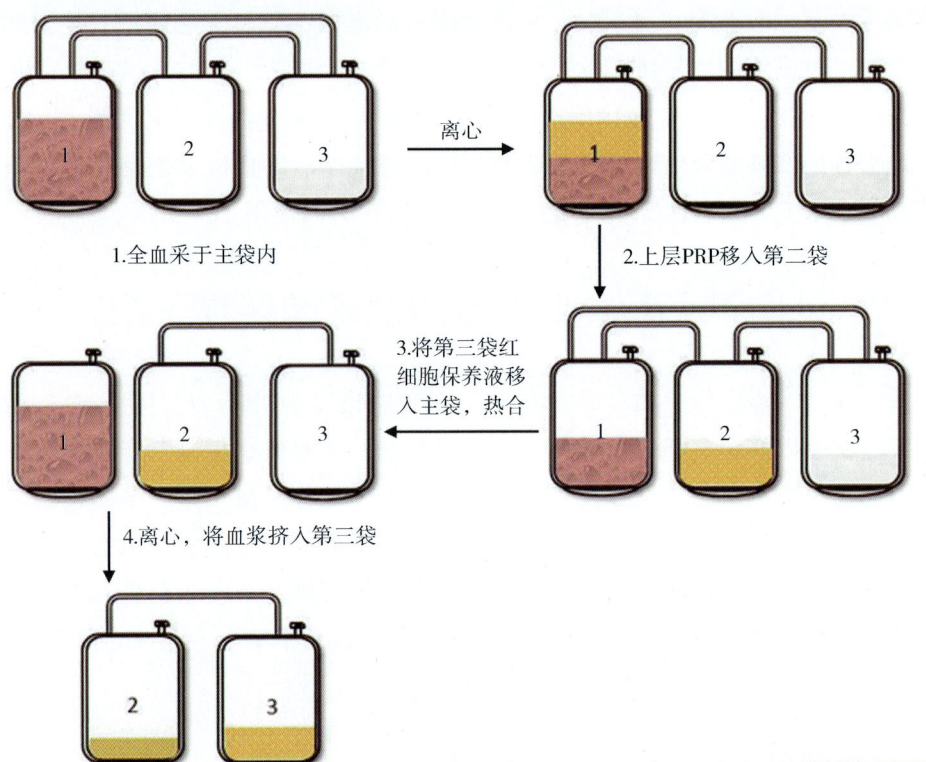

图8-6　PRP法制备浓缩血小板的过程

2. 白膜法

（1）全血采集于多联血袋主袋内。

（2）置20～24℃离心，离心力2100×g，离心14分钟。

（3）把离心后的主袋置于分浆器，先将大部分血浆分入第2袋，然后将适量血浆及白膜层挤入第3袋，夹住第2、3袋之间的塑料管。

（4）将第4袋内红细胞保养液加入主袋内，使之与主袋内红细胞混匀，热合主袋与第4袋之间的塑料管。

（5）将第3、4袋置于20～24℃轻度离心280×g，离心10分钟。

（6）第3袋上层悬液分入第4袋即为浓缩血小板。

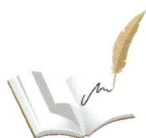

白膜法制备浓缩血小板的过程见图 8 - 7。

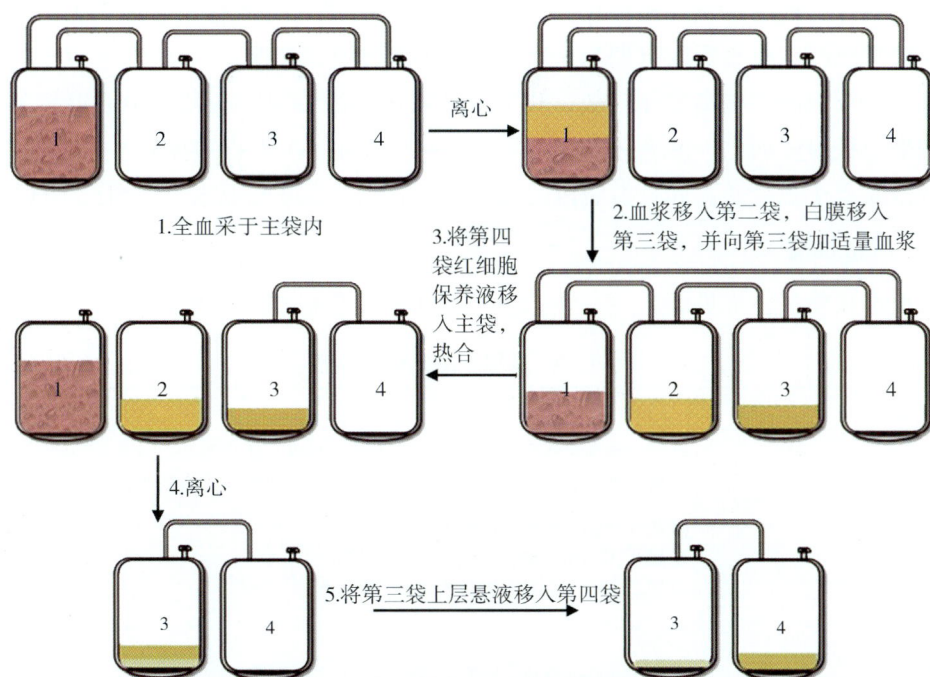

图 8 - 7　白膜法制备浓缩血小板的过程

3. 机分法　根据全血成分分离机型号不同，操作方法不尽相同。现简述全血成分分离机制备浓缩血小板过程。

（1）将全血采集于多联血袋主袋内。

（2）采集的全血放入离心杯内平衡后离心，温度控制在 20 ~ 24℃。

（3）全血成分分离机设置为血小板分离程序。

（4）离心好的血袋置于血袋悬挂架上，按照操作程序制备浓缩血小板。

4. 注意事项　采血时要求一针见血，在要求时限内完成。采血过程中要不间断地轻摇血袋，使血液与抗凝剂充分混匀。从采血到制备的整个过程，均要求在 20 ~ 24℃ 环境中，严禁把血放入 4℃ 贮存。制备过程中应严格控制离心速度和离心时间。

（二）特点及保存

不同方法制备的浓缩血小板回收率略有差异：白膜法制备的血小板回收率较低，但白细胞污染量较少；PRP 法制备的血小板回收率较高，但白细胞污染量较多；而全血成分分离机制备的血小板回收率高，效果最好。

血小板性质脆弱，离体几个小时就会发生变形、破裂和损伤。研究发现，pH 的变化直接影响血小板保存的质量。储存血小板血浆 pH 低于 6.0，这种改变是不可逆的。血小板保存袋的组成成分、表面积的大小，影响着 CO_2 透出和 O_2 的进入，进而影响 pH 变化。所以运用透气好的血小板保存袋使 CO_2 充分散发出来而降低碳酸在袋内的堆积，就可避免 pH 较大幅度的下降，同时振荡也有利于气体通过保存袋袋壁进行交换和避免形成血小板聚集，维持血小板较好的形态。血小板在 2 ~ 6℃ 8 小时后，会发生不可逆的形态改变（从盘形到球形），易产生聚集和破坏。故浓缩血小板的储存温度为 20 ~ 24℃，并持续振荡。一般使用血小板振荡保存箱储存血小板，振荡频率是 60 次/分，振幅 5cm。浓缩血小板的保存天数

扫码"看一看"

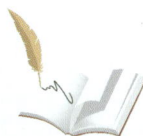

因其保存袋不同而异，使用普通血袋的浓缩血小板保存期为24小时，使用血小板专用血袋的浓缩血小板保存期为5天，国外使用的血小板保存袋最长可保存血小板7天。当密闭系统变为开放系统时，血小板保存期为6小时，且不超过原保存期。

为达到治疗目的，提高输血疗效，临床上常将多个浓缩血小板给一个患者输注，由此混合浓缩血小板应运而生。混合浓缩血小板（pooled platelets）是采用特定的方法将2袋或2袋以上的浓缩血小板合并在同一血袋内的成分血，其储存温度及要求与浓缩血小板一致。

（三）质量标准

浓缩血小板质量标准见表8-8，混合浓缩血小板质量标准见表8-9。

表8-8　浓缩血小板质量标准

质量控制项目	要求
外观	肉眼观察应呈黄色云雾状液体，无色泽异常、蛋白析出、气泡及重度乳糜等情况；血袋完好，并保留注满血小板经热合的导管至少15cm
容量	来源于200ml全血：容量为25ml～38 ml 来源于300ml全血：容量为38ml～57ml 来源于400ml全血：容量为50ml～76 ml
储存期末pH	6.4～7.4
血小板含量	来源于200ml全血：$\geqslant 2.0 \times 10^{10}$个 来源于300ml全血：$\geqslant 3.0 \times 10^{10}$个 来源于400ml全血：$\geqslant 4.0 \times 10^{10}$个
红细胞混入量	来源于200ml全血：$\leqslant 1.0 \times 10^{9}$个 来源于300ml全血：$\leqslant 1.5 \times 10^{9}$个 来源于400ml全血：$\leqslant 2.0 \times 10^{9}$个
无菌试验	无细菌生长

表8-9　混合浓缩血小板质量标准

质量控制项目	要求
外观	肉眼观察应呈黄色云雾状液体，无色泽异常、蛋白析出、气泡及重度乳糜等情况；血袋完好，并保留注满血小板经热合的导管至少15cm
容量	标示量（ml）±10%
储存期末pH	6.4～7.4
血小板含量	$\geqslant 2.0 \times 10^{10}$个×混合单位数
红细胞混入量	$\leqslant 1.0 \times 10^{9}$个×混合单位数
无菌试验	无细菌生长

二、单采血小板

单采血小板（apheresis platelets）是使用血细胞分离机在全封闭的条件下自动将符合要求的献血者血液中的血小板分离并悬浮于一定血浆内的单采成分血。血细胞分离机的原理是利用各种血液成分比重、体积等因素的不同，通过离心作用，将血小板分离出来，将其他血液成分回输给献血者。

（一）制备方法

单采血小板的制备是通过血细胞分离机实现的，不同型号的血细胞分离机，具有不同的操作程序，现简述血细胞分离机制备单采血小板过程。

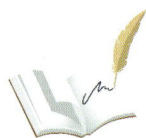

1. 开机 打开血细胞分离机电源开关，机器进行自检。自检结束后，选择献血者信息按钮，分别对应输入献血者性别（女/男）、身高、体重，系统会计算出总容量；确认信息后，对应输入献血者红细胞压积（30~55）及血小板预计数（150~600），触按确认信息，为献血者选择合适的操作后准备安装配套管路。

2. 安装管路 打开配套管路包装，按照操作说明安装管路。检查安装，管道无扭曲后关紧机门，进行管路测试。测试后按指示连接抗凝剂袋，安装结束后等待采血。

3. 供血者清洗手臂，核对身份 之后按仪器操作要求进行静脉穿刺。

4. 静脉采血 进行静脉穿刺后开始采血，程序自动开始运行，抗凝后的血液被泵入抽取管路，直到血液到达离心机。在收集袋贴上有供血者的血型、编号等内容的标签。操作者在操作过程中要全程监控单采机并对单采过程进行记录。开始采血之后，检查供血者血流情况：压力过低时嘱咐供血者握紧放松拳头；观察机器显示时间、收集量，必要时根据压力情况调节采集泵速；当血流不畅时，操作人员应寻找原因并及时解决。在采血过程中要注意观察供血者的生命体征及反应。

5. 回输模式 每轮采集结束后，机器自动进入回输模式，回输泵抽取抗凝血液于回输管路中开始回输，此时供血者应放松拳头。在每次循环完成后进行产品收集，直到完成采集设定量，整个单采过程结束。

6. 结束操作 完成收集后进行回输程序，抽空环形管道并将剩余血液回输至献血者体内。密封产品袋及抗凝剂袋，解除供血者臂上的袖带拔出采血针，安排供血者前往休息。热合采集产品，进行包装。

（二）特点及保存

单采血小板浓度大于 $2.5 \times 10^{11}/L$，具有纯度高、体积小、白细胞污染率低及红细胞含量少等特点。由于使用单一来源的高浓度血小板给患者输注，大大减少了输血传播疾病的概率，同时也减少了多种异体抗原对患者的刺激，降低了同种抗体的产生率，使发热性非溶血性输血反应率下降，临床疗效显著优于浓缩血小板。我国规定健康献血者全血献血间隔不少于 6 个月；单采血小板献血间隔不少于 2 周；不大于 24 次/年，因特殊配型需要，由医生批准，最短间隔时间不少于 1 周；单采血小板献血后应与全血献血间隔不少于 4 周；全血献血后与单采血小板献血间隔不少于 3 个月。因为血小板的恢复比红细胞快，且单采血小板对健康献血者无害，故健康献血者一年内可多次捐献单采血小板，增加血小板来源。

单采血小板的储存要求同浓缩血小板一样，应置于血小板振荡保存箱内 20~24℃振荡保存。单采血小板使用血小板专用血袋保存期 5 天，使用普通血袋保存期为 24 小时。

（三）质量标准

单采血小板质量标准见表 8-10。

表 8-10 单采血小板质量标准

质量控制项目	要求
外观	肉眼观察应呈黄色云雾状液体，无色泽异常、蛋白析出、气泡及重度乳糜等情况；血袋完好，并保留注满血小板经热合的导管至少 15cm
容量	储存期 24 小时的单采血小板：125~200 ml 储存期 5 天的单采血小板：250ml~300ml

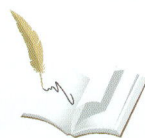

质量控制项目	要求
储存期末 pH	6.4~7.4
血小板含量	$\geqslant 2.5 \times 10^{11}$ 个/袋
白细胞混入量	$\leqslant 5.0 \times 10^{8}$ 个/袋
红细胞混入量	$\leqslant 8.0 \times 10^{9}$ 个/袋
无菌试验	无细菌生长

三、去白细胞单采血小板

去白细胞单采血小板（apheresis platelets leukocytes reduced）是使用血细胞分离机在全封闭的条件下自动将符合要求的献血者血液中的血小板分离并去除白细胞后悬浮于一定量血浆内的单采成分血。清除血小板制剂中白细胞的方法很多，但没有任何一种方法能去除血小板中的所有白细胞。使用各种滤器减除血小板中白细胞，已普遍在国内外临床应用。按其滤器的材料不同可分为几种，如 Immugard Ⅰ G500 是以棉絮为主要原料；Cellselecterypur 是以醋酸纤维素为材料；Sepace Ⅱ PL100 是以聚酯为原料等。它们减除白细胞的原理是以吸附为基础。以 Sepace Ⅱ PL 为例，滤器结构分为两层，前期过滤层用以去除微小凝块，主要过滤层用以去除白细胞。该滤器可滤除白细胞（98.8 ± 0.9）%，血小板回收率（99.0 ± 0.7）%。

（一）制备方法

以往去白细胞单采血小板的制备，可使用床旁型血小板去白细胞滤器，其具有操作简便等优点，可有效地减少同种免疫的发生，降低亲白细胞病毒的传播。使用方法与医疗机构从红细胞中滤除白细胞的方法相同，这里不再赘述。

使用血细胞分离机制备去白细胞单采血小板的方法与制备单采血小板一致，只是在仪器所使用的采集管道的血小板收集管路上连接有过滤白细胞的圆锥状滤器，同时机器的离心盘上有相应的支架固定。在采集血小板的过程中当白细胞经过该滤器时，由于体积和比重大于血小板而不能通过，达到去除白细胞的效果。

（二）特点及保存

临床上很多疾病需要反复多次输注血小板，血小板制剂中含有大量白细胞，并证实大部分属淋巴细胞，因此反复输随机献血者血小板的患者，较容易产生 HLA 抗体，有30% ~ 70%的患者可形成同种免疫，出现血小板输注无效，有的患者输注血小板后还会产生发热或其他输血不良反应。目前已证实输注去白细胞血小板可减少同种免疫及血小板输注无效的发生。

去白细胞血小板应置于血小板振荡保存箱内 20 ~ 24℃振荡保存，使用血小板专用血袋保存期为 5 天，使用普通血袋保存期为 24 小时。

目前一些采供血机构应用白细胞滤器去除浓缩血小板、混合浓缩血小板中的白细胞。

（三）质量标准

去白细胞单采血小板的质量标准见表 8 – 11。

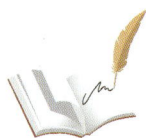

表 8 – 11　去白细胞单采血小板质量标准

质量控制项目	要求
外观	肉眼观察应呈黄色云雾状液体，无色泽异常、蛋白析出、气泡及重度乳糜等情况；血袋完好，并保留注满血小板经热合的导管至少 15cm
容量	储存期 24 小时的单采血小板：125ml ~ 200 ml 储存期 5 天的单采血小板：250ml ~ 300ml
储存期末 pH	6.4 ~ 7.4
血小板含量	$\geqslant 2.5 \times 10^{11}$个/袋
白细胞残留量	$\leqslant 5.0 \times 10^{6}$个/袋
红细胞混入量	$\leqslant 8.0 \times 10^{9}$个/袋
无菌试验	无细菌生长

第四节　血浆的制备和保存

扫码"学一学"

血浆可单采或在制备其他成分如红细胞制剂和血小板制剂时从全血中分离获得。目前国内常用的血浆制剂，根据制备方法及血浆来源的不同分为 4 种：新鲜冰冻血浆、单采新鲜冰冻血浆、冰冻血浆、病毒灭活血浆。

新鲜冰冻血浆(fresh frozen plasma，FFP)是采集后储存于冷藏环境中的全血，最好在 6 小时(保养液为 ACD)或 8 小时(保养液为 CPD 或 CPDA – 1)内，将血浆分离出并速冻呈固态的成分血。单采新鲜冰冻血浆(apheresis fresh frozen plasma)是使用血细胞分离机在全封闭的条件下自动将符合要求的献血者血液中的血浆分离出并在 6 小时内速冻呈固态的单采成分血。冰冻血浆(frozen plasma and frozen plasma cryoprecipitate reduced)主要是在全血的有效期内，将血浆分离出并冰冻成固态的成分血。病毒灭活血浆又分为病毒灭活新鲜冰冻血浆(fresh frozen plasma methylene blue treated and removed)和病毒灭活冰冻血浆(frozen plasma methylene blue treated and removed)是采用亚甲蓝病毒灭活技术对采集的新鲜冰冻血浆或冰冻血浆进行病毒灭活并冰冻成固态的成分血。

一、制备方法

（一）新鲜液体血浆和新鲜冷冻血浆的制备

新鲜冰冻血浆、冰冻血浆的制备方法一致，均是通过将多联血袋内全血离心分离出血浆部分并冻结而制成，只是制备时间有所不同：新鲜冰冻血浆最好在全血采集后 6 小时(保养液为 ACD)或 8 小时(保养液为 CPD 或 CPDA – 1)内制备，冰冻血浆主要为全血有效期内制备，在此一并介绍。

1. 新鲜液体血浆

（1）将多联采血袋主袋内全血在 2 ~ 6℃经第 1 次强离心（离心力为 5000 × g，离心 7 分钟）用分浆夹将血浆分入空的转移袋。

（2）如血浆中红细胞混入量少（目视观察），热合连接管，将血浆立即放入速冷箱内快速冷冻制成。

（3）如血浆中红细胞混入量较多，将血浆第 2 次强离心后，把上清血浆移入第 3 袋（已移空的红细胞保养液袋）中，立即速冻（freeing，血浆制剂经过快速冷冻在 1 小时内使血浆

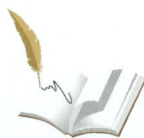

155

核心温度降低到 −30℃以下）并冷贮。

2. 新鲜冷冻血浆　单采新鲜冰冻血浆是新鲜冰冻血浆的来源之一，它是利用仪器采集制备而成。应用血细胞分离机采集时，因型号不同操作不同，一般是在单采血小板时附带采集血浆，冰冻制成单采新鲜冰冻血浆。也可应用单采血浆机按照操作程序直接采集血浆，冰冻制成单采新鲜冰冻血浆。

（二）病毒灭活血浆的制备

病毒灭活的方法有很多种，如补骨脂清洁剂法、维生素 B_2 光照射法、巴斯德法等，目前我国采供血机构多采用亚甲蓝（MB）光照法进行血浆病毒灭活，现简要介绍操作过程。

用无菌接驳机将待病毒灭活血浆与商品化病毒灭活血袋接合连通，将血浆移入光照袋与亚甲蓝充分混合后，置于医用血浆病毒灭活光照柜中，根据操作说明设置参数进行光照。光照处理后的血浆经病毒灭活装置配套用输血过滤器过滤，滤除亚甲蓝和绝大部分白细胞，即得病毒灭活血浆。

二、特点及保存

各种血浆制剂均含有正常人血浆蛋白成分，新鲜冷冻血浆和单采新鲜冰冻血浆含有全部凝血因子，包括不稳定的第 V 因子和第 Ⅷ 因子。由全血制备的冰冻血浆除含有正常人的血浆蛋白成分外，仅含有稳定的凝血因子。病毒灭活血浆对于输注的患者来说比较安全，降低了输血传播疾病的风险性，但病毒灭活血浆因亚甲蓝光照处理，也消耗了 30% ~ 40% 的凝血 V 因子和 Ⅷ 因子。

各种血浆制剂的储存要求为 −18℃以下冷冻储存。新鲜冰冻血浆、单采新鲜冰冻血浆和病毒灭活新鲜冰冻血浆的保存期为血液采集之日起 1 年，冰冻血浆和病毒灭活冰冻血浆的保存期为血液采集之日起 4 年。

为防止纤维蛋白析出，各种血浆制剂应于使用前在 37℃恒温水浴箱迅速融化，或使用恒温解冻箱进行融化。目前市面上的恒温解冻箱（解冻仪）有水浴式、干式之分。水浴式恒温解冻箱为避免血浆在解冻时与水直接接触造成污染，必须在操作前给血浆进行套袋处理；干式恒温解冻箱避免了血浆与水的直接接触，且具有摇摆功能，操作简单，但存在融化时间长、融化量少等问题。血浆融化后可在 2 ~ 6℃保存 24 小时，不应再冰冻保存。血浆制剂一经解冻最好立即输注。

三、质量标准

新鲜冰冻血浆、单采新鲜冰冻血浆、冰冻血浆的质量标准见表 8 −12，病毒灭活冰冻血浆的质量标准见表 8 −13。

表 8 −12　新鲜冰冻血浆、单采新鲜冰冻血浆、冰冻血浆的质量标准

质量控制项目	新鲜冰冻血浆	单采新鲜冰冻血浆	冰冻血浆
外观	融化后肉眼观察应呈黄色澄清液体，无色泽异常、蛋白析出、气泡及重度乳糜等情况；血袋完好，并保留注满血浆经热合的导管至少10cm		
容量		标示量（ml）±10%	
血浆蛋白含量		≥50g/L	
Ⅷ因子含量	≥0.7 IU/ml	≥0.7 IU/ml	/
无菌试验		无细菌生长	

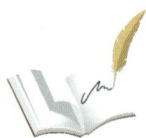

表 8 – 13　病毒灭活血浆的质量标准

质量控制项目	病毒灭活新鲜冰冻血浆	病毒灭活冰冻血浆
外观	肉眼观察融化后应呈黄色或淡绿色澄清液体，无色泽异常、蛋白析出、气泡及重度乳糜等情况；血袋完好，并保留注满病毒灭活的血浆经热合的导管至少 10cm	
容量		标示量（ml）±10%
血浆蛋白含量		≥50g/L
Ⅷ因子含量	≥0.5 IU/ml	/
亚甲蓝残留量		≤0.30μmol/L
无菌试验		无细菌生长

第五节　冷沉淀凝血因子的制备和保存

扫码"学一学"

冷沉淀凝血因子（cryoprecipitated antihempohilic factor）是将保存期内的新鲜冰冻血浆在 1～6℃融化后，分离出大部分的血浆，并将剩余的冷不溶解物质在 1 小时内速冻呈固态的成分血。它是由美国女科学家 Pool 博士在 1964—1965 年期间发现的，其被融化至 37℃时呈溶解的液态，主要含有 FⅧ、纤维蛋白原以及血管性血友病因子（Von Willebrand factor，vWF）等成分。随着现代科技的不断发展，基因重组的Ⅷ因子等凝血因子已在临床应用，其具有纯度高、无免疫原性及无血源传播疾病风险等优点。

一、制备方法

1. 离心法

（1）将新鲜冰冻血浆从冰箱取出，置 2～6℃冰箱中过夜融化或在 1～6℃水浴装置中融化。

（2）融化后的血浆袋于 2～6℃以离心力 2000×*g* 离心 10 分钟，使冷沉淀凝血因子下沉于血袋底部。

（3）离心后立即将上层血浆（少冷沉淀血浆）移入空袋内，留下 40～50ml 血浆与沉淀物混合，1 小时内速冻制成冷沉淀凝血因子。

2. 虹吸法　将新鲜冰冻血浆置于 1～6℃恒温水浴槽，浸没于水中。另一空袋悬于水浴槽外，且位置低于新鲜冰冻血浆袋，两袋之间形成一定的高度落差。新鲜冰冻血浆融化时，上清血浆随时被虹吸入空袋中，冷沉淀凝血因子遗留在新鲜冰冻血浆袋中。待融化后仅有 40～50ml 血浆与沉淀物时，将冷沉淀凝血因子和血浆（少冷沉淀血浆）袋之间的导管热合分离后，1 小时内速冻制成冷沉淀凝血因子。

3. 注意事项　血浆冷冻时可使细胞破裂，释放促凝血活性物质，有可能激活凝血系统，影响Ⅷ因子的稳定性。故制备冷沉淀凝血因子的血浆提倡用 2 次重度离心的方法，以去除血浆中的红细胞；为了减少血浆Ⅷ因子活性的损失，最好使用速冻冰箱或血浆速冻机快速冷冻，一般在 1 小时内迅速冻结。冷沉淀凝血因子制备过程中，应使血浆处于 1～6℃的环境，用冰块或冷水浴控制温度，尽量减少血浆或冷沉淀凝血因子制剂在室温的停放时间。

二、特点及保存

冷沉淀凝血因子除含Ⅷ因子、纤维蛋白原及其他共同沉淀物外，还含有各种免疫球蛋

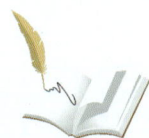

白、抗 – A、抗 – B 以及变性蛋白等。冷沉淀凝血因子的储存温度为 –18℃以下，保存期为自血液采集之日起 1 年。解冻后尽早输注。

三、质量标准

冷沉淀凝血因子的质量标准见表 8 – 14。

表 8 – 14 冷沉淀凝血因子质量标准

质量控制项目	要求
外观	肉眼观察融化后应呈黄色澄清液体，无色泽异常、蛋白析出、气泡及重度乳糜等情况；血袋完好，并保留注满血浆经热合的导管至少 10 cm
容量	标示量(ml)±10%
纤维蛋白原含量	来源于 200ml 全血：≥75mg 来源于 300ml 全血：≥113mg 来源于 400ml 全血：≥150mg
Ⅷ因子含量	来源于 200ml 全血：≥40IU 来源于 300ml 全血：≥60IU 来源于 400ml 全血：≥80IU
无菌试验	无细菌生长

本 章 小 结

血液是在血管内循环流动的液体，与各组织器官进行着物质和能量交换。血液由有形成分和无形成分组成。有形成分包括红细胞、白细胞和血小板。其中以红细胞居多，它能够运输氧气和二氧化碳。白细胞对于抵御各种病原体的侵袭、提高机体免疫力具有重要作用。血小板对于促进机体止血和凝血过程，维持毛细血管壁的完整性具有重要作用。血浆作为无形成分具有维持内环境稳态的功能。

成分输血已广泛应用于临床，它是将人体血液中的各种有效成分，如红细胞、血小板和血浆等，用先进的技术加以分离、提纯，制成高浓度、高纯度、低容量的各种血液成分，根据病情需要，按缺什么补什么的原则输用。这样不仅可以一血多用，节约血液资源，而且针对性强、疗效好、不良反应小，同时便于保存和运输。血液成分制备是在规定的时间和温度范围内，将采集的全血用物理方法分离成体积小、纯度高、临床疗效好、不良反应少的单一血液成分的技术。血液成分制备的方法主要有手工制备和机器制备，这两种方法的原理均是根据血液中不同成分的比重不同而将其分离。血液成分的制备环境分为两种，密闭系统和开放系统。

目前常用的血液成分主要为红细胞制剂、血小板制剂、血浆制剂及冷沉淀凝血因子。红细胞制剂包括浓缩红细胞、悬浮红细胞、去白细胞红细胞、洗涤红细胞、冰冻红细胞、冰冻解冻去甘油红细胞等；血小板制剂包括浓缩血小板、单采血小板、去白细胞单采血小板等；血浆制剂包括新鲜冰冻血浆、单采新鲜冰冻血浆、冰冻血浆、病毒灭活血浆及冷沉淀凝血因子等。不同的血液成分保存条件不同，其中浓缩红细胞及悬浮红细胞的储存温度为 2~6℃，储存期因保养液不同而不同，采用 ACD – B、CPD 血液保养液的浓缩红细胞及悬浮红细胞保存期为 21 天，采用 CPDA – 1 血液保养液的浓缩红细胞及悬浮红细胞保存期为 35 天。单采血小板及浓缩血小板应置于血小板振荡保存箱内 20～24℃ 振荡保存，使用血小板专用血袋保存期 5 天，使用普通血袋保存期为 24 小时。各种血浆制剂的储存要求为 −18℃ 以下冷冻储存，新鲜冰冻血浆、单采新鲜冰冻血浆和病毒灭活新鲜冰冻血浆的保存期为血液采集之日起 1 年，冰冻血浆和病毒灭活冰冻血浆的保存期为血液采集之日起 4 年。冷沉淀凝血因子的储存温度为 −18℃ 以下，保存期为自血液采集之日起 1 年。解冻后应尽早输注。

（穆士杰）

扫码"练一练"

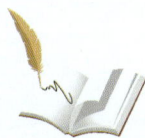

第九章　血液成分的临床应用

扫码"学一学"

第一节　概　述

血液是不可再生的宝贵资源，世界卫生组织为临床输血安全提出了三大战略，除了挑选健康的献血者、严格进行筛选检测外，还要合理用血和成分输血。

一、树立科学合理用血理念

合理用血就是只为确实有输血适应证的患者输血，避免一切不必要的输血，从而减少患者发生输血不良反应和输血传播疾病的风险。合理用血体现了一所医院的综合医疗水平和医院文化。临床科学合理用血的观念如下。

（一）全血不全

血液保存液是针对红细胞设计的，在$(4\pm2)℃$条件下只对红细胞有保存作用，而对白细胞、血小板以及不稳定的凝血因子无任何保存作用；血小板需要在$(22\pm2)℃$振荡条件下保存，4℃静置保存有害；白细胞中对临床有治疗价值的主要是中性粒细胞，后者在4℃的保存时间最长不超过8小时；FV和FⅧ不稳定，必须在$-18℃$以下保存其活性。全血中除红细胞外，其余成分浓度低，不足一个治疗量，因而疗效差。

全血的有效成分主要是红细胞、血浆蛋白和部分稳定的凝血因子，其主要功能是载氧和维持渗透压。全血只适用于血容量不足且有进行性出血的大量失血患者。临床适用全血的情况并不多见。目前全血主要用于分离血液成分，通常不主张直接用于临床输血。各种纯度高、疗效好的血液成分制剂已基本上取代全血的临床应用。

（二）通常输注保存血比新鲜血更安全

现代输血不仅提倡成分输血，而且提倡输注保存血，原因如下。

（1）某些病原体在保存血中不能存活。梅毒螺旋体在$(4\pm2)℃$保存的血液中存活不超过48小时，疟原虫则保存2周可部分灭活。

（2）输保存血以便有充分时间对血液进行仔细检测。

（3）根据输血目的不同，新鲜全血（fresh whole blood）的含义也不一样：补充粒细胞，8小时内的全血视为新鲜血；补充血小板，12小时内的全血视为新鲜血；补充凝血因子，至少当天的全血视为新鲜血；ACD保存3天内的血以及CPD或CPDA保存7天内的血视为新

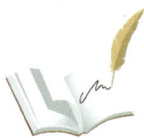

160

鲜血。

（三）需要输新鲜血者未必要输全血

某些需要输血的患者宜用新鲜血：①新生儿，特别是早产儿；②严重肝肾功能障碍者；③严重心肺疾患者；④因急性失血而持续性低血压者；⑤弥散性血管内凝血者。这些患者需要尽快提高血液运氧能力且不能耐受高钾，故需要输注新鲜血。但是需要强调的是，需要输注新鲜血的患者未必要输全血，应遵循缺什么补充什么的原则，以红细胞制剂为主。原因如下。

1. 输全血不良反应多 输全血比任何血液成分更易产生同种免疫，不良反应多，因为全血中的红细胞、白细胞、血小板和血浆蛋白等含有多种复杂的血型抗原，这些抗原进入患者体内可刺激机体产生相应抗体，以后再次输全血时，又提供大量抗原，易发生抗原抗体反应。另外，全血中细胞碎片多，保存损害产物多，血浆内乳酸、钠、钾、氨等成分含量高，故输入越多，患者代谢负担越重，特别是对肝和肾有害；保存期太长的全血中微聚物多，输血量大可导致肺微血管栓塞。

2. 输红细胞能减少代谢并发症 红细胞中细胞碎片少，保存损害产物少。

（四）尽量减少白细胞输入

尽量减少白细胞尤其是淋巴细胞输入患者体内已成为现代输血的趋势。白细胞是血源性病原体传播的主要媒介物，一些与输血相关的病毒可通过白细胞输入而传染，如巨细胞病毒（cytomegalovirus，CMV）、人类免疫缺陷病毒（human immunodeficiency virus，HIV）、人类 T 淋巴细胞病毒（human T – cell lymphotropic virus，HTLV）等。保存的血液制剂中白细胞尽管已经大部分死亡，但残余的细胞膜仍有免疫原性，可致敏受血者。临床上输注含白细胞的血液成分制剂，可引起多种输血不良反应，包括发热性非溶血性输血反应（febrile non – hemolytic transfusion reactions，FNHTR）、血小板输注无效（platelet transfusion refractoriness，PTR）和输血相关移植物抗宿主病（transfusion – associated graft – versus – host disease，TA – GVHD）等。临床研究表明非溶血性输血反应发生率的高低直接与输入白细胞含量多少有关；目前普遍认为：白细胞含量小于 5×10^6 时，即能有效防止非溶血性输血反应的发生。

（五）输血有风险

输血有风险，尽管血液经过严格程序的筛查、检测等处理，但依然存在发生输血传播疾病及输血不良反应的可能。

1. 输血可能传播多种病原体

（1）可经输血传播的病原体包括病毒、梅毒螺旋体、寄生虫和细菌，近年来还证实有一种仅由蛋白质组成的朊病毒（prion）。目前经输血传播的病毒包括 HIV、肝炎病毒、微小病毒 B19（parvovirus B19，B19V）、CMV 和 EB 病毒等。

（2）血液病毒标志物检测中存在着窗口期（window period） 所谓窗口期是指病毒感染后直到可以检测出相应的病毒标志物包括病毒抗原、抗体和核酸前的时期。病毒标志物的窗口期长短将决定输血传播病毒的危险性。处于窗口期的感染者已存在病毒血症，但病毒标志物检测阴性，其血液如果输注给受血者将可能导致感染。受血者经输血后是否发生输血相关的传染病，除与病原体的输入数量有关外，还与受血者的免疫状态有关。

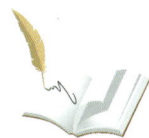

血小板计数，则有发生输血相关循环超负荷(TACO)的危险。

2. 不良反应少 全血的血液成分复杂，引起各种不良反应的机会多。如果使用单一的血液成分，就可避免不需要的成分所引起的反应，减少了输血不良反应的发生率。

3. 减少输血传播疾病的风险 由于病毒在各种血液成分中分布不均匀，因而各种成分传播病毒的危险性并不一样。白细胞传播病毒的危险性最大，血浆次之，红细胞和血小板相对较安全。如贫血患者输注红细胞而非全血，避免了输入大量不必要的白细胞和血浆，降低了感染病毒的危险。

4. 便于保存，使用方便 不同的血液成分有不同的最适保存条件。分离制成的各种血液成分制剂按各自适宜的条件可保存较长时间。如机采血小板在特制的塑料血袋中，(22 ± 2)℃轻振荡条件下可保存 5 天，新鲜冰冻血浆在 −18℃以下可保存 1 年，冰冻血浆在 −18℃以下可保存 5 年。

5. 综合利用，节约血液资源 每份全血可以制备成多种血液成分，用于不同的患者，充分利用了血液资源，使一血多用。

第二节　红细胞输注

红细胞输注(red cell transfusion)主要是纠正贫血，提高血液携氧能力，满足组织的供氧，缓解缺氧引起的临床症状，维持机体供氧平衡；适用于循环红细胞总量减少至运氧能力不足或组织缺氧而有症状的患者；也可用于输注晶体液和胶体液无效的急性失血患者，其输注决定应结合临床评估而不仅根据实验室数据。红细胞输注不应用于扩充血容量、提升胶体渗透压、促进伤口愈合或改善患者的自我感觉等。非输血治疗如铁剂、叶酸等能纠正的贫血不应输注红细胞。对于每位患者，是否输注红细胞的决定应结合患者血红蛋白水平、临床情况、替代治疗方案以及患者的意愿综合考虑。一般来说，血红蛋白 <60g/L 或血细胞比容 <0.2 时并有明显贫血症状可考虑输注红细胞；对于遗传性血液系统疾病患儿，宜将血红蛋白水平提高到不影响其正常生长发育为准；对于活动性出血患者，应根据出血情况及止血效果等决定是否输注红细胞。

一、红细胞输注的基本原则

临床输血中红细胞应用最多，需要输注红细胞的临床情况又各不相同，应根据患者具体情况决定治疗方案。

(1)应结合患者的病因、临床症状、血红蛋白浓度及其代偿能力等决定是否需要输注红细胞，通常考虑下列因素。

1) 针对病因治疗 应找出贫血的病因，如果存在有效纠正贫血的其他选择，则不应输血，如缺铁性贫血、巨幼细胞贫血、自身免疫性溶血性贫血，除非它们威胁到生命。红细胞输注是贫血患者的一种辅助性治疗手段，主要目的是改善贫血患者的组织供氧不足，不能作为根治贫血的手段或盲目用于提高血红蛋白使其达到正常水平。慢性失血性贫血，原则上不应采取输注红细胞的方法来纠正贫血，应积极查找病因和治疗原发病。美国 AABB 强调：红细胞制剂输注不应用于药物(铁剂、叶酸、维生素 B_{12}、重组人促红细胞生成素等)治疗可以纠正的贫血。

2) 临床症状 对于慢性贫血患者，皮肤黏膜苍白、乏力、气短、呼吸困难等临床症状

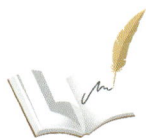

仍有其指导价值；大脑组织供氧不足可能导致精神改变，但是往往由于临床症状不明显而易忽视。

3）血红蛋白浓度　在20世纪80年代，当患者 Hb≤100g/L 或者血细胞比容 Hct≤30% 都输血，即 10/30 规则，而不管患者是否有临床症状，目前大量临床研究发现这是缺乏科学依据的。对急、慢性贫血患者，将血红蛋白浓度作为指导输血的唯一参数是无充分依据的。当血红蛋白浓度下降时，为保证组织供氧，机体启动代偿机制，如心输出量增加、外周血管舒张等；若临床低估这种代偿机制的作用，可能导致过量输血（overtransfusion）。与急性贫血相比，慢性贫血患者对贫血的耐受能力更强，因为组织缺氧可导致 2，3 - 二磷酸甘油酸（2，3 - diphosphoglycerate，2，3 - DPG）浓度升高，促进氧解离曲线右移以利于氧向组织的释放。血红蛋白浓度在决定是否需要输血中有重要的参考价值，但不是决定性指标。不同的患者对氧的需求存在着显著的个体差异，不可能仅凭实验室检查如血细胞比容、血红蛋白浓度等来精确地指导红细胞的临床应用。

因此，目前尚无完全可靠参数指导红细胞输注，应综合分析、因人而异，考虑患者一般状况和创伤程度、外科手术过程、预计失血量及速度、对贫血的耐受力、出血持续时间、是否存在合并症如心肺功能障碍等，充分考虑到每位患者的个体差异，权衡利弊，进行个体化输血治疗而不是公式化输血。另外，应根据病情选择合适类型的红细胞制剂。

（2）在输血前，患者有权被告知输血的利弊，有权选择其他的输血方式如自体输血等，也有权拒绝输血。

（3）近年研究发现，对于冠脉搭桥手术患者，将指导红细胞输注的血红蛋白阈值定为 80g/L 或 90g/L 是同样安全的，而对重症患者将血红蛋白定为 70g/L 比 100g/L 更安全且效果可能更好。因此，临床判断对决定输血与否起着重要作用。

（4）在急性失血时，快速扩容应首选晶体液或胶体液，而不是输血。对急性失血患者，如丢失量 >50%，普遍认为需立即输注红细胞，但同时需考虑代用品的合理使用以减少红细胞的用量。

二、各种红细胞制剂及其适应证

临床常用的红细胞制剂包括悬浮红细胞、浓缩红细胞、去白细胞悬浮红细胞、洗涤红细胞、冰冻解冻去甘油红细胞等。

（一）悬浮红细胞

悬浮红细胞（suspended red blood cells）是一种从全血中尽量移除血浆后制成的高浓缩红细胞。由于原抗凝保存液被大部分移除，所含葡萄糖量很少，不能保存，加之红细胞很稠密，输注速度慢，故必须加入适量添加剂才能克服这些缺点。添加剂的配方有多种，都是针对红细胞而设计的，不仅起到保存红细胞的作用，而且使浓缩红细胞被稀释，输注更流畅。保存期随添加剂的配方不同而异，一般可保存 21~42 天。

适应证：适用于所有需提高血液携氧能力以减轻组织缺氧的贫血患者以及心、肝、肾等脏器功能障碍的贫血患者。

（二）浓缩红细胞

浓缩红细胞（concentrated red blood cells），以往也称为压积红细胞（packed red blood cells），含有全血中全部的红细胞、几乎全部的白细胞、大部分血小板和少量血浆，具有与

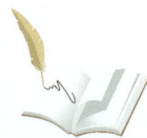

全血同样的携氧能力，而容量只有全血的一半，同时抗凝剂、乳酸、钾、氨比全血少，用于心、肾和肝功能不全的患者更为安全。联袋制备在(4±2)℃可保存21～35天，单袋制备或加入生理盐水后应尽快输注，保存时间不得超过24小时。

适应证：与悬浮红细胞相同。

（三）去白细胞悬浮红细胞

去白细胞悬浮红细胞(suspended leukocyte – reduced red blood cells)是采用白细胞滤器在血液采集后过滤去除白细胞制备的红细胞制剂，是在悬浮红细胞的基础上去除大部分白细胞制备而成，从而降低了由白细胞引起的免疫性输血反应以及白细胞携带病毒相关疾病的传播，白细胞清除率和红细胞回收率都很高。输注去白细胞红细胞并不能预防TA – GVHD，因此在条件允许时仍应进行辐照处理。

适应证：①由于反复输血已产生白细胞抗体或血小板抗体引起FNHTR等输血不良反应的患者；②准备作器官移植的患者，防止产生白细胞抗体；③需要反复输血的患者，如再生障碍性贫血、白血病等，可从第一次输血起就选用本制剂。

（四）洗涤红细胞

洗涤红细胞(washed red blood cell)是全血经离心去除血浆和白细胞后，再用无菌生理盐水洗涤红细胞3～6次，最后加生理盐水或红细胞保存液悬浮所得。该制剂已去除80%以上的白细胞和99%的血浆，保留了至少70%的红细胞。在洗涤的同时去除了钾、氨、乳酸、抗凝剂和微小凝块等物质，血小板亦随血浆被去除。应用本制剂可显著降低输血不良反应的发生率，但红细胞因洗涤过程损失较多，且脆性也可能有所改变，故一般建议有适应证的患者使用。目前已有保养液可使洗涤红细胞保存条件和周期同悬浮红细胞。

适应证：①对血浆蛋白有过敏反应如荨麻疹、血管神经性水肿、过敏性休克等的患者；②阵发性睡眠性血红蛋白尿患者；③高钾血症(hyperkalemia)及肝、肾功能障碍需要输血的患者；④由于反复输血已产生白细胞抗体或血小板抗体引起FNHTR的患者也可使用本制剂。

（五）冰冻解冻去甘油红细胞

冰冻解冻去甘油红细胞(frozen thawed deglycerolized red blood cells)，又称为冰冻红细胞(frozen red blood cells)，是利用高浓度甘油作为红细胞冷冻保护剂，在 – 80℃条件下保存，阻断所有酶的活性作用和细胞代谢途径，需要使用时再进行解冻、洗涤去甘油处理后的特殊红细胞制剂。

适应证：主要用于稀有血型患者的输血及有特殊情况患者的自体红细胞保存与使用等。该制剂解冻后应在24小时内尽快输注。

（六）辐照红细胞(irradiated red blood cellls)

对于有免疫缺陷或免疫抑制患者输血、新生儿换血、宫内输血、选择近亲供者血液输血，无论输用何种类型的红细胞制剂均需用25～30Gy γ射线照射以杀灭有免疫活性的淋巴细胞，从而防止TA – GVHD的发生。

（七）年轻红细胞

年轻红细胞(young red blood cells)大多为网织红细胞。由于其体积较大而比重较低，故

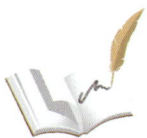

可用血细胞分离机加以分离收集。

适应证：主要用于需长期输血的患者，如重型地中海贫血、再生障碍性贫血等，以便延长输血的间隔时间，减少输血次数，从而防止因输血过多所致继发性血色病的发生。

三、红细胞输注的剂量及用法

（一）剂量

根据病情决定红细胞输注剂量，患者具体情况不同，需要提高的血红蛋白水平也不同。原则上无须提高血红蛋白至正常水平，以能改善和满足组织器官供氧即可。目前国际上多个患者血液管理（PBM）指南均推荐：对于无活动性出血患者，每次输注 1U 红细胞（国外多以 450ml 全血制备的红细胞为 1U，而国内是以 200ml 全血制备的红细胞为 1U）。1U 红细胞提升血红蛋白浓度和血细胞比容的效果因人而异，取决于患者的血容量以及血流的变化。患者处于活动性出血时，红细胞输注剂量取决于失血量、失血速度及组织缺氧情况。有人推荐儿童剂量为增加血红蛋白（xg/L）所需要的血量（ml）$= 0.6x \times$ 体重（kg）；另有人认为，婴儿按 10ml/kg 输注红细胞可使血红蛋白升高约 30g/L。一般情况下，成年患者如无出血或溶血，输注 2U 红细胞制剂可提高血红蛋白 10g/L，若血红蛋白升高 <2.5g/L，提示可能红细胞输注无效。由于洗涤红细胞、冰冻解冻去甘油红细胞在加工过程中损失部分红细胞，输注剂量可适当增加。

（二）用法

通常情况下，红细胞输注的前 15 分钟速度宜慢，为 1～2ml/min，若患者无不良反应，则以其耐受的最快速度输注，约为 4ml/min。一般成人输注 1U 红细胞制剂不应小于 1 小时，或参考 1～3ml/（kg·h）计算输注速度；对有心、肝、肾功能异常、年老体弱、新生儿及儿童患者，输注速度宜更慢，或参照不超过 1ml/（kg·h）计算输注速度，其主要目的是预防输血引起输血相关循环超负荷（transfusion-associated circulatory overload，TACO）。

输注红细胞制剂中，除必要时可以加入生理盐水外，不允许在输注过程中加入任何药物及其他物质。若需要同时输注其他的药物，则开通另外的血管通道，尽可能在输血侧肢的另一侧输注；但是，输注红细胞的血管通道可以用于分阶段输注其他血液制剂，如顺次输血小板、红细胞、血浆，但不能混合各种血液成分后输注或采用 Y 型管同一时刻混输两种血液制剂。

四、红细胞输注的疗效评价

目前临床上主要以观察患者输注红细胞后贫血症状和体征的改善情况，以及输血前、后外周血液中血红蛋白（Hb）浓度的变化为评价临床输注效果的主要指标。影响红细胞输注疗效的因素包括输入红细胞的贮存及运输时间和其中的白细胞含量、受血者的输血次数和妊娠次数以及临床情况如发热、药物和疾病因素等。

红细胞输注无效常被忽略，它是指红细胞输注后，患者血红蛋白浓度升高不理想，个别甚至无变化或降低。对于红细胞输注的疗效评价，应重视患者血红蛋白浓度是否升高，以及红细胞输注后对机体的相关影响，一旦发现红细胞输注无效，要仔细分析原因，给出合理的解释，制定科学有效的输血方案。

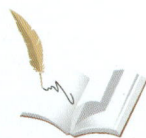

扫码"学一学"

第三节 血小板输注

血小板输注(platelet transfusion)用于预防或治疗血小板数量减少或功能缺失患者的出血或出血倾向,恢复和维持人体的正常止血和凝血功能。

血小板输注并不适用于所有血小板计数减少的情况,在某些情况下如血栓性血小板减少性紫癜和肝素诱导性血小板减少性紫癜等可能并不适宜输注血小板。因此,应用血小板输注治疗之前,应查明引起血小板减少的原因,权衡利弊后再做出决定。

一、血小板输注的适应证

据美国血库协会(AABB)1991年调查,超过70%的血小板输注是预防性的,用于预防颅内出血和内脏出血等严重出血性并发症;只有不足30%为治疗性输注,用于止血目的。

(一)预防性血小板输注(prophylactic platelet transfusion)

各种慢性血小板生成不良性疾病如恶性血液病、再生障碍性贫血、大剂量放化疗后、造血干细胞移植后等可引起血小板计数减少,增加患者出血风险。若血小板计数低下并伴有如发热、感染、败血症、凝血机制紊乱如 DIC、抗凝剂治疗、肝衰竭等因素时,出血危险性则更大。预防性血小板输注的目的就是降低血小板计数低下患者出血的风险和程度,其适应证如下。

(1)对于无出血危险因素的低增生性血小板减少症患者,血小板计数$\leqslant 10 \times 10^9$/L 时输注,以降低出血风险。

(2)对于存在出血危险因素如发热、败血症、凝血功能障碍、贫血、广泛紫癜等的低增生性血小板减少症患者,血小板计数$< 20 \times 10^9$/L 时输注。

(3)侵入性操作如留置导管、胸腔穿刺、肝活检、腰穿、支气管肺泡冲洗、剖腹手术等前,血小板计数$< 50 \times 10^9$/L 时输注(不适用于骨髓穿刺或活检)。

(4)中枢神经系统手术或眼部手术前,血小板计数$< 100 \times 10^9$/L 时输注。

(5)对于采用体外循环的心脏手术患者 无血小板计数减少时,不需常规预防性输注血小板;若存在血小板计数减少所致的围手术期出血或血小板功能异常时,建议预防性输注血小板。

(6)血小板功能异常同时伴有出血风险的患者。

(7)血小板功能异常、拟进行有创操作或手术的患者。

需要强调的是,预防性血小板输注不可滥用,不应常规应用于骨髓穿刺或活检操作前,也不应用于长期骨髓造血功能衰竭而病情稳定的患者。

(二)治疗性血小板输注(therapeutic platelet transfusion)

(1)血小板计数减少并导致出血 输注血小板使血小板计数$> 75 \times 10^9$/L;在多发性复合外伤、眼部或中枢神经系统损伤时,应使血小板计数$> 100 \times 10^9$/L。

(2)先天性或获得性血小板病,伴有明显出血倾向。

二、血小板输注的禁忌证

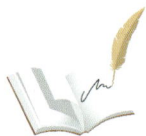

血栓性血小板减少性紫癜(thrombotic thrombocytopenic purpura, TTP)、溶血尿毒综合征

（HUS）、肝素诱导性血小板减少症（heparin-induced thrombocytopenia，HIT）均为血小板输注的禁忌证。血小板输注可能加重TTP，因此除非有威胁生命的出血，否则是禁忌使用的，可通过血浆输注、血浆置换和药物等治疗TTP。HIT是药物诱导的免疫性血小板减少症，常引起严重血栓，由于可导致急性动脉栓塞故不应输注血小板。通常输注血小板对提高特发性血小板减少性紫癜（idiopathic thrombocytopenic purpura，ITP）或输血后紫癜（post-transfusion purpura，PTP）患者的血小板计数是无明显效果的。

三、血小板输注的剂量及用法

（一）剂量

给成人预防性输注血小板时，不应常规输注双人份机采血小板，推荐使用一人份机采血小板（即一个治疗量）或同等量，并及时评价疗效。如果不出现血小板输注无效，这将使体内血小板水平至少增加$20 \times 10^9/L$。当血小板用于治疗活动性出血，可能需要更大剂量。对于严重的血小板减少症且关键部位如中枢神经系统（包括眼部）出血的患者，考虑给予1人份以上的单采血小板输注。血小板输注的剂量和频率取决于个体情况，视病情而定。年龄较小的儿童（<20kg），给予10~15ml/kg直至一个治疗量机采血小板；年龄较大的儿童，应当使用一个治疗量机采血小板。

（二）用法

血小板输注要求：①输注前仔细检查血袋是否有破损渗漏、血小板有无聚集呈云雾状或者颜色有变化等；②输注前要轻摇血袋、混匀，立即输注，输注速率越快越好，以患者可以耐受的最快速度输入；③应用新的一次性输血器输注血小板，而不能使用已用于其他血液成分的输血器；血小板输注应用过滤器（滤网直径170μm）；④输注时间不应超过60分钟，一般15~30分钟；⑤输血前、中、后密切观察患者有无异常反应；⑥严禁向血小板中添加任何溶液和药物；⑦因故未及时输用不能放冰箱，可在室温下短暂放置，最好置于血小板振荡箱保存；⑧要求ABO同型输注（血小板膜上有红细胞抗原）；⑨Rh阴性患者需要输注Rh阴性血小板；⑩若患者有脾肿大、感染、DIC等导致血小板减少的非免疫因素存在，输注剂量可适当加大。

四、特制血小板制剂的临床应用

（一）移除大部分血浆的血小板（plasma-reduced platelets）

该制剂适用于不能耐受过多液体的儿童及心功能不全患者，也可用于对血浆蛋白过敏者。

（二）洗涤血小板（washed platelets）

用生理盐水或其他等渗溶液将机采血小板洗涤去除血浆蛋白等成分，并可在一定程度上洗去血小板表面吸附的血浆中的可溶性抗原成分，防止血浆蛋白引起的过敏反应，并在一定程度上降低血小板抗原引起的同种免疫，增强输注效果，适用于对血浆蛋白（例如有IgA抗体）过敏者。若在洗涤液中加入血小板添加剂，可延长血小板的保存期，更利于随时供应临床。

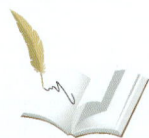

（三）去白细胞血小板（leukocyte – reduced platelets）

在单采血小板过程中、血小板贮存前或输注时过滤白细胞，可大大降低血小板制剂中的白细胞含量。当每次输注血小板时白细胞残留量 $< 5 \times 10^6$ 时，可大大减少因血细胞 HLA 抗原引起的同种免疫，减少因白细胞而引起的发热等输血反应。

（四）辐照血小板（irradiated platelets）

以剂量为 $25 \sim 30$ Gy ^{60}Co 或 ^{137}Cs 照射血小板，可灭活其中有免疫活性的淋巴细胞，适用于有严重免疫损害的患者，通过控制射线剂量抑制细胞抗原性而不影响血小板功能，从而大大降低 TA – GVHD。若将白细胞过滤和射线照射结合起来，可预防绝大多数因血小板输注而引起的同种免疫。

（五）冰冻血小板（frozen platelets）

该制剂主要用于自体血小板的冻存，属自体输血范畴。例如：急性白血病患者化疗后获得缓解，单采其血小板进行冰冻保存，再次化疗后因血小板减少引起出血，将自体冰冻保存的血小板解冻后回输给患者。我国少数血站将同种异体血小板冻存，以便急诊时应用，但输注剂量要适当加大。

五、血小板输注的疗效评价

血小板输注的疗效评价应结合临床情况和实验室检测指标来综合判断。许多因素影响血小板输注效果，因此需对血小板输注效果进行正确评价，及时发现问题并分析原因、采取对策。一旦患者对血小板输注效果不佳而又找不到其他原因时，则应考虑到药物性抗体的作用；多数情况下只有通过临床试验来判断，例如停用相关药物后再输注血小板，输注效果明显改善，血小板计数升高。

血小板输注效果的判断包括：①临床止血效果；②循环血中血小板数；③患者体内血小板存活时间；④血小板功能检测。

治疗性血小板输注与预防性血小板输注评价方法有所不同，但均需进行临床表现和实验室指标方面的比较。对治疗性输注，应观察、比较输注前后出血速度、程度的变化；而对预防性输注，则应确认不会产生血小板减少性出血。如果因为患者在出血而输注血小板，衡量其有效性的最重要指标是临床止血效果。除临床指标外，实验室检测指标可定量，判断血小板输注疗效的主要根据是 CCI 和 PPR。

输后 1 小时 CCI 可了解输入血小板量是否足够，判断是否输注无效；而输后 24 小时 CCI 可了解血小板寿命（存活率），决定血小板输注频率。临床经验表明：若输后 1 小时 CCI 下降，说明该患者可能存在血小板抗体或脾肿大；若 $20 \sim 24$ 小时内 CCI 下降，其主要原因可能是发热、感染、败血症、DIC 等因素。

一次成功的血小板输注在病情稳定患者身上血小板回收率约 67%，但是判断输注血小板成功的 PPR 标准为：输注 1 小时后 PPR $> 30\%$，输注 $20 \sim 24$ 小时后 PPR $> 20\%$；CCI 标准则为：输注 1 小时后 CCI $> 7.5 \times 10^9/L$，输注 $20 \sim 24$ 小时后 CCI $> 4.5 \times 10^9/L$。

六、血小板输注的前景

1. 慎重决定预防性血小板输注　虽然预防性血小板输注可以减少血小板计数低下患者

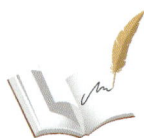

出血的危险，但盲目进行预防性血小板输注不仅增加血小板的采供压力和患者的经济负担，而且长期输注血小板可能导致血小板输注无效以及因输注血小板感染疾病的可能。近年来，国内外提倡限制性输血，AABB建议对病情稳定、无出血风险的患者，可适当降低血小板输注阈值。加强患者血液管理，提高每一次血小板输注的质量。

2. 机采单个供者血小板应用为主　与手工采血小板相比，机采血小板具有产量高、纯度高、白细胞和红细胞污染率低等优点，由于可准确测得血小板数量，输注剂量更易于科学合理掌握，此外机采血小板贮存期较手工采血小板长，不需临时募集大量献血者。临床应用有显著优势：可快速提高患者血小板计数；患者接触异体抗原和受免疫的机会大大降低，因此可显著降低血小板输注无效发生的概率；易通过配型挑选相合性供者，提高输注疗效。随着血细胞分离机的广泛普及和消耗性器材的成本降低，机采血小板的应用将越来越多。

3. 去除血小板HLA抗原　可用氯喹或枸橼酸解离技术去除血小板膜表面HLA抗原，以降低其免疫原性。但不同方法对血小板膜HLA抗原去除的程度差异很大，而且可能使血小板质量受损。

4. 血小板分型供者库　血小板输注无效的免疫因素主要是同种免疫，而同种免疫又以HLA占绝大多数，其次为HPA，再次为ABO抗原，因此可通过HLA同型输注而降低同种免疫的发生，从而有效防止免疫性血小板输注无效。这可通过建立HLA分型供者库或将已知HLA型别的血小板冰冻保存而得以实现。一旦患者需要，只需测定其HLA型别，便可从库中找到相应血小板供者或血小板，达到有效输注目的。

5. 配合型血小板输注　为了解决血小板输注产生的同种免疫反应，最好的对策是对患者进行血小板抗体筛查、进而对体内存在血小板抗体的患者进行"配合型血小板输注"。理想的血小板交叉配合试验应包括HLA型和HPA型均能检测，达到配合型血小板输注，可使血小板输注效果大大提高。目前国内外已有不少单位建立了HPA、HLA已知型单采血小板供者资料库，可为血小板输注无效（platelet transfusion refractoriness，PTR）患者提供HPA、HLA配合型供者血小板并获较好的疗效。在时间和血小板供者有限的情况下，应该尽量选择位点最匹配的供者单采血小板。必须指出进行配合型血小板输注时要严格掌握适应证，应排除DIC、发热、感染、活动性出血、脾肿大及脾功能亢进等临床非免疫性因素。因为由这些因素造成PTR的患者，输入的血小板被消耗或破坏，使配合型血小板输注也达不到良好效果。

第四节　血浆输注

一、新鲜冰冻血浆输注

新鲜冰冻血浆（fresh frozen plasma，FFP）是全血采集后6小时（ACD保养液）或8小时（CPD保养液）内，在全封闭的条件下分离血浆并速冻呈固态的成分血。该制剂内含全部凝血因子，包括不稳定的FV和FⅧ。一般200ml FFP内含有血浆蛋白60~80g/L，纤维蛋白原2~4g/L，其他凝血因子0.7~1.0 IU/ml。FFP在-18℃以下可保存1年，1年后成为普通冰冻血浆。

扫码"学一学"

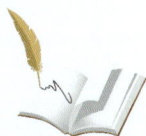

（一）适应证

FFP 主要用于预防或治疗体内各种凝血因子缺乏引起的出血或出血倾向，包括：①PT 和 APTT 延长所致的微血管出血；②大量输血时持续出血，实验室证据提示凝血功能障碍；③紧急逆转华法林以停止出血或拟行手术；④先天性或获得性 F V 或 F XI 缺乏所致的出血或拟行手术或有出血风险的侵入性操作前；⑤抗凝血酶（AT）、肝素辅因子 Ⅱ、蛋白 C、蛋白 S 缺乏症无相应浓缩制剂时；⑥血栓性血小板减少性紫癜（TTP）或溶血尿毒综合征（HUS）等疾病的血浆置换治疗；⑦大面积创伤、烧伤。

（二）禁忌证

①对输注血浆已发生过敏反应或已知对蛋白过敏的患者。例如缺乏 IgA 而已产生抗 - IgA 患者禁用血浆；②对血容量正常的年老体弱、重症婴幼儿、有严重贫血或心功能不全的患者，因易发生输血相关循环超负荷（transfusion - associated circulatory overload，TACO）的危险应慎用血浆。

（三）剂量及用法

1. 剂量　血浆输注剂量取决于凝血功能的监测及患者具体情况。在纠正严重凝血功能障碍时，一般按 10 ~ 15 ml/kg 剂量进行血浆输注，并参考临床症状和凝血检查结果适当调整，避免无目的长期使用。

2. 用法　FFP 在 37℃水浴中融化，不断轻轻地摇动血袋，直到血浆完全融化为止。融化后的 FFP 在 24 小时之内应用输血器输注，以患者可以耐受的最快速度输注。

（四）注意事项

（1）FFP 在临床的不合理应用包括扩充血容量、营养支持、治疗免疫功能缺陷、提高白蛋白水平、增强抵抗力、消除水肿等，并不推荐将 FFP 应用于患者无出血而仅为纠正实验室凝血指标异常。

（2）FFP 不能在室温下放置使之自然融化，以免有大量纤维蛋白析出。

（3）融化后的 FFP 应尽快输用，以避免血浆蛋白变性和不稳定凝血因子丧失活性。

（4）FFP 输注前不必做交叉配血试验，但应首选输注 ABO 同型的血浆。如果在紧急情况下无同型血浆，可输注与受血者 ABO 血型相容的血浆，即要求供血者血浆与受血者红细胞相容：AB 型血浆可安全地输给任何型的受血者；A 型血浆可以输给 A 型和 O 型受血者；B 型血浆可输给 B 型和 O 型受血者；O 型血浆只能输给 O 型受血者。

（5）FFP 输注前肉眼检查为淡黄色的半透明液体，如发现颜色异常或有凝块不能输注。

（6）FFP 一经融化不可再冰冻保存，如因故未能及时输注，可在（4±2）℃暂时保存，但不能超过 24 小时。

二、普通冰冻血浆输注

普通冰冻血浆（frozen plasma，FP）的来源主要包括从保存已超过 6 ~ 8 小时的全血中分离出来的血浆、或保存期满 1 年的 FFP。普通冰冻血浆在 -18℃ 以下可保存 5 年，与 FFP 的主要区别是缺少不稳定的 F V 和 F Ⅷ，其适应证主要为 F V 和 F Ⅷ 以外的凝血因子缺乏患者的替代治疗，可用于稳定的凝血因子缺乏的补充，如 F Ⅱ、F Ⅶ、F Ⅸ、F Ⅹ 缺乏；或手术、外伤、烧伤、肠梗阻等大出血或血浆大量丢失的情况；血浆置换。

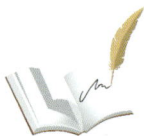

三、血浆输注的疗效评价

血浆输注的疗效评价主要是观察患者输注血浆后临床出血症状和体征的改善情况；以及结合 PT、APTT 或其他凝血相关实验室检查，显示凝血功能的改善；如凝血功能检查正常而患者出血不止，则须进行必要的止血功能和抗凝物质检测。

第五节 冷沉淀凝血因子输注

扫码"学一学"

冷沉淀凝血因子（cryoprecipitated antihemophilic factor），又称冷沉淀（cryoprecipitate，cryo），是保存期内的新鲜冰冻血浆（FFP）在低温下（1～6℃）解冻后沉淀的白色絮状物，是 FFP 的部分凝血因子浓集制剂。1U 冷沉淀是由 200ml FFP 制成，容量约为 35ml，其中主要含有 ≥80IU FⅧ、≥150mg 纤维蛋白原（fibrinogen，Fg）、血管性血友病因子（Von Willebrand factor，vWF）、纤维结合蛋白（fibronectin，Fn）和 FXⅢ 等。冷沉淀的主要作用是补充 FⅧ、vWF、纤维蛋白原、FXⅢ 等。冷沉淀在 -18℃ 以下保存，冷冻状态一直持续到使用之前，有效期从采血之日起为 1 年。

一、适应证

1. 先天性或获得性纤维蛋白原缺乏症　对于严重创伤、烧伤、白血病和肝衰竭等所致的纤维蛋白原缺乏患者，当纤维蛋白原水平低于 1.0g/L 并伴活性出血或拟行手术，而无纤维蛋白原制品时，可应用冷沉淀补充纤维蛋白原。

2. 大量输血伴出血　当单纯输注 FFP 不能维持纤维蛋白原 >1.0 g/L 时，可同时输注冷沉淀。对于产后大出血患者，纤维蛋白原下降得更快，更加推荐早期补充冷沉淀。

3. 先天性或获得性 FXⅢ 缺乏症　由于冷沉淀中含有较丰富的 FXⅢ，故常用作 FXⅢ 浓缩制剂的替代物。

4. 血管性血友病（von Willebrand's disease，vWD）　vWD 表现为血浆中 vWF 缺乏或缺陷，当无 VWF 浓缩制剂时，可输注冷沉淀治疗 vWD。

5. 血友病 A（hemophilia A）　血友病 A 的代偿治疗主要是补充 FⅧ，首选 FⅧ 浓缩制剂，当 FⅧ 浓缩剂短缺时，可输注冷沉淀。

需要强调的是，虽然冷沉淀的用途很广，但在制备过程中未经病毒灭活处理，且长期使用可能产生抗体，使以后的输注效果降低或无效，因此使用时需严格掌握适应证，不可滥用。

二、禁忌证

除适应证以外的其他凝血因子缺乏症。

三、剂量及用法

（一）剂量

冷沉淀常用剂量为 1～1.5U/10kg。冷沉淀有剂量依赖性特点，即初次治疗效果较差者，增大剂量重复使用，可获得较好的效果。冷沉淀输注通常不要求作交叉配血试验，但

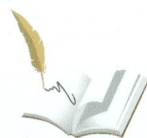

要求 ABO 同型或相容。

（二）用法

冷沉淀在 37℃ 水浴中完全融化，融化后在 20～24℃ 下放置时间不可超过 6 小时（若经开放式或混合处理则要求不超过 4 小时），融化后不得再次冻存，应及时快速输注。其应用可以一袋一袋地静脉推注或输注，也可将数袋冷沉淀混合，并通过冷沉淀的出口部加入生理盐水加以稀释后用输血器静脉输注，以患者可以耐受的较快速度输注。

（三）注意事项

（1）冷沉淀融化时的温度不宜超过 37℃，以免引起 FⅧ 活性丧失。若冷沉淀经 37℃ 加温后仍不完全融化，提示纤维蛋白原已转变为纤维蛋白则不能使用。

（2）由于冷沉淀在室温下放置过久可使 FⅧ 活性丧失，故融化后必须尽快输用，因故未能及时输用，不应再冻存。

（3）因冷沉淀中不含 FV，一般不单独用于治疗 DIC。

四、疗效评价

每次输完冷沉淀后，应重新评估患者临床情况并复查相关实验室检查，必要时可再次输注。冷沉淀输注的疗效评价主要是观察患者输注冷沉淀后临床出血症状和体征的改善情况；同时结合 PT、APTT 或其他凝血相关实验室检查，反映凝血功能的改善情况；如止血效果不理想时，对于血友病 A、纤维蛋白原缺乏的患者，最好改用单一凝血因子浓缩制品。

第六节　粒细胞输注

扫码"学一学"

粒细胞输注（granulocyte transfusion）指的就是输注浓缩粒细胞制品（concentrated granulocyte）。目前国内外主要采用血细胞分离机制备单采粒细胞（apheresis granulocyte），含有中性粒细胞 $\geq 1.0 \times 10^{10}$ 个，手工法已趋向于淘汰。浓缩粒细胞制品除含粒细胞外，还含有数量不等的红细胞、淋巴细胞及血小板，其中手工法所含的淋巴细胞较多，引起输血不良反应较多。近年来对中性粒细胞过低的患者采用预防性粒细胞输注的方法已废弃，而治疗性粒细胞输注也呈日益减少的趋势。

一、适应证及禁忌证

粒细胞输注的不良反应和并发症多，其适应证要从严掌握。一般认为，应用时要同时具备以下三个条件，且充分权衡利弊后才考虑输注，即：①中性粒细胞绝对值低于 $0.5 \times 10^9/L$；②有明确的细菌感染；③强有力的抗生素治疗 48 小时无效。另外，如果患者有粒细胞输注的适应证，但预计骨髓功能将在几天内恢复，则不需要输注粒细胞。

对于化疗、放疗、药物或毒物等因素引起骨髓抑制的粒细胞减少或缺乏患者，应在积极预防和控制感染的基础上，使用有助于恢复骨髓造血功能的细胞因子、生物或化学药物；多数患者能在短期内恢复正常的造血功能，粒细胞计数回升，应避免盲目进行粒细胞输注。

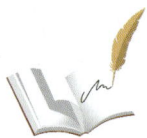

二、剂量及用法

（一）剂量

每天输注 1 次，每次输注的剂量要大于 1.0×10^{10} 个粒细胞，连续 4~6 天，直到感染控制、体温下降为止，如有肺部并发症或输注无效时则应停用。

（二）用法

本制剂应尽快输注，室温下保存不应超过 24 小时。由于粒细胞制剂中含有大量红细胞和血浆，因此应选择 ABO、RhD 同型输注。为预防 TA – GVHD 发生，应在输注前进行辐照处理。

（三）注意事项

（1）制备后的粒细胞制剂不可摇荡，应尽快输注，以免减低其功能。

（2）粒细胞输注前必须做交叉配合试验。

（3）输注粒细胞制剂须使用带有标准滤网的输血器，以避免凝集物输入体内。

（4）疗效判断　粒细胞输入后很快离开血管，到达感染部位，或者先到肺部，然后进入肝脾；因此，临床输注效果不是观察白细胞数量是否升高，而是观察体温是否下降、感染是否好转。

（5）粒细胞输注时如发生呼吸窘迫症，可能与输入白细胞凝集物有关，应立即停止输注并给予糖皮质激素治疗。

（6）输注后注意观察是否有 CMV 等多种病毒感染、TA – GVHD 以及同种异体免疫反应。

第七节　血浆蛋白制品的临床应用

血浆蛋白制品包括白蛋白、免疫球蛋白、凝血酶原复合物、凝血因子Ⅷ浓缩剂、凝血因子Ⅸ浓缩剂、纤维蛋白原和抗凝血酶等制品。

一、白蛋白制品

白蛋白（albumin）是从乙型肝炎疫苗全程免疫后的健康人血浆中用低温乙醇法或依沙吖啶法制备的。白蛋白的 pH 多为中性，其中钠离子含量与血浆相同或略高些，但钾离子含量较低，不含防腐剂。白蛋白经 60℃ 10 小时加热处理灭活可能存在的病毒，热处理过程中加入辛酸钠或乙酰色氨酸钠作为稳定剂。白蛋白溶液相当稳定，于 2~6℃ 保存，有效期为 5 年。输注白蛋白的主要作用是维持胶体渗透压。

（一）适应证与禁忌证

1. 适应证　白蛋白主要应用于纠正低蛋白血症及血浆置换等。

（1）扩充血容量　用于休克、外伤、外科手术和烧伤患者的扩容。

（2）补充白蛋白的丢失　如烧伤等。对肾病、腹腔积液、蛋白丢失性肠病等急性白蛋白丢失的患者，短期应用也有一定好处。

（3）体外循环　用晶体液和白蛋白作为泵的底液比全血更安全，尤其是存在血液稀

扫码"学一学"

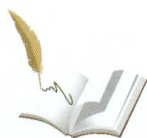

释时。

（4）解毒作用　如溶血病（高胆红素血症）、某些药物中毒等。

（5）治疗性血浆置换。

2. 禁忌证　对输注白蛋白制品有过敏或降压反应者、心脏病、血浆白蛋白水平正常或偏高等的患者应慎用。

（二）用法

一般情况下，患者血容量正常或轻度减少时，白蛋白的输注速度：5% 白蛋白为 2 ~ 4 ml/min，25% 白蛋白为 1ml/min。儿童用量是成人的 1/4 ~ 1/2。

（三）注意事项

（1）白蛋白溶液应单独静滴，或用生理盐水稀释后滴注。不宜与氨基酸混合静脉注射，因为这可能会引起蛋白沉淀。另外也不宜与各种血细胞成分混合使用。

（2）防止滥用白蛋白，否则可引起高渗状态而导致并发症。偶有发热、荨麻疹等反应，按常规处理。

二、免疫球蛋白制品

人体免疫球蛋白（immunoglobulin，Ig）是体内一组有抗体活性的蛋白质，是由浆细胞合成、分泌的，存在于血液、体液和外分泌液中。它具有结合抗原、固定补体、穿过胎盘、异种组织过敏、结合类风湿性因子等生物活性。免疫球蛋白制品是不含血细胞成分的血液制品，分为三类：正常人免疫球蛋白、静脉注射免疫球蛋白和特异性免疫球蛋白。

（一）正常人免疫球蛋白

正常人免疫球蛋白是从大批量混合的正常人血浆中提制而得，它所含的抗体只能是提供人群中所含平均抗体滴度的一定浓缩倍数。它主要含 IgG，具有抗病毒、抗细菌和抗毒素的抗体，而 IgA 和 IgM 的含量甚微，仅供肌内注射用。正常人免疫球蛋白的主要用途是预防病毒性肝炎和麻疹。

（二）静脉注射免疫球蛋白（intravenous immunoglobulin，IVIG）

本品是应用胃蛋白酶、纤维蛋白溶酶、化学修饰等技术将 IgG 中 IgG 的聚合体去除或降低其抗补体活性，仍保留其原来的抗体活性而制备的，适宜于静脉注射。它主要用于对免疫抗体缺乏的补充、免疫调节、预防和治疗病毒、细菌感染疾病等。

（三）特异性免疫球蛋白

它含有特异性抗体，是用相应的抗原免疫后从含有高效价的特异性抗体的血浆中提纯制备的。其特异性抗体比正常人免疫球蛋白高，在某些疾病的治疗上优于正常人免疫球蛋白。其优点有：携带肝炎病毒的危险性减少；已浓缩，小剂量中含大量抗体；能较长时间稳定保存。

1. 适应证　预防某些病毒感染，如天花或乙型肝炎，可使用抗牛痘或抗乙型肝炎的免疫球蛋白；代替异种血清制品，避免不良反应的发生，如抗破伤风免疫球蛋白；抑制原发性免疫反应，如 RhD 的同种免疫预防可用抗 - RhD 免疫球蛋白；其他如抗胸腺细胞球蛋白治疗急性再生障碍性贫血、多价抗绿脓 IVIG 和抗内毒素 IVIG 治疗烧伤后的感染等。

2. 禁忌证　对免疫球蛋白制品过敏者应慎用。

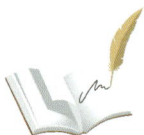

目前在国内已能制备和生产特异性免疫球蛋白，如抗牛痘、抗风疹、抗破伤风、抗狂犬病、抗乙型肝炎和抗 – RhD 免疫球蛋白等。但大多数制品由于产量较少，尚未大量推广应用。

三、各种凝血因子制品

在某些病理情况下，机体因缺乏某些凝血因子而造成出血，因此凝血因子缺陷病的补充治疗应根据已缺乏的凝血因子来选择特定的凝血因子浓缩剂。目前制备的已经病毒灭活的凝血因子浓缩剂已广泛地用于治疗先天性缺乏这些凝血因子的患者，如血友病 A、血友病 B 及 vWD 等。

（一）凝血因子Ⅷ浓缩剂（coagulation factor Ⅷ concentrate）

从冷沉淀中制备成的凝血因子Ⅷ浓缩剂，即使是高纯度制品，纤维蛋白原、纤维结合蛋白、免疫球蛋白和多种微量蛋白仍占大部分。其半衰期为 8 ~ 12 小时。目前该制品已经病毒灭活，为冻干型的安全制品，主要适用于治疗凝血因子Ⅷ缺乏引起的出血和创伤愈合（如血友病 A、血管性血友病和 DIC 等）。有血栓形成倾向或过去有栓塞性血管疾病的患者禁用此制品。目前，该制品使用前需加注射用水或生理盐水进行稀释。经静脉输入的剂量计算方法：剂量（IU）= 血浆容量（ml）×（期望的 FⅧ水平 – 现有 FⅧ水平）（%）。

（二）凝血因子Ⅸ浓缩剂（coagulation factor Ⅸ concentrate）

凝血因子Ⅸ（FⅨ）是由人体肝脏合成的正常凝血途径中重要的凝血因子之一。FⅨ的缺乏见于各种疾病，如血友病 B、肝衰竭等，可表现明显的出血倾向。富含 FⅨ的浓缩剂是常用的制剂之一，具有广泛的临床用途。其适应证包括血友病 B、维生素 K 缺乏症、严重的肝功能不全和 DIC 等。对有血栓性疾病和栓塞高危等患者应禁用，对存在 FⅨ抗体的患者也应慎用。

（三）凝血酶原复合物（prothrobmin complex concentrate，PCC）

PCC 是混合人血浆制备而成的冻干制品，主要含有维生素 K 依赖性凝血因子 FⅡ、FⅦ、FⅨ和 FⅩ。国产 PCC 中所含凝血因子以 1ml 血浆中 FⅨ含量作为 1U。PCC 主要适用于血友病 B、先天性或获得性 FⅡ、FⅦ、FⅨ、FⅩ缺乏症、肝功能障碍导致的凝血功能紊乱等。PCC 使用前加 30ml 注射用水溶解后立即快速静脉滴注，在该制品使用期间禁用氨基己酸纤溶抑制剂，以免发生血栓性栓塞并发症。

（四）纤维蛋白原制品（fibrinogen）

目前应用的纤维蛋白原制品主要有两类：注射用和外用。在我国，注射用纤维蛋白原制品主要为冻干人纤维蛋白原，适应证主要有：①先天性无或低纤维蛋白原症；②继发性纤维蛋白原缺乏；③DIC；④原发性纤维蛋白溶解症等。

外用纤维蛋白原制品，有纤维蛋白膜、纤维蛋白泡沫或海绵、纤维蛋白胶（fibrin sealant，FS）等。FS 又称为纤维蛋白黏合剂，是一种由纯化并经病毒灭活的人纤维蛋白原和凝血酶所组成的复合制剂。市场上的 FS 都由病毒灭活的纯化人纤维蛋白原、人凝血酶和氯化钙溶液组成。纤维蛋白原制剂中含有一定量的凝血因子ⅩⅢ。一些 FS 产品中还附有一定量的纤维抑制剂牛抑肽酶，以防止纤维蛋白的过早降解。FS 因具有不透气、不透液体、能生物降解、促进血管生长和形成、局部组织能生长和修复等优点而广泛应用于外科领域，如

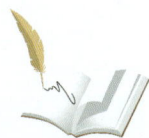

用于止血、封合伤口、促进伤口愈合等。FS 不能直接注入血管或组织，以免发生血管内栓塞而危及生命；也不适用于动脉大出血的止血处理。此外含有牛抑肽酶的 FS 制品不适用于对异种蛋白过敏的患者。

（五）抗凝血酶（antithrombin，AT）浓缩剂

AT 是由 Morawitz 于 1905 年首先在血浆中发现，近年来 AT 浓缩剂已从正常人血浆中成功制备，并逐渐应用于临床。其适应证包括先天性 AT 缺乏症、外科手术、围产期、DIC 和获得性 AT 缺乏症等。血浆 AT 水平正常和超过正常范围时，不必使用 AT 制剂，对 AT 制剂过敏者也应慎用。

四、其他血浆蛋白制品

（一）α_2 - 巨球蛋白

α_2 - 巨球蛋白（α_2 - macroglobulin，α_2 - M）是存在于人血浆中具有重要生物活性的大分子糖蛋白，在血浆中的浓度为 2.2~3.8g/L，体内半衰期为 135 小时。它是纤维蛋白酶、尿激酶、弹性酶、激肽释放酶、胶原酶等多种蛋白水解酶的抑制剂，其抗凝作用约占抗凝血酶总活性的1/3，通过与凝血酶结合形成一种不可逆的复合物，使凝血酶失去凝固作用。α_2 - M 具有多种生物活性：①有抗辐射和促进造血组织损伤后恢复再生的能力；②能迅速消除在循环中形成的各种酶蛋白复合物；③参与凝血平衡；④抑制肿瘤生长。α_2 - M 只限于肌内注射。主要用于皮肤和黏膜损伤、创口崩裂、角膜溃疡、创伤等。

（二）纤维结合蛋白

纤维结合蛋白（fibronectin，Fn）是一种高分子的糖蛋白，是目前已知的最重要的调理蛋白之一，能与衰老细胞、组织碎片、纤维蛋白复合物、纤维蛋白、细菌等结合，并促进巨噬细胞吞噬这些颗粒性物质。它在血浆中含量为 0.3g/L，半衰期为 72 小时。纤维结合蛋白注射液可耐受 60℃10 小时加热，无传播肝炎的危险，在临床可用于治疗败血症、DIC、严重烧伤、急性呼吸窘迫综合征、肝功能衰竭等获得性 Fn 缺乏症、通过调理作用清除循环中的外来物、疱疹性角膜炎所致的上皮损伤、异体骨髓移植等。

（三）α_1 - 抗胰蛋白

α_1 - 抗胰蛋白（alpha - 1 antitrypsin，α_1 - AT）是一种相对分子量为 52000 的糖蛋白，其主要生理功能是抑制中性粒细胞弹性酶。其制剂主要用于治疗 α_1 - AT 缺乏患者。最常用的方法是静脉注射。目前，还采用人血浆 α_1 - AT 喷雾治疗。

（四）其他

血浆蛋白制品还有蛋白 C 浓缩液（用于先天性和获得性蛋白 C 缺乏症）、转铁蛋白、C1 酯酶抑制剂、结合珠蛋白（用于病毒性肝炎支持性治疗和恶性贫血）、vWF 浓缩物、Gelathrombin、巨细胞病毒免疫球蛋白（用于暴露巨细胞病毒的被动免疫）等。

本 章 小 结

世界卫生组织为临床输血安全提出了三大战略，包括挑选健康的献血者、严格进行筛

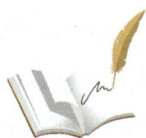

选检测和临床科学合理用血。后者就是只给确实有输血适应证的患者输注其需要的合适剂量血液制剂。目前全血主要用于分离血液成分，通常不主张直接用于临床输注。各种纯度高、浓度高、疗效好、不良反应少的成分血已基本上取代全血的临床应用。输注红细胞主要是纠正贫血、恢复和维持携氧能力，满足组织供氧，维持机体供氧平衡。输注血小板用于预防和/或治疗血小板数量减少或功能缺失患者的出血症状，恢复和维持人体正常止血和凝血功能，分为预防性输注和治疗性输注。FFP 主要用于补充体内各种凝血因子缺乏。冷沉淀凝血因子输注的主要作用是补充 FⅧ、vWF、纤维蛋白原、FⅩⅢ等。粒细胞输注的不良反应和并发症多，其适应证要从严掌握。

血浆蛋白制品包括白蛋白、免疫球蛋白、凝血酶原复合物、凝血因子Ⅷ浓缩剂、凝血因子Ⅸ浓缩剂、纤维蛋白原和抗凝血酶等制品。白蛋白制品主要用于纠正低蛋白血症及血浆置换等。免疫球蛋白制品分为正常人免疫球蛋白、静脉注射免疫球蛋白和特异性免疫球蛋白三类。目前制备的已经病毒灭活的凝血因子浓缩剂已广泛地用于治疗先天性缺乏这些凝血因子的患者，如血友病 A、血友病 B 及 vWD 等。凝血酶原复合物(PCC)主要适用于血友病 B、先天性或获得性 FⅡ、FⅦ、FⅨ、FⅩ 缺乏症、肝功能障碍导致的凝血功能紊乱等。

扫码"练一练"

（胡丽华）

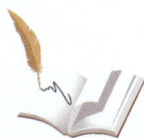

第十章　特殊输血

扫码"学一学"

第一节　造血干细胞移植患者输血

造血干细胞移植(hematopoietic stem cell transplantation，HSCT)是指对患者进行放疗、化疗和免疫抑制预处理后，静脉输入从骨髓、外周血或脐带血中分离出的同种异体或自体造血干细胞，使之重建正常的造血和免疫功能。

HSCT 的特点：①供受者之间 HLA 配型要求严格，HLA 相合者血型不一定相合；②供受者红细胞血型(ABO、Rh 等血型系统)不相同不是移植禁忌，但对受者移植疗效有影响；③移植患者因接受放/化疗预处理，在造血和免疫系统重建前，需要输注血液成分和制品进行支持治疗；④输入血液制剂须经 γ 射线辐照，灭活其中淋巴细胞的活性，预防输血相关移植物抗宿主病(TA-GVHD)。

HSCT 患者在造血功能恢复之前，贫血、出血、感染是移植后死亡的主要原因，输血是其中的重要治疗措施，其输血原则为尽量减少溶血发生和不必要血型抗体输入。

一、应用成分输血

纠正贫血，输注红细胞制剂；当血小板计数减少有出血风险时，输注单采血小板。在行 HSCT 前，不应输注准备作供者或与之有血缘关系 HLA 相合的供者血液，以免对组织配型抗原产生同种免疫反应而影响移植效果。

（一）红细胞输注

输注红细胞的目的是改善组织供氧，原则为相容性血输注。HSCT 患者可能需要长期输血支持，特别是发生了移植物排斥反应的患者。由于生理代偿机制，多数血容量正常的患者血红蛋白(Hb)维持在 $70\sim90g/L$ 即可，儿童 Hb 维持在 $80g/L$ 以上，合并心脏疾病的患者可能需要较高血红蛋白浓度。

（二）血小板输注

血小板输注的原则为输入的血浆中不含有破坏受者红细胞的抗体，即尽量减少异体红细胞抗体的输入，目前建议根据患者的临床实际情况进行血小板输注。为避免多次输注血小板产生血小板抗体，必要时输注 HLA 相合或部分相合的血小板。预防性血小板输注用于骨髓抑

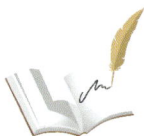

制性治疗所致的血小板数量减少。多数情况下，血小板计数低于 $10 \times 10^9/L$ 需预防性输注血小板。已产生同种免疫抗体的患者，要求输注 ABO 同型或相容、配型（HLA 和/或 HPA 相合）相合的血小板。

二、应用辐照血液制品

由于移植前强烈免疫抑制剂的应用，受者的免疫系统已基本被破坏。为防止 TA - GVIID，移植后受者所输注的所有含细胞的血液成分需进行 γ 射线辐照，^{60}Co 或 ^{137}Cs 照射，照射量为 25~30 Gy，以灭活供体血液中的淋巴细胞，然后才可输入受者体内。

三、应用巨细胞病毒血清阴性的血液制品

对于 HSCT 患者，输注巨细胞病毒（CMV）阳性的血液制品，可能引起 CMV 感染。CMV 感染后可出现发热、间质性肺炎、肠炎、心肌炎、脑膜炎、肝炎、脉络膜炎等，并可增加细菌和真菌感染的机会，严重者可导致死亡。两种预防 CMV 感染的方法：①输注 CMV 阴性的血液成分；②输注去除白细胞的血液成分。

如果供者或受者血清 CMV 阳性，则不必应用 CMV 血清阴性的血制品。若供、受者均为 CMV 血清阴性，为防止 CMV 感染，则在移植前后均需选用 CMV 血清阴性的血制品。

四、ABO 血型不合 HSCT 中输血治疗原则

HLA 基因与血型基因属于独立遗传基因，HLA 相合者血型不一定相合。红细胞血型系统对异基因 HSCT 有影响，其中影响最大的是 ABO 血型系统。ABO 血型不合 HSCT 占所有异基因 HSCT 的 20%~30%。ABO 血型不合的分类见表 10-1。血型不合可以引起红系的一系列并发症，包括急性及迟发性溶血、红系造血延迟、纯红细胞再生障碍性贫血（PRCA）等。ABO 和 Rh 血型不合 HSCT 中存在的潜在问题见表 10-2。

表 10-1　ABO 血型不合的分类

血型不合类型	受者血型	供者血型
ABO 主要不合	O	A/B/AB
	A	AB
	B	AB
ABO 次要不合	A	O
	B	O
	AB	A/B/O
ABO 主次均不合	A	B
	B	A

表 10-2　ABO 和 Rh 血型不合 HSCT 中的潜在问题

不相合类型	举例		潜在的问题
	供者	受者	
ABO 主要不合	A	O	受者体内存在针对供者红细胞抗原的抗-A，使来源于供者干细胞悬液中的红细胞溶血，或导致新植入的干细胞分化来的红细胞溶血
ABO 次要不合	O	A	供者体内存在针对受者红细胞抗原的抗-A，因而供者干细胞悬液中或移植后供者淋巴细胞产生的抗-A 导致受者红细胞溶血

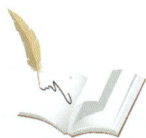

不相合类型	举例		潜在的问题
	供者	受者	
Rh 血型不合	Rh 阴性（曾被免疫产生抗 – D）	Rh 阳性	移植后供者的抗 – D 导致受者的红细胞溶血
Rh 血型不合	Rh 阳性	Rh 阴性（无抗 – D）	供者干细胞中的红细胞致敏受者使其产生抗 – D，导致新植入的干细胞分化来的红细胞溶血

ABO 血型不合 HSCT 时，当干细胞植活后，受者血型动态转变为供者血型，造成移植后复杂的免疫学状态，干扰输血前检查的判定（如正反定型不一致、混合凝集现象），影响输血治疗及时、安全、有效的实施。

（一） ABO 主要不合（major ABO incompatibility）

它是指受者的血型抗体与供者的红细胞 ABO 血型不合，即受者血浆中含有针对供者红细胞抗原的抗体。

1. ABO 主要不合的处理 若受者具有高效价抗体时，溶血可能会在移植物注入时发生，因此供者干细胞悬液中的红细胞应予减少，而受者的抗体应以血浆置换或免疫吸附法移除。然而当其效价在 16 或以下时，输注未处理的全部移植物通常是安全的。国外强调：在 ABO 主要不合 HSCT 中，为减小受者血浆抗体接触移植物中不相合供者红细胞的风险，在供者干细胞采集过程中血细胞比容（Hct）应控制在 2% 以下。

2. 输血治疗的血型选择 移植前给予的血液成分应为受者型。对于移植后所给予的血液成分，红细胞为受者型或 O 型，血小板和血浆为供者型或 AB 型，直到受者体内抗供者血型的抗体不能测出为止，以后所输的血液成分参照供者血型。

（二） ABO 次要不合（minor ABO incompatibility）

它是指供者的血型抗体与受者红细胞 ABO 血型不合，即供者血浆中含有针对受者红细胞的抗体。当供者干细胞悬液中含有抗受者红细胞的血型抗体效价大于 64 时，就应移除供者干细胞中血浆。移植期宜选择与供者血型相同的洗涤红细胞输注，选择与受者 ABO 血型相同的血浆和单采血小板输注。移植后输注红细胞宜选择供者型或 O 型红细胞，输注血小板宜选择受者型或 AB 型血小板，直到受者型红细胞不能测出为止。

（三） ABO 主、次均不合

ABO 主、次均不合的造血干细胞移植罕见。它是指受者血清中存在与供者红细胞起反应的抗体，同时供者血清中也存在与受者红细胞起反应的抗体。若应用血液分离术移除受者体内抗供者红细胞抗原的抗体，则在供者有高效价抗受者红细胞抗原的抗体时，也需要移除供者干细胞悬液中的血浆。对于主要和次要 ABO 血型均不合 HSCT，红细胞输注一般选择 O 型，血浆和血小板输注选择 AB 型。移植成功后，受者血型完全转变为供者型，输血参照供者血型选择相应血液成分。

总之，ABO 血型不合 HSCT 输血治疗的血型选择原则为相容性输血、避免溶血反应。在移植前的预处理阶段，我国通常按受者血型选择同型血液成分，而最新版 AABB 推荐预处理阶段即可开始按照相容性输血原则进行输血治疗，HSCT 各阶段的输血方案见表10 – 3。

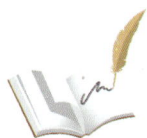

表 10 – 3 ABO 血型不合 HSCT 输血的血型选择

移植类型	移植阶段	ABO 血型的选择		
		红细胞	血小板	血浆
ABO 主要不合	预处理期	受者	供者	供者
	移植开始后	受者	供者	供者
	仍可检测到受者抗体	受者	供者	供者
	检测不到受者抗体	供者	供者	供者
ABO 次要不合	预处理期	供者	受者	受者
	移植开始后	供者	受者	受者
	循环中仍有受者红细胞	供者	受者	受者
	循环中无受者红细胞	供者	供者	供者
ABO 主次均不合	预处理期	O	AB	AB
	移植开始后	O	AB	AB
	检测到受者抗体/循环中仍有受者红细胞	O	AB	AB
	检测不到受者抗体/循环中无受者红细胞	供者	供者	供者

第二节 肝移植患者输血

扫码"学一学"

原位肝移植（orthotopic liver transplantation，OLT）手术是目前治疗、抢救终末期肝病最为确切有效的治疗手段。终末期肝病患者凝血、抗凝血和纤溶系统都受到不同程度的影响，表现出复杂多变的异常，包括血小板数量减少和功能异常、纤维蛋白原质和量的异常以及依赖维生素 K 的凝血因子 F II、F VII、F IX、F X 缺乏和功能受损、弥散性血管内凝血和原发性纤维蛋白溶解功能亢进等改变。

肝移植的输血量常常是超大量的，往往达到受者的一个血容量，甚至 3~5 个或更多，其特点就是用血量大、个体差异性大。备血多少应根据受者身体一般情况、残余肝功能、凝血功能状态、手术方式等诸多情况综合确定。尽可能减少肝移植术中的输血量是非常重要的，输血过多可能影响术后功能的恢复、增加感染风险，引起胃肠道相关并发症和呼吸系统的症状，甚至与排斥、低生存率相关。根据国外统计，15% 肝移植患者需要 20U 以上红细胞，30U 以上 FFP 和 6 人份以上的单采血小板。一般情况下，要求供者与受者的 ABO 血型是相合的。现在，在供体紧缺的情况下，也进行 ABO 血型不相合肝脏移植。

肝移植术应根据无肝前期、无肝期和新肝期各期凝血功能的特点，及时补充各种血液成分如新鲜冰冻血浆、纤维蛋白原、凝血酶原复合物、冷沉淀和单采血小板。无肝前期主要是术中出血造成凝血因子及血小板继续丢失。无肝期完全缺乏产生、清除各种凝血、纤溶相关因子的作用，因此凝血因子和血小板显著下降、类肝素物质增加、原发性纤溶，导致此期的易出血性。新肝期随着门静脉的开放，新肝内大量肝素、类肝素物质进入体内，高肝素血症导致低凝状态。英国输血协会规定：肝移植术中应通过输注单采血小板将血小板数量维持在 $(50~100) \times 10^9/L$；使用新鲜冰冻血浆（15ml/kg）将 PT 或 APTT 与正常对照组的比值维持在 1.5 以下；输注冷沉淀或纤维蛋白原制剂使纤维蛋白原（Fg）水平维持在 1.0g/L 以上。

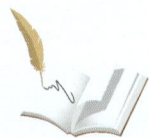

一、指导输血的实验室指标

及时、密切监测凝血指标的改变对于肝移植术中合理用血及成分输血起着重要作用。通过检测血红蛋白浓度（Hb）及血细胞比容（Hct）指导红细胞输注，检测血小板计数指导血小板使用，检测凝血酶原时间（prothrombin time，PT）和活化部分凝血活酶时间（activated partial thromboplastin time，APTT）指导FFP的使用，检测纤维蛋白原定量指导冷沉淀和纤维蛋白原浓缩制剂的使用。另外还可应用血栓弹力图（TEG）监测凝血全貌，指导单采血小板、FFP和冷沉淀等血液成分的输注。

二、合理应用成分输血

多种血液成分的组合是肝移植输血的最佳选择，其数量视患者的临床状况、手术难易而定。在肝移植围手术期，若血小板计数在 $50 \times 10^9/L$ 以上，血红蛋白在80g/L以上，PT、APTT在正常对照的1.5倍之内，Fg在1.0g/L以上，无须进一步处理。

（一）新鲜冰冻血浆输注

接受肝移植的受体，常有多种凝血因子的缺乏，根据个体不同情况予以补充FFP，剂量为10~20ml/kg体重。

（二）单采血小板输注

对于肝移植患者，若血小板计数 $< 50 \times 10^9/L$ 需进行治疗性血小板输注，同时必须纠正其他引起出血的因素，如血容量不足、低体温和贫血等。

（三）红细胞输注

一般血红蛋白（Hb）<70g/L时，即应考虑输血治疗。

（四）冷沉淀输注

冷沉淀中主要含有Fg、FVⅢ、FXⅢ、Fn、VWF等五种成分，对于纠正因纤维蛋白溶解功能亢进造成的严重渗血有较好的疗效，可以根据情况每次给予10U，必要时可以重复使用。

（五）凝血酶原复合物（PCC）输注

PCC主要含有依赖维生素K的凝血因子即FⅡ、FⅦ、FⅨ、FX，其输注可改善患者血液的低凝状态。一般PT超过正常对照值的2倍时，可给予PCC 20 U/kg体重。

（六）纤维蛋白原输注

由于合成减少及消耗增多，肝移植患者多有血浆Fg水平降低。Fg含量低于1.0g/L时，应开始给予补充纤维蛋白原制剂，一般每输入2g Fg，可提高血浆Fg 0.5g/L。

（七）应用重组活化凝血因子Ⅶ（rFⅦa）

rFⅦa在肝移植术中的应用被大量报道，其机制是血管损伤局部组织因子暴露，rFⅦa可以与其形成复合物，该复合物在活化的血小板表面通过激活FX和FIX产生凝血酶。

三、肝移植输血的注意事项

1. 免疫性溶血　肝移植患者可发生免疫性溶血，是由受者的抗体与所输红细胞抗原，

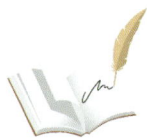

或受者红细胞抗原与供者器官来源的抗体之间发生反应所致。后者可发生于 ABO 血型不合肝移植，其中最常见的是接受 O 型肝脏的 A 型患者，供体来源的淋巴细胞可产生抗 – A 而导致移植后7 ~ 10天发生溶血。因此，学者们推荐：对于这类肝移植患者，在外科手术期间或以后的输血支持中，应使用和器官供者 ABO 血型相同的红细胞。

2. 应用自体血液回输 目前肝移植手术普遍采用洗涤式自体血液回输，但肝脏肿瘤患者术中不宜采用自体血液回输，以免引起肿瘤细胞的扩散。

3. 肝移植生存率与输血的关系 肝移植手术创伤大、持续时间长，加之终末期肝病患者多存在代谢紊乱、凝血机制异常，因此术中出血量大、输血量多，容易引起一系列的术中、术后并发症，影响患者移植后存活率。肝移植的存活率与输血量多少密切相关。术中未接受红细胞输注者生存率较接受红细胞输注为高，且用血量越多，凝血异常、肾功能不全和高胆红素血症越重；血清肌酐增高、血小板（PLT）计数降低和凝血酶原时间（PT）延长是最重要的危险参数；输血量大的患者恢复慢，住院时间长。输血量越少，存活率越高；肝移植术后并发症的增加以及生存率的降低与大量输血有关。故减少输血是改善肝移植术预后的重要手段。

4. 肝移植期间需适当补钙 肝移植期间需要大量输血，在无肝期枸橼酸代谢能力大大减弱；枸橼酸堆积和钙离子络合物增加，从而引起离子性低血钙，血流动力学改变和心肌抑制，因此在肝恢复功能前，需适当补钙以避免低血钙发生。

5. 肝移植围手术期定期监测实验室指标 术前、术中、术后定期监测血常规、血气分析、血电解质、凝血指标（BT、PLT、APTT、PT、Fg 定量、TEG）及中心静脉压。

6. 肝移植术中应注意体温、酸碱平衡和电解质紊乱 体温过低可减慢凝血速度和凝血因子的合成，加快纤维蛋白的溶解，引起可逆的血小板功能障碍并延长出血时间；低钙血症、酸中毒均可影响凝血功能。因此术中应注意维持体温和水、电解质平衡。

第三节 急性失血患者输血

急性失血多见于严重外伤出血、术中及术后大出血、产后大出血、消化道大出血、宫外孕破裂腹腔内出血和创伤性肝、脾破裂出血等。其共同的特征是短时间内失血多，导致红细胞快速丢失，红细胞计数和血红蛋白浓度迅速降低。

扫码"学一学"

在急性失血中，快速扩容应首选晶体液或胶体液，而不是输血；为了保证血液的合理使用，需尽量优化血制品和代用品的使用比例以减少红细胞的用量。在确定输血方案时，需考虑下列相关情况。

（一）患者的失血量

失血量为首要考虑的因素，尽管评估患者的失血量可能比较困难，但是这对指导输血是非常有用的。①当失血量 <15%（成人约750ml）时，常常不需要输血，除非患者已存在贫血或有严重的心脏或呼吸系统疾患等不能代偿；②当失血量为15% ~ 30%（成人为750 ~ 1500ml）时，需要输注晶体液或胶体液扩容，而当患者已存在贫血且心肺储备功能降低或有继续失血，还应输注红细胞；③当失血量为30% ~ 40%（成人为1500 ~ 2000ml）时，立即输注晶体液或胶体液快速扩容，视病情决定输注红细胞，当机体出现组织器官供氧不足时，应及时输注适量的红细胞以保证组织得到足够的氧供应，但不是以纠正贫血和单纯提高血

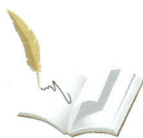

红蛋白浓度为目的；④当失血量＞40％（成人＞2000ml）时，在积极应用晶体液或胶体液扩容、输注红细胞的同时，应注意到患者不但丢失红细胞，还可能丢失或损耗大量的凝血因子、血小板，因此应根据具体临床情况和有关实验室指标，合理搭配、适量补充冷沉淀、新鲜冰冻血浆、血小板制剂等血液成分或凝血因子制品。

另外，需要注意的是，在应用晶体液进行复苏之前，尽早送血样进行以下实验室检查：①ABO 和 RhD 血型鉴定；②意外抗体筛查；③交叉配血试验；④血常规；⑤凝血筛查包括 PT、APTT、血浆凝血酶时间（TT）、Fg 定量 和 TEG 检测；⑥生化检查（血气分析、电解质等）。

（二）血红蛋白浓度

其次，测定血红蛋白浓度并结合其他因素如失血速度、临床表现及心肺功能等综合考虑决定输血策略。①当预计和实际的血红蛋白浓度均大于 100g/L，常不需要输血；②当血红蛋白浓度为 70～100g/L 时，是否输注红细胞是不明确的。目前的研究提示，这种情况下输注红细胞常常是缺乏明确依据的；③当血红蛋白浓度＜70g/L 时，应考虑输注红细胞，输注量可参照进行性失血的速度而定。如果是病情稳定的成年患者，输注一定量的红细胞后重新评估病情，并复查血红蛋白浓度。④对于贫血耐受能力差的患者，如年龄＞65 岁、有心血管或呼吸系统疾患的患者，应提高红细胞输注的血红蛋白阈值水平，如血红蛋白浓度为 80g/L。

（三）凝血功能

还需要考虑到凝血功能异常导致进一步出血的危险性。在急性失血中，凝血功能异常由血小板减少或功能异常所致，应输注血小板。

第四节　大量输血

大创伤、大出血及大手术常需要大量输血（massive transfusion），换血也属于大量输血。它是指 12～24 小时内快速输入相当于受血者本身全部血容量或更多的血液，常见于快速失血超过机体代偿机制所致的失血性或低血容量性休克、创伤、肝移植等。约有 1/3 创伤患者入院时即存在出血和凝血功能障碍，这些患者的死亡率和多器官功能衰竭的发生率明显增加。大量输血常见于严重创伤后出血未得到有效控制的患者，而大量失血导致的低血容量性休克目前仍是严重创伤的主要死因。除了输入红细胞外，患者往往还输入了其他类型的血液制品。

一、大量输血的定义

美国将 24 小时内输入 75ml/kg 以上血液定为大量输血，相当于一位 70kg 体重的人 24 小时内输入 5000ml 血液。大量输血主要指以下情况：①以 24 小时为周期计算，输注血液量达到患者总血容量以上；②3 小时内输注血液量达到患者总血容量的 50％ 以上；③成人 24 小时内输注 10U 以上红细胞制剂；④失血速度＞150 ml/min；⑤失血速度 1.5ml/（kg·min）达 20 分钟以上；⑥失血导致收缩压低于 90mmHg 或成人心率超过 120 次/分。由于大量输血的定义并不十分明确，而个体情况差异大，很难用确定的指标进行量化。在持续性失血没有被急诊手术控制的时候，需进行大量输血。

扫码"学一学"

扫码"看一看"

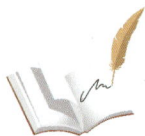

二、严重创伤救治中的损伤控制性复苏策略

严重创伤患者救治的第一步是通过外科手段快速控制出血，第二步纠正组织和重要脏器低灌注，纠正酸中毒，治疗低体温以及恢复和维持凝血功能。目前国内外严重创伤救治提倡损伤控制性复苏（damage control resuscitation，DCR）策略，其核心理念包括：①早期识别、评估出血性休克的严重程度：应根据患者的生理指标、损伤的解剖类型、损伤机制以及患者对初期复苏的反应，综合评估患者出血的程度，首要检查及处理对生命构成直接威胁的损伤；②损伤控制性手术（damage control surgery，DCS）：对合并重度失血性休克、有持续出血和凝血功能障碍的严重创伤患者实施 DCS；快速控制出血，重建重要部位的血流，控制污染；DCS 是针对严重创伤患者进行阶段性修复的外科策略，即以快捷、简单的操作，维护患者的生理功能，控制伤情的进一步恶化，要求手术时间尽可能短，不需进行器官修复而花费不必要的时间，器官修复可延期进行。③限制性液体复苏：即限制大量晶体液/胶体液输入，晶体液最大量 2L，胶体液最大量 1~1.5L，晶体液和胶体液以 2∶1 比例输注，尽量减少稀释性凝血功能障碍的发生；④允许性低血压（permissive hypotension）：这是一种延迟的或限制性的复苏，在入院前即开始，静脉输血补液容量控制在足以维持桡动脉搏动为宜，收缩压维持在 80~90mmHg，以维持重要脏器的基本灌注，并积极止血，待出血控制后再行积极容量复苏。第 5 版欧洲创伤后大出血和凝血功能障碍管理指南建议：对于无颅脑创伤的患者在大出血控制前允许低血压，目标收缩压为 80~90mmHg、平均动脉压 50~60mmHg；合并严重颅脑创伤（GCS≤8）的失血性休克患者保持平均动脉压≥80mmHg。⑤尽早进行止血复苏（hemostatic resuscitation）：早期应用血液和血制品复苏，目前推荐血浆、血小板和红细胞以 1∶1∶1 的比例输注，有助于止血；⑥快速复温、纠正纤溶亢进、低纤维蛋白原血症和其他的凝血功能障碍等。

三、大量输血方案

大量输血方案（massive transfusion protocol，MTP）是指针对严重大量出血实施紧急救治而提出的一个预先制定好的血液成分的投递方案，主要由以下几个部分组成：出血风险的评估、预计进一步输血的需求、MTP 的实施、实验室数据的支持。MTP 强调合理输注血液制品，避免应用大量晶体液进行复苏，降低了凝血功能紊乱的风险。一旦出血控制、血流动力学稳定，应及时通知输血科终止 MTP，下一步重点就是监测并维持血液循环系统的稳定，根据实验室检查继续进一步的治疗。

MTP 融合了多学科包括手术科室、麻醉科、输血科、检验科等优势，具体实施强调团队合作，可有效提高抢救成功率。国际上不同医院 MTP 内容不尽相同，但都强调了相同的治疗原则，即保证血容量和血液携氧功能，在临床表现和实验室指标的指导下恢复和维持患者的凝血功能。对严重、持续出血且短时间内不可能被控制的患者，建议立即输血，且血液制剂采用 1∶1∶1 的红细胞、新鲜冰冻血浆和血小板，目标血红蛋白水平为 70~90g/L。

（一）大量输血方案的启动

在下列情况下考虑启动大量输血方案（massive transfusion protocol，MTP）：①出现严重休克和进行性出血；②成人在复苏治疗的头 1 小时内需要输入 4U 以上红细胞或儿童在复苏治疗的头 1 小时内需要输入 >20ml/kg 红细胞；③成人在复苏抢救的头 12 小时内极有可能

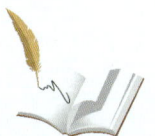

需要输入 10U 以上红细胞或儿童在复苏抢救的头 12 小时内极有可能需要输入 >0.1U/kg 红细胞。

另外，多中心研究发现 ABC(assessment of blood consumption)评分也是预测入院早期患者是否需要大量输血的有效方法。根据这四项指标：①损伤机制是否为穿透伤；②收缩压是否 <90mmHg；③心率是否 >120 次/分；④创伤超声重点评估(focused assessment for the sonography of trauma，FAST)结果是否阳性；每项有无分别记为 1 或 0，4 项结果相加得出 ABC 评分，评分≥2 分启动 MTP。

(二) 合理搭配成分输血

严重失血抢救的首要目标是恢复相对正常血容量以保障组织灌注；其次是补充足量红细胞以增加血液携氧能力而维持机体氧供/氧耗平衡；早期补充凝血因子以纠正凝血功能障碍；以及维持内环境稳定。

MTP 强调除保证血容量和输注红细胞外，早期 FFP 治疗、维持血小板计数 $>75 \times 10^9$/L，必要时应用冷沉淀和其他止血药物，以维持相对正常的凝血功能。大量输血的处理原则一般为：①创伤出血患者应在伤后 3 小时内使用氨甲环酸。②早期应用血浆或纤维蛋白原；对持续出血和/或创伤性脑损伤的患者，建议维持血小板计数 $>100 \times 10^9$/L；需持续大量输血的患者，红细胞、血浆和血小板的比例为 1：1：1。③监测血浆离子钙水平并维持在正常范围。④术中有大量出血时，如符合自体血回输条件，可选用自体血液回输机回输血液。⑤稍后需要输注的红细胞制剂，多数情况下要进行复温处理，以减少库存低温对患者的影响。⑥有条件情况下，选用能满足临床输血速度要求的可过滤微聚体的输血器。⑦在大量输血中，其他止血治疗措施无效时可考虑使用重组活化凝血因子Ⅶ(rFⅦa)止血。rFⅦa 与组织因子结合，在血小板的磷脂表面激活 FⅨ和 FⅩ，在损伤出血的部位形成血栓，控制局部出血。

在大量输血中，指导成分输血治疗应尽可能参考实验室结果，但不能延迟输血，国外经验为：①每输入 4U 红细胞，输入 2U FFP；②每输入 8U 红细胞，输入 1 个治疗剂量的单采血小板；③输入第 16U 红细胞时，应经验性输入 10U 冷沉淀；④当血中钙离子浓度 <1.0mmol/L 时应注意补充，优先选择氯化钙，因为其有效钙离子浓度是葡萄糖酸钙的 3 倍。

斯坦福大学医学中心的大量输血指南中，针对成人和体重 >50kg 青少年的标准大量输血方案(MTP)联用剂量为：6U 压积红细胞(尽可能输注交叉配血相合的同型血)、4U FFP 和 1 人份单采血小板(室温储存，非冰冻)。针对体重≤50kg 儿童的大量输血方案(MTP)联用剂量则包括 4U 红细胞(尽可能输注交叉配血相合的同型血；血液采用保温装置运送)、2U FFP 和 1 人份单采血小板(室温储存，非冰冻)。另外，正确处理较小儿童的大量出血可能还需要其他血液制剂。

总之，对于大量输血，其关键的处理建议见下表 10-4。

表 10-4 大量输血的关键建议

目标	措施	注意事项
维持循环血容量	建立大的静脉通道	监测中心静脉压
	需要时，输注预热的晶体液或胶体液	维持患者体温
	避免低血压或尿量 <0.5ml/(kg·h)	经常低估隐性失血
止血	早期外科手术或产科干预	

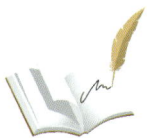

续表

目标	措施	注意事项
进行实验室检查	包括血常规、血浆凝血酶原时间（PT）、活化部分凝血活酶时间（APTT）、血浆凝血酶时间（TT）、血库标本（血型鉴定、抗体筛查等）、TE 生化检查、血气分析等	输入的胶体液可能影响检查结果
	确保正确采样	确认患者身份
	血液成分输入后重复上述检查	血液成分可能需要在检查结果出来之前就输注
维持血红蛋白 >80g/L	评估紧急程度	
	尽可能进行自体输血、减少异体输血	在 10 min 内建立血液回收
	输注红细胞 ①在极度紧急情况下给予 O 型 Rh 阴性红细胞，直到 ABO 和 Rh 血型检测出 ②当血型已知，给予相应血型的红细胞 ③如果时间允许，给予完全相容的红细胞	
	如果成人失血速度 >50 ml/（kg·h），加温血液和/或应用快速输入装置	
维持血小板计数 $>75 \times 10^9$/L	确保 $PLT >50 \times 10^9$/L 以策最低安全	当两倍血容量被替代时，$PLT <50 \times 10^9$/L
	如果复合外伤或中枢神经系统损伤或血小板功能异常时，维持 $PLT >100 \times 10^9$/L	
维持 PT 和 APTT 在 1.5 倍正常对照以内	参考实验室检查结果，给予 FFP 12～15 ml/kg	PT/APTT >1.5 倍正常对照与微血管出血增加相关
	当 1～1.5 倍血容量被替代时，考虑输注 FFP	维持钙离子 >1.13mmol/L
维持纤维蛋白原（Fg）>1.5g/L	如果 Fg 不能被 FFP 所纠正，输注冷沉淀	
避免 DIC	治疗潜在原因（休克、低体温、酸中毒等）	

第五节　围手术期患者输血

扫码"学一学"

　　在考虑输血前应采取有效的措施以改善患者术前状态，包括完善术前检查、纠正手术前存在的贫血如缺铁性贫血、停用抗血小板及抗凝药物、考虑能否行贮存式自体输血、使用止血药物以减少术中出血等。而对于术中急性出血，应采取与急性失血相同的输血策略，另外还可视情况进行回收式自体输血。输血并不能促进手术患者的伤口愈合，后者依赖于氧分压（PO_2）而不是总的血氧含量，故无须仅仅为了将血红蛋白浓度提升至 100g/L 以上而进行术前输血。AABB 和 BCSH 推荐：对许多成人患者，术中失血为 1000～1200ml 时，应避免输注红细胞，可使用晶体液和胶体液；健康的成年患者，则可耐受急性等容量性血液稀释至血红蛋白浓度为 50g/L。

　　临床实验研究表明：①对于代偿良好、术前符合条件进行血液稀释或低温心肺旁路术的慢性贫血患者，可考虑血红蛋白浓度 <60g/L 时才给予输血；②对于大多数冠状动脉搭桥术后的患者，可考虑血红蛋白浓度 <80g/L 时才给予输血，但伴有左心室肥大、低心输出量、难控制性心动过速或持续性发热等情况除外。

　　美国麻醉医师学会（ASA）拟定了血液制剂治疗的实践指南为：①在血红蛋白浓度

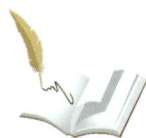

高于100g/L时是很少有输血指征的，但是血红蛋白浓度低于60g/L，特别是急性贫血时即为输血指征；②中等血红蛋白浓度（60~100g/L）是否需要输注红细胞，应根据患者的氧合不足状况所致并发症的危险性来决定；③不推荐使用单一的"适合所有患者"的红细胞输注的血红蛋白浓度阈值；④适当应用术前自体采血，术中、术后血液回输，急性等容性血液稀释及一些减少血液丢失的措施（如控制性低血压和使用药物）是有益的；⑤自体红细胞输注的指征应比异体红细胞输注放宽，因为前者的危险性较后者低。

第六节 新生儿及儿童输血

决定新生儿和婴幼儿输血应十分谨慎，原因是：①新生儿及婴幼儿的循环血容量少，对血容量的变化和低氧血症等的调节功能尚未完善，因此控制患儿出入量平衡、掌握输血剂量是临床输血或换血治疗的关键；②新生儿循环血液中可能含有母体的某些IgG类血型抗体，除常见的IgG类抗-A、抗-B等抗体外，还可能有意外抗体；③婴幼儿体温调节差，即使较小剂量的输血也不能忽视控制输血温度；④婴幼儿对高血钾、高血氨、低血钙、代谢性酸中毒等十分敏感；⑤婴幼儿免疫机制不健全，发生输血相关移植物抗宿主病（TA-GVHD）概率高，特别是选择近亲供者血液时风险更高。

一、新生儿输血

新生儿红细胞上血型抗原较弱，血清中的天然血型抗体效价往往不够高，因此判定血型时要用高效的标准血清，交叉配血也应特别注意。患儿输血的一次输入量及速度必须根据患儿年龄、体重、一般状况、主要脏器（心、肺、肝、肾）功能、病情、输血目的等因素决定。婴幼儿的表达能力有限，要密切观察患儿的体温、脉搏、呼吸、尿色和一般情况，注意临床输血反应的症状。由于患儿的输血量少，可将一名献血者的血分装成几袋，分次输给同一患儿，以减少输血不良反应和不必要的浪费。当患儿既需要补充红细胞又需要补充凝血因子、血浆蛋白时，可选择红细胞制剂、冷沉淀、新鲜冰冻血浆（FFP）和白蛋白制品等合理搭配，分阶段输注。

1. 红细胞输注 大多数新生儿输血是小量的（10~20ml/kg），其适应证见表10-5。在选择红细胞制剂时，应尽可能选择库存时间短、去除白细胞的红细胞制剂，必要时应增加洗涤、辐照处理；还应尽可能选择能滤除微聚体的输血器，输注红细胞前应进行复温处理；不宜选用全血。英国输血指南中关于4个月以下婴儿红细胞输注的建议阈值见表10-6。

表10-5 新生儿小剂量（10~20ml/kg）红细胞输注的适应证

（1）与急性出血相关的休克

（2）抽血使急性患儿失血总量在10%以上

（3）患严重心或肺疾病的急性患儿且血红蛋白浓度低于120~130g/L

（4）血红蛋白浓度低于70~80g/L且有贫血的临床症状

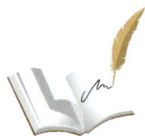

表 10 – 6　4 个月以下婴儿红细胞输注的建议阈值

4 个月以下婴儿	输注阈值
最初 24 小时贫血	Hb120g/L（Hct 0.36）
1 周内渐进性失血且需要重症监护的婴儿	10% 血容量
接受重症监护的新生儿	Hb120g/L
急性失血	10% 血容量
慢性氧依赖	110g/L
贫血后期稳定的患儿	70g/L

2. 血小板输注　通常将新生儿的血小板计数 $<150 \times 10^9$/L 定义为血小板减少症，其常见的病因包括免疫因素、败血症、出生前后的窒息、稀释等。对足月儿，当血小板计数 $>20 \times 10^9$/L，一般不会发生出血；但对于低体重早产儿或合并凝血性疾病的患儿，通常需要相应提高输注阈值。对于自身免疫性血小板减少的患儿，在使用免疫球蛋白的同时，要输注配型相合的血小板，由于针对血小板的抗体会削弱血小板的功能，应相应提高输注阈值水平，如 30×10^9/L。但如患儿目前正出血，在血小板低于 50×10^9/L 时就应考虑使用。英国输血指南中关于 4 个月以下婴儿血小板输注的建议阈值见表 10 – 7。

表 10 – 7　4 个月以下婴儿血小板输注的建议阈值

4 个月以下的婴儿	输注阈值
有出血的早产或足月产新生儿	50×10^9/L
无出血的患病的早产或足月产新生儿	30×10^9/L
无出血的稳定的早产或足月产新生儿	20×10^9/L

新生儿期血小板输注的血型选择：①宜选择 ABO 和 Rh 血型完全相同的单采血小板，若 Rh 阴性血小板不可得，则 Rh 阴性患儿在使用 Rh 阳性血小板的同时，应立即肌内注射抗 – RhD 免疫球蛋白；②宜首选单采血小板：单采血小板中白细胞、红细胞残余量低，纯度高，可避免因 HLA 不相合所致的输血反应，可将同一供者的血小板分装，分次输给同一患儿以减少输血风险。

3. 胎儿和新生儿溶血病患儿输血治疗

（1）ABO 血型不合的 HDFN 患儿输血　在输注红细胞时，不论新生儿的 ABO 血型是否为 O 型，都宜首选 O 型洗涤红细胞，同时要注意排除有关不规则抗体的影响；选择新鲜冰冻血浆或冷沉淀输注时，则宜首选 AB 型。对于新生儿输注红细胞与血浆时，ABO 血型的选择见表 10 – 8。荷兰输血指南中新生儿及儿童的输血速度见表 10 – 9。

表 10 – 8　新生儿红细胞与血浆输注时 ABO 血型的选择

新生儿		输注的血液	
红细胞 ABO 血型	血浆(血清)抗体	浓缩红细胞	血浆
O	无或抗 – A 和/或抗 – B	O	任何血型
	无或抗 – B	A 或 O	A 或 AB
A	IgG 抗 – A(来自母体)	O	A 或 AB
	无或抗 – A	B 或 O	B 或 AB
B	IgG 抗 – B(来自母体)	O	B 或 AB

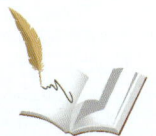

续表

新生儿		输注的血液	
红细胞 ABO 血型	血浆(血清)抗体	浓缩红细胞	血浆
AB	无或 IgG 抗 – A(来自母体)	B 或 O	AB
	无或 IgG 抗 – B(来自母体)	A 或 O	AB
	IgG 抗 – A 和抗 – B(来自母体)	O	AB

表 10 – 9 血液成分推荐输注速度

	红细胞	血小板	血浆
新生儿	15ml/kg 3 小时内输完	10×10^9/kg(10ml/kg)半小时内输完	10 ~ 15ml/kg 最大量 3 ~ 4 小时内输完
儿童	10 ~ 15ml/kg 3 ~ 4 小时内输完	10×10^9/kg(10ml/kg)半小时内输完	10 ~ 15ml/kg 最大量 3 ~ 4 小时内输完

（2）RhD 血型不合 HDFN 患儿输血　输注红细胞时，宜首选 O 型 RhD 阴性洗涤红细胞，但往往血源不容易保证，因此要结合母体的 ABO 血型和孕期产生的 IgG 血型抗体进行选择。例如：新生儿血型为 AB 型 RhD 阳性，母体为 A 型 RhD 阴性，则新生儿适宜选择 O 型或 A 型的 RhD 阴性洗涤红细胞，不宜选择 B 型或 AB 型的 RhD 阴性洗涤红细胞，因为新生儿体内可能存在来自母体的 IgG 类抗 – B 和抗 – D。洗涤处理红细胞并不能取代白细胞过滤、血液辐照处理作用。进行宫内输血选择红细胞制剂时，不能孤立地针对胎儿红细胞血型，应参照 HDFN 的处理原则进行选择，并增加白细胞过滤、血液辐照处理。

二、儿童输血

儿童血液成分的输注指征与成人类似。但是在制定输血方案时，还需要考虑患儿的总血容量及其对失血的耐受能力的差异，以及年龄对血红蛋白和血细胞比容水平的影响。正常情况下，儿童血红蛋白和血细胞比容的水平比成人低。若贫血发展缓慢，患儿常不出现明显的临床症状。因此，决定是否要输血时，在参考血红蛋白浓度的同时，还要考虑患儿的病因、有无症状、代偿能力等以及是否有其他可行的选择。儿童预防性血小板输注的指征见表 10 – 10。

表 10 – 10 儿童预防性血小板输注的指征

（1）血小板计数 $< 10 \times 10^9$/L

（2）血小板计数 $< 20 \times 10^9$/L，伴有以下 1 个或多个条件：

　　严重黏膜炎

　　DIC

　　抗凝治疗

　　在下一次评估前，血小板计数可能降至 10×10^9/L 以下

　　由于局部肿瘤浸润引起的出血危险

（3）血小板计数$(20 ~ 40) \times 10^9$/L，伴有以下 1 个或多个条件：

　　与白血病诱导化疗相关的 DIC

　　极度白细胞过多

　　腰椎穿刺或中心静脉插管前

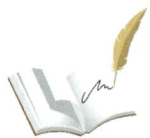

扫码"学一学"

第七节　老年人及心、肝、肾功能不全患者输血

一、老年患者输血

严格掌握老年患者的输血适应证。老年患者输血应尽量少用库存血，宜用贮存时间较短的血为好。输入库存血，可使原有代谢紊乱更加严重。每次输血量根据按病情、输血目的和心功能而定。原则上能不输者则不输；能少输者不多输；能多次输注者不一次输，以多次少量为原则。每日输血量以不超过 300～350ml 为宜。输血速度宜慢，以 1ml/min 为宜［＜1.5 ml /（kg·h）］。输注过程中要严密观察受血者的症状、心率、呼吸、颈静脉充盈及肺部啰音等变化。

老年患者伴心功能不全如出现下列情况可考虑输血：①合并各种原因引起的消化道大出血、呼吸道大咯血、术中或心血管检查后失血，需紧急输血补充血容量和红细胞，以防止休克发生、保护重要脏器功能；②合并严重慢性贫血(血红蛋白＜60g/L)；③冠心病合并严重贫血；④贫血性心脏病；⑤各种心脏外科手术。根据病情，选择输注合适的红细胞制剂，以减少心脏负担。

二、心功能不全患者输血

有心功能不全的贫血患者输注红细胞的指征与其他贫血患者不同，可能当血红蛋白浓度＜100g/L 时就需要考虑输注红细胞。对于这类患者输血，可能需要重点权衡的利弊之一是如何解决输血增加循环负荷与不输血或少输血会影响心肌供氧、加重心功能不全之间的矛盾，因此，需慎重处理输血与心功能不全之间的矛盾。对病情稳定的心血管疾病患者，维持血红蛋白浓度在 80g/L 以上，可满足患者的需氧量。

血容量不足的心功能不全，在有明确的输血指征时，应在晶体液、胶体液充分扩容的基础上，适当输注红细胞，以改善组织、器官的供氧。长期慢性贫血的患者，贫血加重时可能出现心功能不全，应适当输注红细胞改善贫血、组织供氧和心功能状况，但输血指征应从严掌握。

三、严重肝病患者输血

库存时间较长的悬浮红细胞等血液制剂输入严重肝病患者体内，可能加重业已存在的高钾血症和酸中毒；输入的红细胞若在体内被破坏，可进一步加重肝脏对胆红素处理的负担；大量输血时，凝血因子可能被进一步稀释，加重凝血障碍。因此，合并贫血的严重肝病患者输血宜选用贮存较短时间的红细胞制剂，必要时进行洗涤处理，以减少血液制剂中的保存液成分以及库存血液的代谢产物加重肝脏负担。另外，严重肝病的患者多并发心、肾功能不全，决定输血方案时应综合考虑。

四、肾功能不全患者输血

肾性贫血治疗主要是改善肾功能、减少血液中的毒素、补充外源性的促红细胞生成素（erythropoietin，EPO）。通常当血红蛋白水平≤60g/L 才考虑给予红细胞输注，伴有心肌缺血、脑组织缺血、心功能不全等其他表现时应根据具体情况调整输血方案。对将来可能进

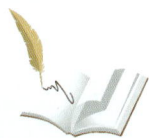

行肾移植的患者，所输的血液成分还应进行白细胞去除，减少 HLA 同种免疫机会，降低将来移植和输血配型的困难。应用重组人促红细胞生成素(r-huEPO)时，应首先纠正影响疗效的因素，如严重感染、持续性少量失血、营养不良、铁及维生素 B_{12} 缺乏等。

扫码"学一学"

第八节　溶血性贫血患者输血

对于溶血性贫血，溶血的速度和患者对贫血的耐受能力，对决定是否需要输注红细胞及其输血量十分重要，许多情况可以避免输注红细胞。需要输注时，也不应以提高血红蛋白浓度达到正常水平为目的。对需要长期依赖红细胞输注替代治疗的患者，应充分权衡输血利弊，尽可能减少输血次数，减少输血不良反应，延缓或避免红细胞输注无效的发生。红细胞膜病变和红细胞酶缺陷引起的溶血性贫血，主要的防治措施是确定诱因、对症处理，多数情况下不需要输血。自身免疫性溶血性贫血患者输血见第十三章。

一、珠蛋白生成障碍性贫血患者输血

珠蛋白生成障碍性贫血按受累的珠蛋白链命名，分为 α、β、γ、δ、δβ 和 εγδβ-珠蛋白生成障碍性贫血，临床上以前两种最为重要。β-珠蛋白生成障碍性贫血可分为杂合子(轻型)β-珠蛋白生成障碍性贫血、纯合子(重型)β-珠蛋白生成障碍性贫血、中间型 β-珠蛋白生成障碍性贫血共三型。

轻型患者如杂合子 β-珠蛋白生成障碍性贫血一般不需要治疗。血红蛋白 >75g/L 的轻或中型患者如发育无明显障碍，也无须长期输血治疗。重症患者需长期依赖红细胞输血替代治疗，视贫血的程度和治疗效果来确定输血疗法，宜尽量选择去白细胞的红细胞制剂，以减少输血不良反应和输血并发症。当血红蛋白(Hb)低于 60g/L 时，大部分患者应输血。

20 世纪 70 年代人们开始对 β-珠蛋白生成障碍性贫血患者进行"高量输血"，即通过输血维持血红蛋白(Hb)最低 90~100g/L，进而抑制内源性红系增生，这种方法已为人们所接受。珠蛋白生成障碍性贫血患者的输血目标为：①维持平均血红蛋白(Hb)120g/L；②维持输血前血红蛋白(Hb)在 90~100g/L；③输血时应预防骨髓增生、骨骼变形和器官增大；④应根据生长调整红细胞输注量，如出现红细胞需求量大大增加，需考虑有无脾肿大；⑤反复输血可引起铁负荷过重，当输血次数超过 10 次时，应考虑铁螯合剂(常用去铁胺)去铁治疗，一旦铁蛋白 >1000ng/ml，则应开始治疗。为了保持输血前血红蛋白(Hb) 90~100g/L，β-珠蛋白生成障碍性贫血患者绝大多数需要每 3 周一次红细胞输注。

二、阵发性睡眠性血红蛋白尿患者输血

阵发性睡眠性血红蛋白尿(paroxysmal nocturnal hemoglobinuria，PNH)是由于红细胞膜获得性缺陷，对激活的补体异常敏感引起的慢性血管内溶血。其临床表现变化多端，以与睡眠有关的、间歇发作性血红蛋白尿为特征，可伴有全血细胞减少和反复血栓形成。PNH 可通过血浆置换去除游离血红蛋白，防止栓塞及肾衰竭。

在 PNH 患者的输血中，白细胞碎片是最有可能引发溶血的成分。因此，PNH 患者若需要输血时，可输注去白细胞的成分血。该类患者输全血可导致溶血而使贫血恶化，加重病情；故在贫血严重时，可输注洗涤红细胞或冰冻红细胞，避免了白细胞和血浆补体所致的溶血；若需要输注血小板时，也要应用去白细胞的血小板制剂。

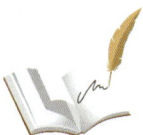

第九节　弥散性血管内凝血患者输血

弥散性血管内凝血(disseminated intravascular coagulation，DIC)是一种发生在许多疾病基础上，由致病因素激活凝血及纤溶系统，导致全身微血栓形成，凝血因子大量消耗并继发纤溶亢进，引起全身出血及微循环衰竭的临床综合征。DIC 以血液中过量蛋白酶生成、可溶性纤维蛋白形成和纤维蛋白溶解为特征。临床上常表现为广泛出血、微循环障碍、多发性栓塞、微血管病性溶血性贫血及原发病的临床表现。

DIC 是多种严重疾病的一个中间病理环节，其基本病理过程是在某些致病因素作用下，血管内生成或进入血流的促凝物质过多，超过了机体防护和代偿能力，使人体内凝血与抗凝血过程出现病理性失衡，发生弥散性微血管内血小板凝集和纤维蛋白沉积，导致凝血因子与血小板过度消耗，以及继发性纤维蛋白溶解亢进。

DIC 的治疗原则包括：①病因治疗，消除诱因：临床上对 DIC 的治疗关键在于 DIC 原发病的治疗，积极治疗原发病、消除诱发因素是终止 DIC 病理生理过程的最关键措施，对 DIC 治疗措施的正确选择有赖于对 DIC 原发病及其病理过程的正确认识；②抗凝治疗：阻止血管内凝血，抑制微血栓形成，肝素是当前最主要的抗凝治疗药物，适用于 DIC 早期、中期，禁用于晚期及原有出血性疾病；③支持治疗；④替代治疗，即当病情需要时，可给予血液成分替代输注治疗，包括输注血小板、新鲜冰冻血浆、冷沉淀、纤维蛋白原等。输血替代疗法不能单纯依据实验室检查结果，而要看患者是否存在活动性出血；应使凝血酶原时间(PT)控制在正常对照组的 2～3 秒内，纤维蛋白原浓度应 >1.0g/L。是否输注血小板需要依据患者临床情况。一般当患者血小板计数 <(10～20)×10⁹/L，或血小板计数 <50×10⁹/L、有明显出血症状或高出血风险(如术后或病情恶化)者，可输注血小板。DIC 病因未去除尤其是在早期，补充血小板及凝血因子必须在充分抗凝的基础上进行。如果凝血因子及抑制物过度消耗，PT 延长超过正常对照的 1.5 倍，应输入新鲜冰冻血浆(FFP)或冷沉淀，FFP 的推荐初始剂量为15ml/kg。当纤维蛋白原浓度低于 1.0g/L，应输入冷沉淀或纤维蛋白原制剂以补充足量纤维蛋白原。

一、输血在 DIC 临床分期中的应用原则

通常将 DIC 分为 3 期：高凝期、消耗性低凝期、继发性纤溶亢进期。

1. 高凝期　处于高凝期的 DIC 患者，通过有效的病因治疗和抗凝处理，通常可以有效控制 DIC，多不需要输血。如果患者贫血严重并存在组织供氧不足的表现，可输注红细胞以改善组织供氧，宜首选洗涤红细胞。一般情况下，暂时不宜输注血浆、血小板制剂，以免加重微血管血栓形成；如果确有必要，也必须在充分抗凝治疗的基础上进行输注。

2. 消耗性低凝血期　此期特点为出血倾向显著，凝血酶原时间(PT)显著延长，血小板及凝血因子水平低下，此期持续时间较长。处于消耗性低凝血期但病因短期内不能去除的患者，继续在抗凝治疗基础上，补充一定量的血小板和凝血因子。抗凝治疗以起到阻止微血管血栓继续形成的作用，补充血小板和凝血因子以起到改善因血小板或凝血因子减少引起的出血。由于血小板和凝血因子消耗或破坏增多，输注剂量应适当增加。血小板输注适用于血小板计数 <50×10⁹/L，疑有颅内出血危险或其他危及生命出血倾向的 DIC 患者。急性白血病并发 DIC 者的血小板生成减少，更有必要输注血小板。

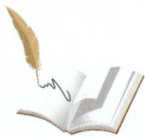

3. 继发性纤溶亢进期　纤溶亢进期的输血应十分慎重。如果 DIC 的病理过程仍在继续，输注含有纤维蛋白原的血浆、血小板及冷沉淀等制品，其中的纤维蛋白原可能加重纤溶，其降解产物可干扰止血机制、加重出血和血栓形成。

二、注意事项

临床上判断 DIC 的不同分期存在一定困难，在决定输血方案时，可参照以下原则。

(1)DIC 的病因和病理过程得到控制，输注各种需要的血液成分都相对安全。

(2)DIC 病因未得到有效控制，输注各种血液成分的疗效差，可能加重病情。

(3)DIC 病因得到控制，但病理过程尚未得到控制，输血应十分慎重，输注不含血浆或少浆红细胞、血小板及浓缩凝血因子制品相对较安全。

(4)DIC 病因得到控制，经抗凝治疗后仍有出血，其出血原因可参考抗凝血酶Ⅲ(AT-Ⅲ)水平加以判断(因为 AT-Ⅲ 是 DIC 中较早被消耗的因子，其水平也直接影响肝素的抗凝作用)：①AT-Ⅲ 水平恢复正常，结合其他实验室指标，提示可能是由血小板、凝血因子等血液成分减少引起，可及时补充所需的血液成分；②AT-Ⅲ 水平 <50%，应使用 AT-Ⅲ 浓缩制剂，提高 AT-Ⅲ 活性，并慎用含血浆的各种血液成分制品。

本 章 小 结

造血干细胞移植(HSCT)患者因接受放/化疗预处理，在造血和免疫系统重建前，需要输注血液成分进行支持治疗；纠正贫血输注红细胞，当血小板计数减少有出血风险时输注单采血小板；输入血液制剂须经 γ 射线辐照，灭活其中淋巴细胞的活性，预防发生 TA-GVHD；若供、受者均为 CMV 血清阴性，为防止 CMV 感染，则在 HSCT 前后均需选用 CMV 血清阴性的血液制剂。ABO 血型不合 HSCT 输血治疗的血型选择原则为相容性输血、避免溶血反应。

严重失血抢救的首要目标是恢复相对正常血容量以保障组织灌注；其次是补充足够红细胞以增加血液携氧能力而维持机体氧供/氧耗平衡；早期补充凝血因子以纠正凝血功能障碍；以及维持内环境稳定。需持续大量输血的患者，红细胞、血浆和血小板的比例为 1∶1∶1。大量输血的死亡三联症为酸中毒、低体温和凝血功能紊乱，采用正确的方案可以降低死亡三联症，在输血过程中要对这些并发症保持高度警惕并及时处理，从总体上权衡利弊进行治疗对于良好的预后非常关键。

弥散性血管内凝血患者当病情需要时，可给予血液成分替代输注治疗。输血替代疗法不能单纯依据实验室检查结果，而要看患者是否存在活动性出血；应使凝血酶原时间(PT)控制在正常对照组的 2~3 秒内，纤维蛋白原浓度应 >1.0g/L。DIC 病因未去除尤其是在早期，补充血小板及凝血因子必须在充分抗凝的基础上进行。

决定新生儿和婴幼儿输血应十分谨慎，控制患儿出入量平衡、掌握输血剂量是临床输血治疗的关键；患儿输血的一次输入量及速度必须根据患儿年龄、体重、一般状况、主要脏器(心、肺、肝、肾)功能、病情、输血目的等因素决定。严格掌握老年患者的输血适应证，原则上能不输者则不输；能少输者不多输；能多次输注者不一次输，以多次少量为原则。

(胡丽华)

扫码"练一练"

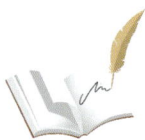

第十一章　自体输血

自体输血（autologous transfusion）是指在一定条件下采集患者自身的血液或血液成分，经保存和处理后，在手术或紧急情况需要时再回输给患者的一种输血疗法。它不仅可以节约异体血，还可避免输血传播疾病和同种异体免疫性输血反应的发生。在当前全国各地血液供应日益紧缺的情况下，大力推广自体输血，在缓解血源紧张、保障临床输血安全中将发挥极其重要的作用，有着重要的意义。实施自体输血前应签署自体输血知情同意书。广义上，自体外周血干细胞移植、自体血小板输血、自体冰冻红细胞保存、自体血浆输注、自体富血小板血浆、自体淋巴细胞过继免疫治疗等，均属于自体输血的范畴。

自体输血具有以下优点：①避免输血传播疾病如 HBV、HCV、HIV、梅毒、CMV、疟疾等；②避免同种异体输血所致的免疫性输血不良反应，如 FNHTR、HTR、过敏反应、TRALI、TA – GVHD 等；③避免了异体血液对受血者免疫功能的抑制，降低围手术期感染率；④节约血液，缓解血源紧张，⑤解决特殊群体如稀有血型、因宗教信仰而拒绝使用他人血液、血液供应困难地区患者等的输血；⑥反复放血可刺激红细胞增生，使患者术后造血速度加快。

自体输血的适应证包括：①稀有血型；②有不规则抗体或曾产生不规则抗体；③可能大量出血的手术；④外伤或其他原因所致的大量出血；⑤为了避免异体输血可能引起的感染和输血相关免疫调节（transfusion – related immunodulation，TRIM）等；⑥因宗教或其他原因拒绝异体输血等。

自体输血的禁忌证包括：①血液已被细菌污染；②血液可能被肿瘤细胞污染；③严重贫血者；④脓毒血症或菌血症者；⑤胸、腹开放性损伤超过 4 小时或血液在体腔中存留过久等。

自体输血是一种必不可少的围手术期血液保护（perioperative blood conservation）技术，也是患者血液管理的重要内容。根据血液来源和保存方法主要可分为预存式自体输血、稀释式自体输血和回收式自体输血三种。三种自体输血方式各具优势（表 11 – 1），临床应用时可根据具体情况，既可单独实施，也可联合应用术前预存式自体输血、术中稀释式自体输血、术中和术后回收式自体输血。

表 11 – 1　三种自体输血技术的主要特征

主要特征	预存式自体输血	稀释式自体输血	回收式自体输血
采血时间	术前数周	手术当日备皮前	术中或术后
只应用于择期手术	是	否	否

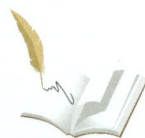

主要特征	预存式自体输血	稀释式自体输血	回收式自体输血
采血地点	病房或门诊	手术室	手术室或术后病房
血液收集方式	采血	采血	收集术野或引流管丢失的自体血液
采集血液的替代液	无，可能需要应用 ESA 避免贫血	胶体液或晶体液	无
潜在优化造血作用	是，特别是应用 ESA 的情况下	无	无
输注血液类型	储存全血	新鲜全血	洗涤红细胞
被污染的风险	小	小	有可能
保存损害的可能性	有	很小	很小
输注错误的可能性	有	不大可能	不大可能
血液浪费的可能性	有	有	无（收集的血液本来就是丢失的血液）
实施的便捷程度	需要患者多次来医院	方便	需要自体血回输机
其他风险和缺点	可能使患者贫血，并且增加了其手术当天输血的风险	血液稀释过快或稀释程度过低存在潜在风险，其他的风险在于具体使用的胶体液和晶体液的类型和量	回收血液的质量，可能存在有害的细胞和物质

扫码"学一学"

扫码"看一看"

第一节　预存式自体输血

预存式自体输血（preoperative autologous blood donation，PABD）又称贮存式自体输血（predeposit autologous donation，PAD），就是将自己的血液预先贮存起来，以备将来自己需要时应用，即术前一次或多次采集患者自体全血或血液成分并储存起来，根据患者情况在术中或术后将其回输患者体内。目前应用最为广泛的就是择期手术患者术前预存自己的血液，以备手术时使用。预存式自体输血具有操作简便、适用面广、费用低等优点。PAD 适用于大部分外科择期手术，如心外科、胸外科、血管外科、整形外科、骨科尤其是全髋关节置换术及脊柱侧弯矫形术等。

一、适应证

通常认为，无造血功能障碍和贫血性疾病的患者，均可实施预存式自体输血，无年龄及体重限制，无并发症的孕妇亦可应用。每次备血采血前，一般要求外周血血红蛋白（Hb）≥110g/L、血细胞比容（Hct）≥0.34。特殊情况下，经慎重权衡利弊，可适当放宽 Hb 和 Hct 的要求。预存式自体输血的适应证包括：

（1）全身状况良好，准备行心胸血管外科、整形外科、骨科等择期手术而预期术中出血多需要输血者。

（2）既往有严重输血反应者。

（3）预计分娩过程、剖宫产术中或产后可能需要输血的孕妇。

（4）稀有血型者。

（5）拒绝输异体血的宗教信仰患者。

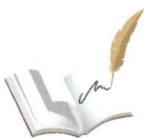

（6）同种异体骨髓移植的供者实施骨髓采集前的备血。

（7）预防因输血产生同种免疫抗体。

（8）存在多种红细胞抗体或针对高频抗原的同种抗体所致交叉配血不合者。

（9）输注异体血液有不良反应者，如多次输血后产生多种红细胞抗体者、血小板输注无效者、IgA 缺乏患者等。

二、禁忌证

（1）充血性心力衰竭、主动脉瓣狭窄、房室传导阻滞、心律失常、严重高血压患者。

（2）服用抑制代偿性心血管反应药物的患者，如 β – 受体阻断药等。

（3）菌血症患者。因循环血液中存在致病菌，体外保存时自体血液中的细菌可繁殖，不仅可能破坏红细胞产生溶血，回输时还可再次导致严重的败血症。

（4）既往有严重献血反应者，如献血后迟发性昏厥。

（5）造血功能障碍及贫血性疾病患者。

（6）凝血功能异常者。

（7）心、肺、肝、肾等重要脏器功能障碍者。

（8）有疾病发作史而未被完全控制的患者，采血可能诱发疾病发作。

（9）有严重高脂血症、肝肾功能障碍、心血管疾病、精神心理障碍等疾病以及不能耐受多次采血的患者。

三、自体血液采集

1. 采血量 应根据患者耐受性及手术需要综合考虑，可按患者的体重核定，每次采血量应掌握在 8ml/kg 左右，一般控制在循环血量的 12% 以内。老年及身体较虚弱患者，每次采血量应酌情减少。

2. 采血频次 对于择期手术患者，每次采血 400ml，两次采血间隔不少于 3 天，一般每周不超过 1 次采血，最好采至手术前 3 ~ 5 天，置 4℃ 保存，并于术中或术后分批返输。术前基础血红蛋白浓度较高且对采血耐受性较好的患者，所需采血备血的时间可酌情缩短，儿童及老年患者则应酌情延长。

3. 保存 全血保存温度为（4 ± 2）℃。对于作 – 80℃ 冰冻保存者，可每月采血 400ml。某些不能耐受高频采血或某些手术需要延到 6 个月后的患者，以及需要保存不稳定的凝血因子或其他血浆蛋白时，可将血液采入四联袋内进行血液成分分离，将血浆、冷沉淀置 – 18℃ 以下冰冻保存，红细胞置 – 80℃ 冰冻保存，冷冻保存的血液成分在输用前融化或去甘油。浓缩血小板置（22 ± 2）℃ 或冷冻保存。

4. 方法

（1蛙跳式采血 适用于预计术中出血量较大的患者。蛙跳式采血日程表见表 11 – 2。对于择期手术患者应用这种采血方式最大限度 30 天内可采集 2000ml 血液。

表 11 – 2 蛙跳式采血日程表

采集时间	采血	回输	回输后再采血	储存血
术前第 32 天	第 1 袋			
术前第 25 天	第 2 袋	第 1 袋	第 3 袋	第 2 ~ 3 袋

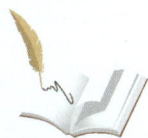

采集时间	采血	回输	回输后再采血	储存血
术前第 18 天	第 4 袋	第 2 袋	第 5 袋	第 3~5 袋
术前第 11 天	第 6 袋	第 3 袋	第 7 袋	第 4~7 袋
术前第 3 天	第 8 袋	第 4 袋	第 9 袋	第 5~9 袋

注：每袋采集量 400ml。

（2）单纯式采血　适用于预计出血量和需要备血量较小的患者。在手术前 7~21 天采血 400~1200ml，每次采血 400ml，间隔 7 天。手术中或术后需要时进行回输。

四、注意事项

（1）预存式自体输血前须周密计划，估计手术用血量与储血量、制定采血方案、决定是否需要应用促进红细胞生成的药物等。

（2）一般情况下，每次采血前患者的外周血血红蛋白浓度应保持在 110g/L 以上。特殊情况可酌情调整对血红蛋白的要求。

（3）采血前 1 周应补充铁剂至最后一次采血后几周或几个月。有条件者可同时应用重组人促红细胞生成素（rHu – EPO）。rHu – EPO 的效果与机体铁的贮存有关，铁缺乏时必须补铁。

（4）自体血液采集严格遵守采血操作规程，严防污染。

（5）自体血液采集必须做好各种登记和标签，血袋标签与异体血液标签应有醒目的区分，标有"自体输血"字样，并填写上患者姓名、性别、年龄、住院号、病区、床号、采血日期和失效日期，以及采血医护人员姓名签名；神志清楚的患者可在自身血液采血袋上签字确认。

（6）自体血液不能转让给他人使用。

（7）预存式自体输血也有不足之处，如延长等待手术时间、血液污染、手术日处于贫血状态等。

五、不良反应及处理

预存式自体输血的不良反应，主要有采血阶段的不良反应和回输过程的不良反应两类。

采血阶段的不良反应，类似献血不良反应。采血时若出现低血压、心动过速和昏厥者，如恢复时间超过 15 分钟，可能出现潜在危险，应引起重视。对情绪紧张者，应作科学宣传，打消顾虑；出现症状时，可让患者平卧，抬高下肢，肌内注射地西泮 5~10mg（神志不清及呼吸困难者禁用），密切监测生命体征。

回输血液时，也可能存在因体外保存红细胞受损引起溶血反应、体外保存血液中含较多微聚物所致的微血管栓塞，以及大量输血、回输速度过快引起的循环超负荷、枸橼酸中毒等输血不良反应。因此，自体血液回输时，也应严格参照临床输血技术操作规程，密切观察病情变化，及时处理自体输血不良反应。

六、自体富血小板血浆的临床应用

富血小板血浆（platelet – rich plasma，PRP）是自体新鲜抗凝全血通过梯度离心分离制备

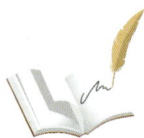

的富含血小板的血浆制品，其中血小板浓度通常为正常全血中血小板浓度的 3～5 倍。PRP 中除高浓度血小板外，还含有白细胞、纤维蛋白原、其他成分如纤维结合蛋白（Fn）、骨连接蛋白等。在 PRP 中加入适量的钙离子和凝血酶激活后形成的胶冻状物，称为富血小板凝胶（platelet - rich gel，PRG），它具有完整的三维结构，是良好的组织相容性的纤维蛋白支架。PRP 形成 PRG 的过程中，血小板通过脱颗粒作用，释放血小板源性生长因子（PDGF）、转化生长因子 - β（TGF - β）、表皮生长因子（EGF）、胰岛素样生长因子（IGF）、血管内皮细胞生长因子（VEGF）和成纤维细胞生长因子（FGF）等多种生长因子。

目前 PRP 尚无统一的制备标准，主要有全自动法（血浆分离置换法）和手工法，多采用二次密度梯度离心法，第一次离心分离红细胞，第二次离心分离乏血小板血浆（platelet - poor plasma，PPP）和 PRP。PRP 的临床应用具有以下优点：①来源丰富、取材方便、操作简单、价格低廉；②来源于自体，无免疫排斥，也无异体移植传播疾病风险；③含多种高浓度生长因子，其比例接近正常人体，具有最佳协同效应；④PRG 具有极好黏附性，使用时可较好地黏附于创面上而不流失，避免损失，保证局部较高的生长因子浓度；⑤因含有较多的白细胞，可起到防止感染作用；⑥避免了异体和人工合成组织的致畸危险等。目前 PRP 多应用于口腔颌面、烧伤整形、骨科、神经外科等领域的组织修复。

第二节　稀释式自体输血

扫码"学一学"

稀释式自体输血（hemodilutional autologous transfusion，HAT）又称急性等容血液稀释（acute normovolemic hemodilution，ANH），是指患者手术当日实施麻醉后，在手术主要出血步骤开始前，预先采集一定量血液短暂体外保存，同时输入晶体液和胶体液维持血容量，使血液适度稀释，患者处于血容量正常的血液稀释状态下施行手术，最大限度地减少了手术出血时血液有形成分的丢失。根据术中失血量及患者情况，于术中或术后将自体血回输给患者本人。ANH 是有效、经济、方便的自体输血方法，可以直接采集全血，也可通过专用设备单采红细胞。采用低温麻醉、体外循环辅助等手术患者，更适合实施 ANH。ANH 具有适应证广；术中失血流出的是稀释血、血细胞成分损失少；相对安全、避免人为错误；成本低、不需要特殊设备、简单、耗费低等优点。

稀释式自体输血最初在心脏直视手术中应用获得成功。结果发现：患者在麻醉状态下，通过血液被稀释处理，不仅可获得足量的自体血液体外短暂保存用于自体输血，避免或减少了同种异体输血；而且还可为实施手术创造更为有利条件，手术效率及成功率均得以提高。此后，稀释式自体输血广泛地应用于各类手术。临床实践提示，实施稀释式自体输血后，心脏手术中肺动脉高压、肺淤血等症状减轻；术中、术后的肺、骨、脑并发症的发生率降低；髋关节成形术患者术后静脉栓塞发生率降低；对于各类手术均有助于防止术后血栓形成或局部水肿的发生。

一、适应证

一般认为，预计手术期间失血较多、可能需要输血的患者术前外周血血红蛋白（Hb）≥ 110g/L、血细胞比容（Hct）≥0.33、血小板计数≥100×10^9/L，凝血功能正常，即可实施 ANH。其适应证包括：

（1）需要进行体外循环辅助的心脏直视手术。

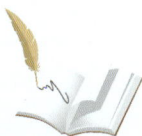

（2）患者全身情况良好，无缺血性心脏病、无严重脱水和贫血的择期手术。

（3）成人估计术中出血量超过 800ml 或全身血容量 20% 的手术。

（4）稀有血型备血困难者。

（5）体内存在多种红细胞同种抗体导致交叉配血困难、很难找到相容血液的手术患者。

（6）血液黏滞度高、红细胞增多的手术患者，术中需降低血液黏稠度、改善微循环灌注时，也可采用 ANH。

（7）因宗教信仰或其他原因拒绝输注同种异体血的患者。

（8）其他适合血液稀释处理的情况。

二、禁忌证

（1）凝血功能障碍、血小板计数低或血小板功能异常的患者。

（2）严重心、肺、肝、肾功能不全患者。

（3）严重贫血或脓毒血症患者。

（4）严重高血压患者。

（5）其他不适合实施血液稀释处理的情况。

（6）冠心病、心功能不全、脑血管疾病及轻度贫血属相对禁忌证，部分症状较轻者可由临床医师酌情、选择性接受稀释式自体输血。

三、自体血液采集

1. 采血量　根据患者体重、血细胞比容（Hct）以及预期失血量确定。一般按总血容量的 10%～15% 计算；身体情况较好的患者则可达 20%～30%。通常成人采血量不超过 1200～1500ml。

2. 采血速度　宜先慢后快。采血同时，应从远离采血静脉的输液通道，按预定计划，动态静脉输注晶体液、胶体液，保持有效循环血量和出入平衡。为保证失血后患者循环血液的氧饱和度，应注意充分有效的吸氧辅助。

3. 采血时间　一般采血 1500ml，血细胞比容降至 0.25，历时至少 20 分钟。

4. 动态监测　操作时一定要确保血容量正常或稍高于正常，尿量 ≥50ml/h 是血容量补足的简单、直接指标，还可观察浅表静脉充盈情况、皮肤温度与色泽、血压来判断，还应结合血红蛋白（Hb）、血细胞比容（Hct）变化及心电图情况、中心静脉压等情况来综合判断。

5. 血液保存　ANH 采集的血液在室温下贮存一般不超过 6 小时。

四、血液稀释

把握循环血液稀释度对自身组织器官供氧和凝血功能的影响，是实施 ANH 的关键所在。血液稀释适度，对手术实施有利；稀释不足，则储备血液不足；稀释过度，则对手术实施和患者健康不利。循环血液稀释度越高，可采集和储备的自身血液就越多，但患者术中发生组织细胞缺氧、水肿及出血的风险也随之增加。相反，循环血液稀释度越低，发生组织细胞缺氧、水肿及出血的风险减小，但可采集储备的自体血液也越少。因此，根据具体情况，确立合适的血液稀释度和采集储备自身血量，是 ANH 技术操作的关键所在。

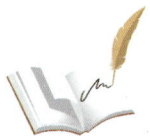

进行采血和血液稀释处理时，应密切监测患者的心率、脉搏、呼吸、血压、肢体温度、尿量、皮肤黏膜色泽、血氧饱和度、血红蛋白浓度、中心静脉压等重要指标的动态变化，及时调整补液速度、晶体液与胶体液的比例，也是血液稀释技术操作的关键控制点。必要时，应及时采集患者的动脉血和静脉血，进行血气分析，评估血液稀释处理是否适度。

五、自体血液回输

1. 回输时机　应根据手术及临床情况综合考虑决定，尽可能在手术出血基本控制后输血。当手术大的出血结束或出现输血指征时，通常是在手术后期或手术结束后，就可将自体血回输给患者。如病情需要，可及时调整计划进行回输，酌情灵活处理。

2. 回输次序　原则上应采用倒序法，回输的顺序同采血时相反，即先回输最后采集的血液，最先采集的血液可留在手术即将结束时输注。

3. 回输速度　应充分考虑到循环负荷。回输血液时，通常患者仍处于麻醉状态，密切监测中心静脉压、心率、呼吸、双肺啰音、尿量等指标的动态变化极其重要。一定要避免出现循环超负荷，必要时可在回输前注射速效利尿剂。血液透析技术，可作为肾功能受损及其他紧急状态下减轻循环负荷的应急手段。

六、注意事项

（1）血液稀释程度应以维持生命体征平稳为原则，一般血细胞比容（Hct）不宜低于0.25，血容量要维持正常或稍高于正常，血红蛋白（Hb）维持在 80～100 g/L。

（2）术中必须密切监测血压、心率、脉搏、血氧饱和度、血细胞比容和尿量等的变化，必要时监测中心静脉压。

（3）输注顺序与采血顺序相反，即将最后采集的血液先回输给患者，最先采集的血液则最后回输。

（4）ANH 方法简单、耗费低、适应证广。除了明显贫血及严重心肺疾病外，几乎对大部分手术患者均适用。有些不适合进行 PAD 的患者，可在麻醉医师严密监护下安全地进行ANH。疑有菌血症的患者不能进行 PAD，而 ANH 不会造成细菌在血内繁殖。肿瘤手术不宜进行回收式自体输血，但可应用 ANH。

（5）为减少输异体血，应尽可能与其他技术一起应用，即术前 PAD、术中 ANH、术中和术后回收式自体输血可以联合应用。

（6）要使 ANH 产生预期的效果，血流动力学监测以及严格维持正常血容量是很重要的。

七、不良反应及处理

采血、血液稀释处理和自体血液回输过程中，如果循环血容量不能保持良好的动态平衡，可能导致低血容量、失血性休克、循环超负荷、充血性心力衰竭、急性肺水肿等不良反应；循环血液稀释过度，则可能导致稀释性凝血功能障碍，发生广泛出血等不良反应，应注意与 DIC 鉴别。因此，动态保持循环血容量稳定和对血液稀释度的合适把握，是顺利实施 ANH 和减少不良反应的关键所在。

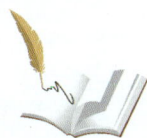

第三节　回收式自体输血

回收式自体输血（salvaged – blood autologous transfusion，SAT）是用自体血回输机在严格的无菌操作技术下将患者在手术中或创伤后流失在术野或体腔内无污染的血液回收，经机器过滤、洗涤、浓缩等处理后，于术中或术后回输给患者自体。SAT 的前提为丢失的自身血液中红细胞基本正常，没有被破坏、污染，回收后可重新利用。SAT 及时提供完全相容的常温同型血液，大幅降低了输血相关不良事件的发生，特别适合于稀有血型或因宗教信仰拒绝输异体血液的人群。

SAT 按回输时间可分为术中回收式自体输血（intraoperative blood/cell salvage，IBS/ICS）和术后回收式自体输血（postoperative blood/cell salvage，PBS/PCS），按处理方式则可分为非洗涤回收式自体输血和洗涤回收式自体输血。目前多采用洗涤回收式自体输血，已成为临床手术或创伤救治的重要治疗手段。IBS 是目前应用最广泛的自体输血技术，在术中大出血时可回收多达数升的血液，在心脏、骨科、肝脏及创伤等手术中广泛应用。现有的证据支持大多数进行性大量失血的手术患者均可应用 IBS。

一、适应证

SAT 的主要适应证是外科手术，预计失血量 > 20% 血容量的手术，或预期失血量超过 400ml，尤其适合大失血。

（1）某些突然发生的体腔内大量出血，如大动脉瘤破裂、肠系膜血管破裂、宫外孕、脾破裂等。

（2）胸腔外伤性出血。

（3）某些择期手术，如心内直视手术、骨关节置换术、大血管外科手术、肝肾移植术及其他失血较多的手术。

（4）由于特殊血型、存在红细胞抗体、宗教信仰等原因不能输异体血的患者。

二、禁忌证

（1）恶性肿瘤、手术中癌细胞污染血液的患者。

（2）血液中混有脓液、胆汁、羊水、胃肠内容物、尿液、消毒液等。

（3）胃肠道疾病、管腔内脏穿孔。

（4）超过 4 小时的开放性创伤。

（5）菌血症或败血症。

（6）血液流出血管外超过 6 小时。

（7）流出的血液中含有难以清除的物质如表面止血剂、消毒剂等。

（8）血液系统疾病如镰状细胞贫血、珠蛋白生成障碍性贫血等。

三、血液回收

目前全自动回收式自体输血设备已在临床上广泛应用，它体积小、易操作、回收血液及处理质量高，其工作原理是：回收血液时，采用全自动控制技术，动态负压吸取丢失的自身血液，同时自动按比例混合抗凝剂，经抗凝处理的自体血液输送到自动洗涤处理装置

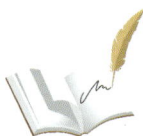

部分，进行自动洗涤、分离和汇集处理。其自动洗涤技术类似全自动洗涤红细胞制备。它去除了 90% 以上的血浆成分、血小板、细胞碎屑、游离血红蛋白、激活的凝血物质等，得到了生理盐水洗涤的浓缩红细胞，用于自体回输。

心血管外科手术多采用体外循环，肝素化、创伤面积大，术野污染最小，红细胞回收率高，是最适合开展 SAT 的手术类型；自体血回收不仅节约用血，避免红细胞碎片及游离血红蛋白造成的损害，回收血洗涤后减少了肝素，因而可减少鱼精蛋白用量。

骨科手术则常从组织表面收集出血，失血是间断性吸出，血液和空气的接触较多，红细胞的损伤比较严重，因此红细胞的回收率相对较低，血液中含有许多碎屑如骨、脂肪和骨水泥碎片等。应用 SAH，可自动慢速，大量生理盐水反复洗涤；清洗后的血液在输血袋内静置 10～20 分钟，在回输前通过 40μm 的滤器。

四、已回收处理血液的回输

（1）回收处理后的浓缩红细胞悬浮于生理盐水中保存并应尽快输用。美国 AABB 建议室温（20～24℃）保存不超过 6 小时，（4±2）℃冷藏保存要在 24 小时之内使用。

（2）回输时，宜先慢后快，密切观察病情变化。

（3）由于洗涤后的回收血丢失了凝血因子和血小板，输注洗涤后红细胞超过 15 单位时，须补充血小板、凝血因子。

五、注意事项

（1）回收血液易发生细菌污染，必须严格无菌操作。

（2）自体血回输机滤网最好使用 <40μm，只能通过红细胞。

（3）冲洗的生理盐水中应加入肝素，以防止回收血液凝固。

（4）少用干纱布，多用吸引器尽可能回收术野中的血液，但吸引器负压应 <200 mmHg，多采用 80～100mmHg 负压吸引，以减少对红细胞的损伤。

（5）术中常规回收处理的血液因经洗涤操作，其血小板、凝血因子、血浆蛋白等基本丢失，故应根据回收血量（或出血量）予以补充。

（6）回输时必须使用输血器。

（7）术中回收处理的血液不得转让给其他患者使用。

（8）术中 SAT 可应用于妇产科宫外孕破裂大出血、骨科脊柱侧弯矫形手术和髋关节手术、神经外科颅内动脉瘤、心脏大血管外科手术等。

（9）输注过程中应严密观察患者的反应，及时监测凝血功能。

（10）术中 ANH 和 SAT 可以联合应用。

六、不良反应及处理

采用全自动回收式自体输血设备，回收血液经过洗涤、过滤处理，能有效清除回收血液中混合的各种物质，最后获得高纯度的洗涤红细胞，发生不良反应的风险较低，但仍可能存在血液被污染、过滤不彻底而引起感染、微栓塞等不良反应。产科手术中应用 ICS，已有血液回输时发生低血压性输血反应的相关报道，这可能与应用带负电荷的白细胞滤器或加压输血有关，因此避免加压回输自体血是很重要的。

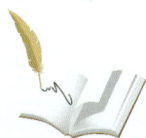

扫码"练一练"

本章小结

　　自体输血是临床重要的输血治疗手段。自体输血包括三种方式：预存式自体输血、急性等容血液稀释及回收式自体输血。不同方式自体输血的适应证、禁忌证及注意事项各有不同。在临床实践中，三种自体输血技术，既可单独应用，也可联合应用如术前预存式自体输血、术中急性等容血液稀释、术中和术后回收式自体输血。

（陈凤花）

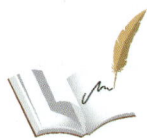

第十二章　胎儿和新生儿溶血病

教学目标与要求

1. **掌握**　胎儿和新生儿溶血病的发病机制、实验室检查。
2. **熟悉**　胎儿和新生儿溶血病的临床表现。
3. **了解**　胎儿和新生儿溶血病的预防及治疗原则。

新生儿溶血病(hemolytic disease of the newborn，HDN)临床并不少见。由于其病理生理过程与妊娠密切相关，部分胎儿可以发生溶血。因此，目前国际上又将此病命名为胎儿和新生儿溶血病(hemolytic disease of the fetus and newborn，HDFN)。

第一节　概　述

HDFN一般特指母婴血型不合而引起的胎儿或新生儿免疫性溶血性疾病，是孕妇IgG抗体透过胎盘，结合于胎儿抗原阳性红细胞，并破坏红细胞，引起贫血。

一、胎儿和新生儿溶血病的发病机制

理论上，凡是以IgG性质出现的血型抗体都可以引起HDFN，其中以ABO血型系统最常见，其次为Rh血型系统，Kidd、Duffy、Kell等血型系统引起HDFN也有报道(表12-1)。

表12-1　其他血型系统引起的HDFN

血型系统	引起HDFN的抗体	HDFN的严重程度
Kell	抗-K(K1)，抗-K7	常较轻，偶尔较重或引起死亡
Duffy	抗-Fy^a、抗-Fy^b	轻重不等
Kidd	抗-JK^a、抗-JK^b	较轻
MNSs	抗-M、抗-N、抗-S、抗-s	轻重不等，可引起胆红素脑病和死胎
Lewis	抗-Le^a	较轻
Diego	抗-Di^b	轻重不等

胎儿从父亲继承了一些母亲没有的红细胞抗原，这些抗原可能受到母亲免疫抗体的攻击，从而使胎儿或新生儿红细胞遭到破坏而出现新生儿黄疸、贫血、水肿、肝脾肿大，甚至死胎、新生儿死亡等溶血性贫血的症状与合并症。

ABO血型系统引起的胎儿和新生儿溶血病主要是由于胎儿红细胞A或B抗原与来自母体的IgG抗-A或抗-B反应的结果。O型人具有抗-A(B)IgG抗体的人数比B或A型人具有抗-A或抗-B IgG抗体的人数明显为多，所以ABO溶血病以母亲(孕妇)为O型，新生儿(胎儿)为A型或B型的发病率为最高。

Rh HDFN往往发生于第二胎，但也有1%左右的Rh HDFN可以发生于第一胎，这种情

扫码"学一学"

扫码"看一看"

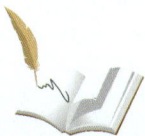

况多数是由于孕妇曾接受过 Rh 血型不合的输血，极少数可以用 Taylor 提出的"外祖母学说"解释。即 Rh 阴性血型的孕妇在她自己尚为胎儿的时候，其母亲 Rh 阳性的血液经胎盘进入胎儿体内而致敏。Rh HDFN 多由抗 – D 所致，即发生于母亲为 Rh 阴性，胎儿为 Rh 阳性时。但在母亲为 Rh 阳性时也可发生 Rh HDFN，主要由 C、c、E、e 等抗体引起，其中以抗 – E 为多见。

二、胎儿和新生儿溶血病的临床表现

胎儿和新生儿溶血病的主要症状和体征有水肿、黄疸、贫血和肝脾肿大，高黄疸者可以导致核黄疸发生。症状轻重一般取决于母亲抗体的强度、亚类、胎儿红细胞的发育程度、胎儿代偿性造血能力以及免疫功能等诸多因素。

（一）水肿

水肿多见于病情重者，Rh 系 HDFN 占 10% ~ 20%。孕妇在怀孕期体重迅速增加，提示有可能发生胎儿水肿。胎盘与新生儿体重之比往往在 1∶7 以下。水肿儿一般在妊娠 28 ~ 34 周可以娩出，少数可到足月娩出。胎儿可出现胸腔积液、腹腔积液、心包积液、心脏扩大、皮肤苍白、面部水肿畸形。这类患儿预后极差，多于出生后不久死亡。

（二）黄疸

患者刚出生时胆红素接近正常，发病后黄疸进行性加深。原因是患儿的红细胞被抗体致敏，被迅速破坏后产生大量的游离胆红素。由于出生时婴儿肝脏不能合成足够的葡萄糖醛酸酶以及白蛋白来结合胆红素，导致后者不断升高，表现为黄疸不断加深。黄疸的出现早晚、程度与病情密切相关。一般 ABO 系 HDFN 比 Rh 系的黄疸轻，出现也较晚。

（三）贫血

多数 ABO 系 HDFN 患儿出生时并未显示出贫血症状，但以后红细胞迅速减少，1 天内可以下降 1×10^{12}/L。贫血重者可以导致心脏扩大，心力衰竭。表现为气促、呻吟、心率加快、发绀和肝脾肿大，有核红细胞和网织红细胞升高。

（四）肝、脾肿大

严重溶血发生后，需要髓外造血器官参与代偿性造血，故可以导致不同程度的肝脾肿大。Rh 系 HDFN 肝脾肿大比较明显。

（五）胆红素脑病

脑神经基底核结合过多的游离胆红素可以导致胆红素脑病（核黄疸）。患儿表现为发热、嗜睡、吸吮反射减低、痉挛、肌张力增高或减低。

Rh 系 HDFN 上述症状较 ABO 系 HDFN 明显。

第二节　实验室检查

一、胎儿和新生儿溶血病检测的方法和原理

胎儿和新生儿溶血病检测的方法主要依靠直接抗球蛋白试验、游离试验和释放试验。这三项检查的优化组合，可以对胎儿和新生儿溶血病做出诊断。其他试验如胆红素检测和

扫码"学一学"

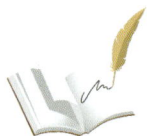

血常规检查也可以提供有价值的信息。

1. 直接抗球蛋白试验 抗球蛋白试验检测新生儿红细胞膜上是否存在免疫抗体。一旦直抗试验阳性，即成为诊断胎儿和新生儿溶血病的有力证据。

2. 游离试验 是检测新生儿血清中的血型抗体，若检出抗体并能与新生儿红细胞反应，游离试验为阳性。例如，在 A 型的新生儿血清中检测到 IgG 的抗－A，则该患者的游离试验阳性。

3. 释放试验 首先利用特殊方法将致敏在新生儿红细胞上的抗体放散下来，然后检测放散液中的抗体。若 A 型或 AB 型血的新生儿红细胞放散液中检测到抗－A 血型抗体，结合其他检测的阳性结果，可以诊断患者存在胎儿和新生儿溶血病。

上述三项试验中，直抗试验和释放试验都是检测红细胞上致敏的血型抗体，但意义上有区别。通过直抗试验，可以区分 ABO－HDFN 和其他血型系统的 HDFN。因为 ABO－HDFN 的直抗均较弱，受直抗试验敏感度的限制，一般不会超过"1＋"，甚至可以为阴性；其他血型系统的 HDFN 尤其是 Rh 系统，其直抗强度一般超过"1＋"。仅此，可以预判胎儿和新生儿溶血病的类型。另外，直抗阳性越强，通常意味着胎儿和新生儿溶血病的病情越重，而释放试验无法做出判断。释放试验的优势是敏感度高，由于试验中使用的红细胞浓度是直抗试验的数百倍，导致其检测的敏感度在三项试验中最高。游离试验阳性说明病情持续，在胎儿和新生儿溶血病诊断上有辅助诊断价值。

二、ABO 胎儿和新生儿溶血病的检测方法及特点

ABO－HDFN 的三项试验中，直抗呈弱阳性甚至阴性，这是与其他胎儿和新生儿溶血病的不同之处。游离试验是用间接抗人球蛋白的方法检测新生儿血清分别与 A、B、O 红细胞的反应。释放试验首先是用加热放散法提取致敏于红细胞表面的抗体，然后用间接抗人球蛋白的方法分别检测放散液和酶处理 A、B、O 红细胞的反应情况。用酶处理红细胞，主要是为了提高试验的敏感度。此方法一旦出现阳性结果，即可以明确诊断（表 12－2）。

表 12－2 三项试验对 ABO 胎儿和新生儿溶血病的诊断（不包括 O 细胞阳性）

直抗试验	游离试验	释放试验	结果
阴性	阴性	阴性	不能证实由血型免疫抗体引起的新生儿溶血病
阳性	阴性	阴性	可疑为 ABO－HDFN（少见）
阴性	阳性	阴性	可疑为 ABO－HDFN（少见）
阴性	阴性	阳性	可以证实为 ABO－HDFN
阳性	阴性	阳性	可以证实为 ABO－HDFN
阴性	阳性	阳性	可以证实为 ABO－HDFN
阳性	阳性	阳性	可以证实为 ABO－HDFN

三、Rh 胎儿和新生儿溶血病的检测方法及特点

Rh－HDFN 的诊断试验与上述 ABO－HDFN 基本相同，但在操作上有一些独特之处需要引起注意。

1. 直接抗球蛋白试验 新生儿直抗试验的强弱是区别 ABO 和 Rh－HDFN 的主要指标，Rh－HDFN 时一般直抗试验均≥"2＋"。

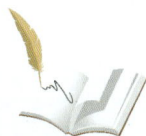

2. 释放试验 在诊断 Rh - HDFN 时需要改用乙醚释放或酸放散。由于 Rh 抗体与新生儿红细胞的结合能力较强，热放散效果不佳。放散液与一组谱细胞反应。必要时增加相应的 A、B 细胞排除 ABO - HDFN(例如 O 型母亲产出 A 型且患有抗 - D 引起的胎儿和新生儿溶血病的孩子，则需要用 Rh 阴性的 A、B 型红细胞来排除患儿同时患有 ABO - HDFN)。

3. 游离试验 由于婴儿体内所有的血型抗体均来自于母亲，且母亲血清中的抗体效价一般比婴儿血清中的抗体效价要高，母亲的血清来源也较多，故 Rh - HDFN 的游离试验需要用母亲的血清代替婴儿的血清做一组谱细胞。

四、Rh 胎儿和新生儿溶血病的检测中需要注意的问题

1. 血型鉴定 Rh - HDFN 的婴儿的 ABO 定型一般没有问题，但 Rh 血型定型可能会遇到困难。原因是婴儿的红细胞直抗试验呈强阳性，一般的 IgG 性质的定型抗体试剂不适用，需要选用恰当的 IgM 类，即用盐水介质抗体鉴定直抗阳性细胞的 Rh 血型。少见的情况下，当新生儿是 Rh 阳性并且红细胞完全被母亲的抗 - D 所饱和，以致红细胞上没有 D 位点与血清试剂反应，出现所谓的"遮断现象"。此时，盐水试验的结果也可能出现阴性或弱阳性。因此，凡遇到母亲 Rh 阴性，婴儿直抗强阳性而且与盐水抗 - D 反应产生了阴性或弱阳性的模棱两可的结果，就应该想到这种情况。此时，需要将细胞做热放散(不必放散到直抗完全阴性)后再定型。

2. 合并 ABO - HDFN 当母婴 Rh 血型不合时，ABO 血型也不合，则应该在释放、游离试验中加入相应的 A、B 型红细胞来排除患儿同时患有 ABO - HDFN。此时加入的 A、B 细胞必须加以选择，必须不含有能与母亲血清中 Rh 抗体反应的抗原。例如，母亲血清中含有抗 - D，则必须选择 Rh 阴性的 A 型及 Rh 阴性的 B 型红细胞分别与婴儿红细胞放散液和血清反应。按 ABO - HDFN 的判断标准排除或确定 ABO - HDFN 的存在。

五、其他血型系统引起的新生儿溶血病

Kidd、Duffy 等其他血型系统引起的 HDFN，临床并不多见，实验诊断可参照 Rh - HDFN。

六、HDFN 的产前实验诊断

1. 血型血清学试验 对孕妇或孕前妇女进行血型血清学检查，以估计其将来生产的婴儿是否有患 HDFN 的可能。内容主要包括血型鉴定、抗体筛选和鉴定以及对检出的有意义的抗体进行效价测定等。测定并动态观察抗体效价可能有某些预后价值。第一次抗体效价测定一般在妊娠 16 周进行，然后在 28 ~ 30 周作第二次测定，以后每隔 2 ~ 4 周测定一次。抗体效价持续上升，提示发生 HDFN 的可能性较大(表 12 - 3)。

表 12 - 3 夫妇血型相合判定

妻子血型	丈夫配合血型	丈夫不配合血型
O	O	A，B，AB
A	O，A	B，AB
B	O，B	A，AB
AB	O，A，B，AB	/

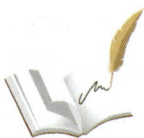

妻子血型	丈夫配合血型	丈夫不配合血型
Rh（+）	Rh（+），Rh（-）	/
Rh（-）	Rh（-）	Rh（+）

（1）夫妇 ABO 血型不合时　应该做效价检测，ABO 系统 HDFN 由 IgG 抗－A（B）引起，检测母亲血清中有无 IgG 性质的抗－A（B）抗体及其效价，即可预测 ABO 系 HDFN 发生的可能性。如妻子 O 型，丈夫 A 型，则需测定妻子血清中 IgG 抗－A 效价。

正常人血清中的抗－A（B），往往是 IgG 和 IgM 的混合物，当 IgM 抗－A（B）效价等于或大于 IgG 抗－A（B），则 IgG 抗－A（B）被掩盖。故必须除去 IgM 抗－A（B）。通常用 2－巯基乙醇（2－Me）可以破坏或中和 IgM 抗体。然后对处理后的血清进行倍比稀释，加入对应的红细胞用间接抗人球蛋白法检测。IgG 抗－A（B）大于或等于 64 时，其血型不合的婴儿可能受到损害。

（2）产前检查中 ABO 血型以外抗体的检测　包括对妻子血清的抗体筛选，抗体筛选若为阳性则需进行抗体鉴定、血型确认和抗体效价测定。①抗体的筛选和鉴定：取妻子血清与筛选红细胞作抗体筛选试验，若该实验阳性，进一步用谱细胞做抗体鉴定以明确抗体的特异性；②确定夫妇相应的 Rh 血型：当检出某一抗体后，可用抗血清来鉴定夫妇红细胞相应的抗原。鉴定妻子血型可以印证抗体鉴定的结果，鉴定丈夫血型可以确定胎儿是否可能受损害。若丈夫的红细胞不存在该抗体对应的抗原，就排除了该抗体对胎儿可能的损害。需要告诉妻子的是，今后其不应该输注该抗体对应的红细胞；③抗体效价的测定：Rh 阴性的妻子抗体效价应该在妊娠 16 周进行。检出抗体后，应该动态观察抗体效价的变化（至少 4 周一次）。当抗体效价持续升高，则提示妻子的免疫系统可能受到了胎儿的刺激，胎儿可能受损。必要时可以准备产后换血；④在夫妇 ABO 血型配合时，可以用丈夫细胞做抗体筛选。若妻子血清和抗体筛选细胞没有反应，只有与丈夫红细胞出现阳性反应，则提示妻子血清中存在针对低频率抗原的抗体。

2. Rh－HDFN 的产前基因检测　由于 *RHD* 和 *RHCE* 基因的克隆以及人们对于 Rh 血型系统分子遗传学认识的深入，利用胎儿 DNA 进行分析，预测胎儿血型的技术应用日益广泛，这就是基于 PCR 的 *RH* 基因分型。利用 *RH* 基因的分型技术，对父亲为 Rh 阳性杂合子、母亲为 Rh 阴性的胎儿进行早期产前诊断，如果胎儿是 Rh 阴性就可避免了进一步的侵袭性操作，因而这无疑是一项对人类很有益的技术。

近年来，孕期母体外周血游离 DNA（cell free fetal DNA，cffDNA）的无创产前检测技术取得很大进展。在孕中期的早期，母体血浆中胎儿 DNA 浓度已达较高水平，可通过母体血浆中胎儿的游离 DNA 来检测其 RhD 血型，准确率大于 99%。基于 PCR 的 *RH* 基因分型技术对不同种族的检测准确性存在差异，逐渐被高通量测序取代。除了 RhD 基因型，cffDNA 检测还可分析 Kell 与人类血小板特异性抗原等其他血型的基因型。在我国，cffDNA 检测目前主要用于染色体非等倍体的筛查，尚未应用于 HDFN 的风险筛查与防治。随着分子生物学技术的发展、检测成本的下降，同时由于贯彻二胎政策，HDFN 的发生风险增加，该技术未来在我国 HDFN 防治方面必将得到重视。

3. 羊水检查　估计宫内溶血程度和胎儿的全面情况的最好方法是进行羊水检查。羊水

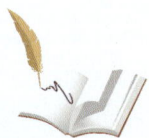

可以通过在 B 超下通过羊膜穿刺得到。

（1）羊膜穿刺指征　①母亲血清中有一种已知可能引起胎儿和新生儿溶血病的意外抗体，效价≥32；②母亲以前的妊娠中有血型免疫抗体引起 HDFN 的历史。

（2）检测羊水中胆红素样色素　羊水随着胎儿月份的增加和 HDFN 的发展黄色加深。因此，不同的妊娠阶段检测羊水胆红素的含量有一定的价值，可以协助疾病严重程度的判断以便做出相应的处理。

（3）判断胎儿的成熟程度　可以检测羊水中的卵磷脂/鞘磷脂的比例，后者反映胎儿肺脏的成熟程度，可以对早产儿的存活能力作出判断。

（4）判断胎儿的 ABO 血型　通过检测母体血浆中的胎儿游离 DNA 或羊水细胞 DNA，以预测胎儿的 ABO 血型，可以协助判断胎儿受害的可能性。

扫码"学一学"

第三节　胎儿和新生儿溶血病的预防与治疗

一、妊娠前的准备

1. ABO 血型不合的夫妇　对于 ABO 血型不合的夫妇，妊娠前没有特殊的准备。

2. Rh 血型不合的夫妇　过去曾经分娩过 Rh - HDFN 患儿的妇女，在体内 RhIgG 抗体处于较高值，不适合马上怀孕。用中西医疗法使抗体滴度下降至低值（最好在 4 以下），受孕比较适宜。

二、妊娠期孕妇的处理

对于夫妇 ABO 血型不合者，主要是针对曾发生过死胎或重症新生儿溶血症的孕妇，若此次抗 - A（B）效价超过 64，可以使用黄疸茵陈冲剂做预防治疗。夫妇 Rh 血型不合者，尤其是曾娩出重症新生儿溶血症的孕妇，再次怀孕时可以使胎儿在宫内发生早期溶血、严重贫血、胎儿水肿、甚至死亡。本次妊娠，一旦确定有抗体存在，应该立即开始口服黄疸茵陈冲剂做预防治疗，并定期检测 IgG 抗体效价，若服药期间抗体效价超过 128，需要考虑进行血浆置换治疗。极少数 Rh 血型不合的胎儿，过早发生了溶血。为拯救胎儿，必须纠正严重的贫血，此时可以考虑宫内输血，以维持胎儿的生命，直至妊娠 33 周后可以终止妊娠，使胎儿娩出。

三、分娩及分娩后的处理

分娩时，及早钳住脐带，防止脐血过多流入胎儿体内。留取 3~5ml 脐血，用以检测血型、胆红素、直接抗球蛋白试验及游离试验和释放试验。

四、新生儿的处理

出生后黄疸明显的患儿，总胆红素值在 171μmol/L 以上，应尽早治疗。药物可以选择黄疸茵陈汤、类固醇激素、苯巴比妥、白蛋白等。若总胆红素超过 205.2μmol/L，或 Rh - HDFN 胎儿出生后黄疸进展较快，或考虑换血治疗的患儿黄疸出现等均可以考虑采用光照治疗。此外，静脉注射免疫球蛋白（IVIG）也有助于控制溶血和增高的胆红素水平。

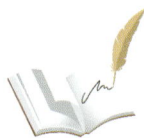

五、胎儿和新生儿溶血病的换血治疗

主要用于重症母婴血型不合引起的胎儿和新生儿溶血病，是治疗高胆红素血症最迅速有效的方法。

（一）目的

降低血清胆红素浓度，防止胆红素脑病的发生；用携氧能力适当的配合红细胞，替代处于加速破坏阶段的已经被致敏的红细胞，纠正贫血，防止严重缺氧及心力衰竭；减少婴儿体内红细胞抗体的量。

（二）血液的选择

1. ABO 系血型不合　采用 O 型红细胞和 AB 型血浆的混合血液。

2. Rh 血型不合　单纯 Rh 溶血，可以采用 Rh 血型和母亲相同的血型，而 ABO 血型与婴儿同型或 O 型血；另一种情况是同时合并 ABO 与 Rh 溶血，这时只能采用 Rh 阴性 O 型红细胞和 AB 型血浆的混合血液交换输血。

为了使红细胞立即提高携氧能力，一般选用采集 5 天以内的新鲜红细胞；亦可选用采集后立即冰冻的红细胞，以确保最大的红细胞 2，3 - 二磷酸甘油酸的水平，减少无活力的红细胞释放出的血红蛋白和钾离子。

换血时可以在红细胞中添加血浆或 5% 白蛋白，血细胞比容应该维持在 55% 左右。若患儿有血液凝固障碍的临床表现和实验室检查证据，可以根据需要补充新鲜冰冻血浆、凝血因子制剂或血小板。

（三）换血量

一般是 150～180ml/kg 体重，约是全血量的 2 倍，可以换出 70%～85% 的致敏红细胞和胆红素。换血后剩余血占原来血液的百分比可以按以下公式计算：

$$剩余血占原来血液的百分比 = (1 - 每次注射的血量/婴儿血量)^N$$

式中，N 为注射的次数。

（四）配血

当新生儿细胞直抗阳性时，只需主管配血，分别做盐水、酶、抗人球蛋白法。当母婴 ABO 血型配合时，尽量使用母亲血清代替婴儿血清配血。当母亲血清中存在冷抗体时，可以用 2 - Me 处理母亲血清后配血。当母婴 ABO 血型不配合时，应该用婴儿红细胞放散液代替血清配血。

六、Rh 阴性母亲的预防

未免疫的 Rh 阴性母亲在产后 72 小时内注射 Rh 免疫球蛋白（RhIgG），可以预防 Rh 同种免疫。Rh 阴性的孕妇产生 Rh 抗体，主要是分娩或流产过程中胎儿的 Rh 阳性红细胞比较集中地进入母体血液循环，刺激母体免疫系统产生的。一旦被免疫，该妇女第二次妊娠若仍然是 Rh 阳性胎儿，进入母体的胎儿 Rh 阳性红细胞就会促发母亲免疫系统的回忆反应。为避免产生 Rh 抗体，母亲产后、流产后或妊娠中晚期羊水穿刺后立即注射 Rh 免疫球蛋白，后者可以致敏进入母亲体内的胎儿 Rh 阳性红细胞，使这些红细胞在母体内迅速被清除，从

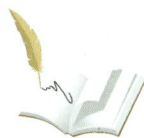

而避免 Rh 抗体的产生。

本章小结

扫码"练一练"

胎儿和新生儿溶血病一般特指母婴血型不合而引起的胎儿或新生儿免疫性溶血性疾病，是孕妇 IgG 抗体透过胎盘，结合于胎儿抗原阳性红细胞，并破坏红细胞，引起贫血。胎儿从父亲继承了一些母亲没有的红细胞抗原，这些抗原可能受到母亲免疫抗体的攻击，从而使胎儿或新生儿红细胞遭到破坏而出现新生儿黄疸、贫血、水肿、肝脾肿大，甚至死胎、新生儿死亡等溶血性贫血的症状与合并症。临床上，以 ABO 血型系统最常见，其次为 Rh，Kidd、Duffy、Kell 等血型系统引起 HDFN 也有报道。胎儿和新生儿溶血病检测的方法主要依靠直抗试验、游离试验和释放试验。这三项检查的优化组合，可以对胎儿和新生儿溶血病做出诊断。其他试验如胆红素检测和血常规检查也可以提供有价值的信息。对孕妇或孕前妇女进行血型血清学检查，以估计其将来生产的婴儿是否有患新生儿溶血症的可能。内容主要包括血型鉴定、抗体筛选和鉴定以及对检出的有意义的抗体进行效价测定等。测定并动态观察抗体效价可能有某些预后价值。必要时，需要对胎儿进行基因检测，以预测其血型。为估计宫内溶血程度和胎儿的全面情况，可以进行羊水检查。本症的预防和治疗主要分孕妇和新生儿(胎儿)两方面，前者包括妊娠前、妊娠中和分娩时不同的处理措施；后者包括必要时在子宫中需要采取的措施及胎儿娩出母体后的处理等。

（赵　莲）

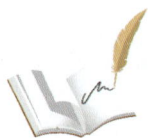

第十三章　自身免疫性溶血性贫血

扫码"学一学"

自身免疫性溶血性贫血，由多种原因导致，临床上比较常见，由此发生输血困难。如何分析检测结果并指导临床合理使用血液制剂，是检验专业学生必须掌握的内容。

第一节　概　述

自身免疫性溶血性贫血（autoimmune hemolytic anemia，AIHA）是一种获得性溶血性疾病，患者由于免疫功能紊乱产生抗自身红细胞的抗体与红细胞表面的抗原结合或激活补体使红细胞加速破坏而致溶血性贫血。本病约占溶血性疾病患者总数的1/3，以青壮年为多，女性多于男性。

一、自身免疫性溶血性贫血的分类

（一）根据自身抗体作用于红细胞时所需温度分类

根据患者自身抗体作用于红细胞时所需温度的不同，AIHA可分为温抗体型、冷抗体型和温冷抗体混合型。

1. 温抗体型　患者自身抗体与抗原反应的最适宜温度是37℃，主要为IgG，少数为IgM或IgA，多数是不完全抗体。

2. 冷抗体型　包括冷凝集素病（cold agglutinin disease，CAD）和阵发性冷性血红蛋白尿症（paroxysmal cold hemoglobinuria，PCH）2种。冷凝集素主要为IgM，大多是完全抗体，可结合补体。冷凝集素与红细胞结合的最适宜温度是2~4℃，温度上升则结合力减弱，阵发性冷性血红蛋白尿症的抗体是IgG型溶血素，又称为D-L抗体。后者在0℃~4℃时与红细胞结合，并能结合补体，温度升高至37℃时可以发生溶血。

3. 温冷抗体混合型　约35%的温抗体AIHA兼有低效价的冷凝集素（4℃时≥1:64），在20℃时可凝集红细胞，30℃时失去活性，对红细胞无明显破坏作用。但少数AIHA除温抗体外，存在有活性的冷IgM抗体，在4℃时效价高，且30℃甚至37℃时仍有活性。发病以>50岁者居多。

（二）根据发病原因分类

1. 原发性　原发性AIHA者无基础疾病。

2. 继发性　常继发于淋巴增殖性疾病（淋巴瘤、白血病）、风湿病、系统性红斑狼疮、感染（细菌、病毒、支原体）、肿瘤、炎症性肠病、慢性肝病、药物（青霉素、奎尼丁、甲

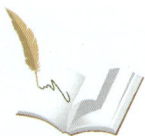

基多巴)等。其中药物诱发的 AIHA 按发病机制可分为：①半抗原/药物吸收机制(青霉素型)：药物与红细胞膜蛋白牢固结合后具有抗原性,诱发抗体产生。经典范例为用大剂量青霉素(>1000 万 U/d)后产生抗青霉素的青霉噻唑酰决定簇 IgM 和 IgG 抗体,IgM 抗体不引起溶血,IgG 抗体结合到已与红细胞膜蛋白结合的青霉素分子上引起溶血。除青霉素外,以同样机制溶血的药物还有半合成青霉素、头孢霉素族、四环素、卡溴脲和甲苯磺丁脲等；②新抗原型或药物抗体靶细胞三元复合物型(奎宁型)：药物与药物抗体(多为 IgG 或 IgM)在血循环中形成免疫复合物附着于红细胞(尤其是 Rh 阳性)上激活补体破坏红细胞。抗体对药物和红细胞形成的新抗原起作用。三元复合物结合松散,抗体常自红细胞膜上脱落,游离于血中再与其他红细胞膜结合。少量药物即可于数日内引发溶血,主要由补体介导,故为血管内溶血。本型除红细胞受损伤外,血小板和粒细胞也可被损伤。此型药物除奎宁外,还有奎尼丁、氯磺丙脲、利福平、丙磺舒、头孢霉素、安他唑啉、硫喷妥钠、己烯雌酚、两性霉素 B、托美丁、多塞平、双氯芬酸钠等药物；③自身免疫机制(α-甲基多巴型)：药物引致的自身抗体与自身或同质的红细胞在无药物的情况下反应。本型发病缓慢,抗体多为 IgG,也可是 IgM 和补体。除 α-甲基多巴外,替尼泊苷、甲芬那酸、诺米芬新、普鲁卡因酰胺、左旋多巴、头孢霉素、托美丁、双氯芬酸钠等药物都通过这种机制导致溶血；④机制未明者：布洛芬、对乙酰氨基酚、非那西丁、氯丙嗪、马法兰、异烟肼、链霉素、红霉素、萘啶酸、舒林酸、氨苯蝶啶、氟尿嘧啶、奥美拉唑等药物能引起红细胞免疫性损伤,但机制不明。

二、自身免疫性溶血性贫血红细胞破坏的方式

(一) 血管外破坏

引起血管外破坏主要见于温抗体型 AIHA。红细胞膜上吸附 IgG 等不完全抗体或补体致敏。单核巨噬细胞系统的巨噬细胞,胞膜上具有大量的 IgG Fc 受体(FcR),后者分为 FcR Ⅰ、FcR Ⅱ 和 FcR Ⅲ 三型。FcR Ⅰ 几乎都与血浆内单体 IgG 结合,FcR Ⅱ 和 FcR Ⅲ 则主要与致敏红细胞上的 IgG 相结合。其中,FcR Ⅲ 对 IgG3 及 IgG1 有重要作用,而对 IgG2 及 IgG4 无反应。体外实验观察到,FcR Ⅱ 与 IgG1 结合后主要表现为吞噬作用,而与 IgG3 结合后主要表现为细胞毒作用,使红细胞在脾脏溶解破坏。具有 IgG3 的患者都有溶血情况,而单独 IgG1 阳性的患者仅 65% 有溶血反应。由此可见,IgG3 对致敏红细胞的破坏作用远较对其他亚型严重。巨噬细胞表面也有 C3b 受体,若红细胞同时被 IgG 和 C3 致敏,则可加速对其的破坏。

巨噬细胞的吞噬过程主要包括"识别""附着"和"摄入"三个阶段,其中"识别"主要是由巨噬细胞表面 IgG Fc 受体和 C3b 受体共同介导,"附着"主要依赖 C3b 受体,"摄入"主要依赖 IgG Fc 受体。C3 的"附着"作用加上 IgG 的促进"摄入"大大增加了破坏效应而导致在脾脏发生严重的溶血。肝脏体积大,血量丰富,巨噬细胞数量大于脾脏,也是红细胞破坏的重要场所之一。

(二) 血管内破坏

引起血管内破坏常见于阵发性冷性血红蛋白尿症,较少见于冷凝集素病。抗体与红细胞膜上的抗原结合后结构发生改变,使原来被掩盖的补体结合位点暴露,与 C1q 相结合并使之构型发生改变,暴露出酶活性中心部分,导致 C1 和 C3 相继活化。一系列的激活和裂

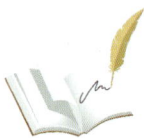

解使 C5b 和 C6~9 结合成复合物，使红细胞发生损伤，导致细胞内 K$^+$ 外流，Na$^+$ 内流，红细胞肿胀，以致发生血管内溶血。冷凝集素病的 IgM 冷凝集素抗体在末梢循环 <30℃ 时结合到红细胞膜上，激活补体后导致血管内溶血。

三、临床表现

（一）温抗体型

一般起病缓慢，有头晕、乏力等症状，数月后可能才发现贫血。少数可以急性发病，多见于小儿伴病毒感染者，表现为寒战、高热、头痛、腰背酸痛、软弱无力、尿色加深等，严重者可以出现烦躁至昏迷等神经系统症状。体检可以发现皮肤黏膜苍白、黄疸，患者可以有肝、脾脏肿大。

（二）冷抗体型

冷凝集素病较多见于女性，常于冬季发作。患者多在寒冷环境下出现耳郭、鼻尖、手指和足趾的发绀，一经加温症状消失。个别患者可以有一过性溶血和血红蛋白尿。肝、脾、淋巴结肿大不明显。阵发性冷性血红蛋白尿症患者于全身或局部受冷数分钟至数小时后突然发作，出现寒战、高热，腰背和四肢酸痛，恶心、呕吐，腹部绞痛。溶血量大而迅速时即有血红蛋白尿，伴黄疸和贫血。全身症状在血红蛋白尿后数小时可以消失，亦可持续数日。

（三）药物免疫性溶血性贫血

由青霉素引起者一般在超大剂量用药 5~10 天后，表现为血管外溶血，停药后溶血可以持续数周后消失。甲基多巴诱发贫血者症状较轻，且常有自限倾向，停药后溶血于 1~2 周内明显减轻。

第二节　实验室检查

实验室检查对本病的确诊有重要价值。

一、抗球蛋白试验

抗球蛋白试验（antiglobulin test）又称 Coombs 试验（Coombs test），按检测的抗体位于红细胞表面还是游离存在于血清之中分为直接抗球蛋白试验（direct antiglobulin test，DAT）和间接抗球蛋白试验（indirect antiglobulin test，IAT）两类。

（一）直接抗球蛋白试验

温抗体能与表面附有相关抗原的红细胞结合，使红细胞致敏而不发生凝集，待加入抗球蛋白血清后，则与红细胞上黏附的免疫球蛋白（immunoglobulin，Ig）结合，使红细胞串并在一起而发生凝集反应，即 DAT 的阳性反应。经典的 DAT 采用含有抗 – IgG 和抗 – C3d 的抗球蛋白血清。由于其主要用于检测红细胞表面的 IgG 系列和（或）补体成分，对于 IgM 和 IgA 型的自身抗体，抗 IgG DAT 试验常为阴性；而对于 IgM 型自身抗体，抗 – C3 DAT 试验常为阳性。各种 AIHA DAT 的分型结果见表 13 – 1。

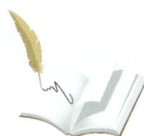

表 13 – 1　各种 AIHA DAT 的分型结果

	温型自身免疫性溶血性贫血症（WAIHA）	冷凝集素综合征（CAS）	混合型AIHA	阵发性寒冷性血红蛋白尿（PCH）	药物诱发性 AIHA
患者数目	355	275	61	17	157
只有 IgG(%)	67	1	18	0	94
IgG + C3(%)	24	1	71	0	6
只有 C3(%)	7	91	9.8	94	0
多特异阳性、单特异阴性(%)	1	0.7	0	0	0
DAT – 阴性(%)	1	6.3	1.2	6	0

改良的 Coombs 试验，其采用的是含有抗 – IgG、IgM、IgA 和抗 – C3 的广谱抗球蛋白试剂，而且方法也有所改进，故不仅可检测 IgG 和 C3 型自身抗体，还可检测 IgM 和 IgA 型自身抗体。如果改良 Coombs 试验阳性，还要将红细胞上结合的成分进行分型，有 IgG、C3、IgM、IgA 等单纯型以及 IgG + C3、IgG + IgM、IgM + C3、IgG + IgM + C3、IgM + IgA、IgG + IgM + IgA、IgG + IgM + IgA + C3 等复合型。复合型抗体患者溶血程度较单纯型者重，以 IgG + IgM + C3 型最重，单纯 C3 型最轻，故分型可作为提供临床判断疾病严重程度的依据。更进一步可应用单克隆抗体 Coombs 分型试验将 IgG 型温抗体进一步分为 IgG1、IgG2、IgG3 及 IgG4 等多种亚型，从而可检测到低致敏状态的红细胞。经典 DAT、改良 Coombs 试验和单抗 Coombs 分型试验的灵敏度分别是 75.0%、90.0% 和 97.5%。单抗 Coombs 分型试验可以作为改良 Coombs 试验的补充试验，当临床高度怀疑 AIHA 而尚不能排除其他溶血时可帮助确诊。临床上有少数患者具有 AIHA 的典型临床特征，但 Coombs 试验呈阴性。其原因除试剂或操作技术因素外，还由于红细胞上结合的抗体和(或)补体分子过少，未达到 Coombs 试验所能检测的阈值所致。用试管法 DAT 需每个细胞表面达到 150 ~ 200 个 IgG 分子，才会出现 Coombs 试验阳性。采用新的检测手段可使细胞表面的 Ig 和补体检出率更为灵敏，如应用自动增强凝集技术、自动分析仪法或抗 IgG 抗体消耗试验检测，每个红细胞表面有 8 个 IgG 分子可发生 5% 的凝集；如果同时用菠萝蛋白酶处理正常人" O" 型红细胞，每个红细胞表面仅有 1 个 IgG 分子即可发生 5% 的反应；有 3 个 IgG 分子则可发生 50% 的凝集。值得注意的是，DAT 阳性对诊断 AIHA 有重要价值，但不一定提示红细胞寿命必须缩短。临床上有 10% 的住院患者或极少数供血者，DAT 可阳性而无临床溶血。除 AIHA 外，DAT 阳性还可见于：①输血反应，受血者同种抗体致敏输入供血者红细胞即血型不合的输血；②母体抗体通过胎盘致敏胎儿红细胞发生的新生儿溶血性贫血；③药物或药物抗体复合物与红细胞相互作用；药物诱导的自身抗体其血清学特征与 AIHA 往往很难区分；④移植器官中的淋巴细胞产生一过性致敏抗体作用于红细胞，即所谓过客淋巴细胞综合征(passenger lymphocyte syndrome，PLS)；⑤高丙种球蛋白血症，血循环中红细胞非特异性吸附 Ig。

有 AIHA 临床表现的患者，DAT 阳性时，通常需要进行红细胞抗体放散试验，以明确红细胞表面包被的 IgG 抗体是否是自身抗体。常用于 AIHA 患者的抗体放散试验见表 13 – 2。由于操作方便和降低了暴露于潜在毒性化学试剂的危害性，商品化的酸放散试剂盒目前被广泛应用。放散液通常采用抗球介质检测。当放散液和所有细胞都发生反应时，自身抗体是最可能的解释，尤其是患者无近期输血史时。同时，这种放散液中的反应可以在使用酶处理红细胞或增强剂如聚乙二醇(PEG)的 Coombs 试验中得到增强。若患者接受过曾报道导致药物性溶贫的药物治疗，还必须排除药物导致的溶血性贫血的可能性。

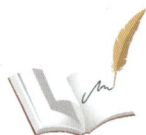

表 13 -2　AIHA 的常用抗体放散方法

方法	用途	评价
热放散(56℃)	IgM 型抗体	简便，但对 IgG 型自身抗体效果差
酸放散	温同种和温自身抗体	简便，可能有假阳性 *
化学/有机溶剂	温同种和温自身抗体	化学危害性，如可燃性、毒性，或致癌性

注：* 文献报道，高效价抗体的标本用低离子溶液洗涤可能存在假阳性。

（二）间接抗球蛋白试验（indirect antiglobulin test，IAT）

当体内自身抗体大量合成，红细胞上抗原位点都被占用、抗体不能再吸附时；或致敏红细胞在体内大量崩溃时，血清中出现游离抗体。IAT 的检测方法是以正常人"Rh"基因型的"O"型红细胞标准试剂，分别与患者血清孵育，然后将吸附过抗体的"O"型红细胞作直接抗球蛋白试验。阳性结果说明患者血清中存在游离抗体或补体。这类患者溶血往往较严重。因温抗体在红细胞与血浆间有可逆性动态平衡，温抗体 AIHA 如 IAT 阳性，则 DAT 亦阳性。IAT 阳性，DAT 阴性者不一定是自身免疫过程所致，可能是既往输血或妊娠引起的同种抗红细胞抗体。换言之，只有 DAT 阳性才能提供免疫性溶血的明确依据。而 IAT 在考虑给患者输红细胞时，检测血清抗体能否与正常红细胞结合较为重要。IAT 试验阳性者，可将患者血清分别在20℃及37℃与胰蛋白酶处理过的红细胞进行溶血及凝集试验，以与冷抗体相区别。即温抗体 AIHA 仅在37℃时溶血试验呈弱阳性而凝集试验则为强阳性反应；而 CAD 者仅在20℃时，溶血及凝集试验均为强阳性。因此，可利用 IAT 和酶处理红细胞凝集以及溶血试验来鉴定自身抗体的性质。使用 IAT 检测血清中的自身抗体时，往往出现和所有红细胞均反应的格局。约60% WAIHA 患者血清中存在和普通红细胞反应的抗体；若使用酶处理红细胞、增强剂 PEG、柱凝聚等更敏感的 IAT 方法，超过90% 的上述血清中会检出自身抗体。总之，DAT 阳性的 AIHA 的血清学特征不同，了解其各自的特征，对于疾病的诊断与鉴别诊断具有重要意义（表 13 -3）。

表 13 -3　DAT 阳性的 AIHA 的血清学特征

	WAIHA	CAS	混合型 AIHA	PCH	药物诱发性 AIHA
患者(%)	48 ~70	16 ~32	7 ~8	成人少见，儿童32	12 ~18
免疫球蛋白类型	IgG	IgM	IgG，IgM	IgG	IgG
放散液	IgG	没反应	IgG	没反应	IgG
血清	57% 在 IAT 中反应；90% 在 IAT 中凝集酶处理的红细胞	IgM 红细胞凝集性抗体；4℃滴度通常>1000	IgG 反应性抗体；IgM 红细胞凝集性抗体，通常30 ~37℃盐水里有反应；滴度常 <1：64	IgG 双相溶血素（DL 抗体）	IgG 抗体类似于 WAIHA
特异性	与 Rh 相关	通常为抗 -I，也可是抗 -i；极少抗 -Pr	通常不清，可能是抗 -I、i 或其他冷凝集素特异性	抗 -P	与 Rh 相关

（三）骨髓 Coombs 试验

不同发育阶段的红细胞上结合的抗体量有所不同，有些 AIHA 患者可能有针对有核红细胞的自身抗体。这些患者因溶血发生在红细胞的早期阶段，常规 DAT 试验常不能检出。骨髓单个核细胞 DAT 试验可弥补外周血 DAT 试验（仅检测成熟红细胞自身抗体）的不足，

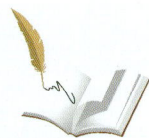

其以骨髓单个核细胞(bone marrow mononuclear cells，BMMNC)取代外周血红细胞(peripheral blood red lood ceHs. PBRBC)作 Coombs 分型试验(BMMNC－Coombs)，检测吸附在骨髓红细胞(bone marrow red blood cells. BMR－BC)及 BMMNC 上的抗体。此方法的敏感度要高于常规 DAT 试验。因此，对外周血 DAT 阴性疑为 AIHA 的患者，同时进行 Coombs 试验及骨髓单个核细胞 DAT 试验，具有重要的诊断价值。

二、冷凝集素试验

在 CAD 患者体内，可产生特异性冷凝集素，此抗体通常为 IgM，为完全抗体，可使自身红细胞、"O" 型红细胞或与受检者同型红细胞发生凝集。而凝集反应常需温度低于 30℃，最高滴度多在 4℃出现，当温度上升(37℃)后凝集现象消失。正常人冷凝集素在 4℃时滴度小于1:64，反应温度＜20℃。病理性冷凝集素在 4℃时滴度一般大于或等于 1:256，甚至高达 1:1000 到 1:16000，多见于继发性 CAD 者。因冷凝集素缺乏补体结合活性，4℃时冷凝集素效价增高，并不一定提示有溶血反应；当温度升达 30℃，在白蛋白或生理盐水内，如冷凝集素效价仍然较高，即有诊断意义。慢性原发性 CAD，血清电泳中可见到单克隆免疫球蛋白。

约 1/3 的 WAIHA 患者存在室温下反应的冷凝集素，但这些凝集素在 4°C 滴度在正常范围，在 30°C 和 37°C 也不反应。因此，这些抗体没有致病性，患者也不能由此诊断 WAIHA 合并 CAD。在少数情况下，WAIHA 患者血浆中会检出 37°C 反应的 IgM 凝集素。这类患者通常溶血严重而且预后较差。其红细胞常有自凝现象；DAT 中通常补体阳性，可伴有或没有 IgG 阳性；放散液中常检出 IgM 凝集素。这些 IgM 凝集素不同于 CAD 中的冷凝集素，其 4°C 滴度较低，通常 < 1:64。

三、吸收试验

(一) 自身红细胞吸收

对无近期输血史的患者，使用自身红细胞进行血清中抗体的吸收，是检测温自身抗体存在下的同种抗体最好的方法。可先将患者红细胞置于 56℃进行热放散以去除部分包被于红细胞上的 IgG 抗体。随后可以使用蛋白酶处理红细胞，使之更易吸附自身抗体。当血清中自身抗体滴度较高时，可能需要多次吸收来达到较好的吸收效果。吸收后的血清即可用于同种抗体鉴定。

(二) 异体红细胞吸收

对有近期输血史或自身红细胞不足的患者，可使用异体红细胞进行自身抗体吸收。由于同种抗体的特异性未知，因此通常需要将患者血清分成多份，选择表型不同的红细胞分别进行吸收试验。可以根据患者自身红细胞表型和临床常见血型抗体种类来推测需要重点排除的同种抗体特异性，由此选择相应的异体红细胞。

四、酶处理红细胞凝集试验

也是用以检测血清中游离自身抗体的实验室方法。将酶(胰蛋白酶、木瓜蛋白酶等)处理过的 Rh 基因型的 "O" 型红细胞分别与患者血清孵育，发生凝集反应为阳性结果。酶处理红细胞的作用机制可能是由于蛋白水解酶能水解红细胞表面的唾液酸，降低了红细胞膜

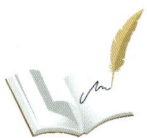

的 Zeta 电位，缩短了红细胞之间的正常间距，提高了不完全抗体致敏细胞凝集的敏感性。温抗体尤其是 IgM，可使酶处理红细胞直接溶解。

五、冷热溶血试验

冷热溶血试验（Donath – Landsteiner test，D – L test）是诊断 PCH 的重要实验室依据。D – L 抗体是一种 7s IgG 冷反应性抗体，此抗体在 37℃ 时不能与红细胞牢固结合，当温度降低至 20℃ 以下时结合在红细胞膜上；温度再次升高后，抗体与细胞分离，补体却作用于致敏红细胞，致使红细胞膜破损而发生溶血。

六、红细胞相关 Ig 检测

对于反复 DAT 检测阴性的患者，目前有些学者应用红细胞相关 Ig（erythrocyte associated immunoglobulin，EAIg）检测。葡萄球菌蛋白 A（staphylococcusprotein A，SpA）是 IgG 的配位体，性能稳定，特异性强。亲和素 – 生物素化酶复合物 – 酶联免疫吸附试验（avidin biotin complex enzyme linked immunoabsordent assay，ABC – ELISA）定量测定 EAIgG，其正常上限为 0.5Ig/红细胞，诊断敏感度为 100%。此外，应用流式细胞术（flow cytometry，FCM）测定 EAIg 也是一种精确、可靠、灵敏度高的方法，不仅可以测定带有自身抗体的 "阳性红细胞百分率"，而且还可以对结合在红细胞上的自身抗体进行分型，尤其适用于 Coombs 试验阴性的温抗体型 AIHA 患者的诊断。

七、其他实验室诊断

（一）血常规

贫血程度不一，有时很严重，可暴发急性溶血危象。白细胞和血小板常为正常。Evans 综合征患者可有明显的血小板和（或）中性粒细胞减少。红细胞平均体积（mean corpuscular volume，MCV）常升高。血片上可见多量球形红细胞及数量不等的幼红细胞及少量铁粒幼细胞。偶见红细胞被吞噬现象。网织红细胞增多，通常大于 5%，甚至高达 20% 以上。外周血可出现数量不等的有核红细胞。

（二）骨髓检查

骨髓呈幼红细胞增生象，偶见红细胞系统轻度巨幼样变。

（三）游离血红蛋白

正常血浆中仅有微量的游离血红蛋白，为 10 ~ 40 mg/L，血管内溶血时可以增高。

（四）血清结合珠蛋白

正常为 0.5 ~ 1.5g/L，血管内溶血时血清结合珠蛋白降低。急性溶血停止 3 ~ 4 天后，血浆中结合珠蛋白才复原。

（五）血红蛋白尿

尿常规示隐血阳性，尿蛋白阳性，红细胞阴性。

（六）含铁血黄素尿

尿常规镜检时发现脱落上皮细胞内有含铁血黄素，主要见于慢性血管内溶血。

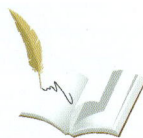

（七）胆红素

血管外溶血时常伴有高胆红素血症，总胆红素增高，其中以血清游离胆红素增高为主，结合胆红素少于总胆红素的 15%。慢性溶血性贫血患者由于长期高胆红素血症导致肝功能损害。因此可合并肝细胞性黄疸。

（八）24 小时粪胆原和尿胆原排出量检查

血管外溶血时，患者 24 小时粪胆原和尿胆原排出量均增加。

（九）其他提示红细胞破坏增多的检查

（1）乳酸脱氢酶　红细胞内无线粒体，能量代谢通过无氧糖酵解途径来实现，所以红细胞破坏时血清乳酸脱氢酶等无氧糖酵解酶会升高。

（2）高铁血红素白蛋白　出现严重血管内溶血时，产生的游离血红蛋白量超过结合珠蛋白所能结合的量，游离血红蛋白分解成珠蛋白和血红素，有一部分血红素会被氧化成高铁血红素，高铁血红素和血浆白蛋白结合生成高铁血红素白蛋白（Methemalbumin，MHA）。

（3）外周血涂片镜检发现破碎红细胞或红细胞碎片。

第三节　治疗原则

AIHA 的治疗，重点在于控制原发病，若后者得以缓解，往往溶血也得以缓解。输血治疗的目的是维持患者足够的供氧，而非为绝对升高血红蛋白含量。

一、一般治疗原则

积极治疗原发病，如系统性红斑狼疮导致的 AIHA，治疗时可以加大泼尼松剂量；淋巴瘤、慢性粒细胞性白血病患者导致的 AIHA，经化疗原发病纠正后，溶血也缓解。药物引起的溶血，停用相应药物后溶血往往停止。类固醇激素是温抗体型 AIHA 的首选治疗药物。其他治疗如脾脏切除，免疫抑制剂、大剂量静脉注射丙种球蛋白、血浆置换等措施在不同的患者也可以相应地选择。

二、输血治疗

输血治疗在 AIHA 时需要格外谨慎。由于上述措施往往可以在短期内使贫血得到纠正，2019 年实施的卫生行业标准《内科输血》推荐，只有在 AIHA 患者血红蛋白 <40g/L 情况下，根据组织缺氧与耗氧情况，心肺代偿功能等情况综合评估，考虑是否需要输注红细胞。

（一）WAIHA 患者的输血

对于存在急性溶血表型的 WAIHA 患者，输血可能会加剧溶血，输入的红细胞可能比患者自身红细胞更快被破坏。这是由于输血导致血容量增加和红细胞破坏的动力学增加。输入红细胞的破坏可能加重血红蛋白血症和胆红素血症。严重输血后溶血的患者可能出现 DIC。

部分没有明显的溶血表现，且存在重度贫血的 WAIHA 患者，通常能很好地耐受输血。输入的红细胞的存活期几乎和患者自身红细胞相同。然而这些患者可能由于输血前检测的困难，使其输血风险增加。当 AIHA 患者体内存在的自身抗体能与所有的正常红细胞发生

扫码"看一看"

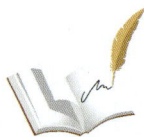

反应时，通常难以找到相容的血液。而且自身抗体可以掩盖红细胞同种抗体的存在，后者可以导致溶血性输血反应的发生。在排除同种抗体存在的前提下，若自身抗体仅表现为对单一抗原具有明显的特异性（如抗 - e），可以选择缺乏该抗原的血液给患者输注；若自身抗体的特异性不明确，即患者的血清与不同红细胞发生相同程度的反应。此时可以选择反应最弱的红细胞给患者输注。若有同种抗体存在，输血应该选择缺乏对应抗原的血液。由于 Rh 系统抗体是临床最为常见的同种抗体，对于有输血史的患者，在无法明确排除同种抗体情况下，给予患者 Rh 分型一致的血液可以很大程度降低发生红细胞同种免疫反应的可能性。当患者的血型鉴定发生困难，患者又需要紧急输注红细胞时，可以输注 O 型红细胞。

AIHA 患者的输血是一个需要在风险与临床需要之间寻求平衡点的临床决策。不应仅因为输血前血清学检测的不配合而拒绝给患者输血。对于自身免疫性溶血性贫血输注的红细胞制品的类型，既往国内传统使用洗涤红细胞，认为血浆中的补体可能导致溶血加剧。事实上，悬浮红细胞制品中血浆含量很少，并没有循证医学数据表明悬浮红细胞中的血浆成分会加剧患者的溶血反应。2019 年卫生行业标准《全血和成分血使用》及《内科输血》中均明确规定了洗涤红细胞的适应证，并未包括自身免疫性溶血性贫血。输血量通常为维持足够输氧所需的最少量，而不需要达到某个指定的 Hb 数值。整个输血过程中，患者必须受到严密监控。

（二）CAD 患者的输血

CAD 患者必须输血时，应先进行配合性实验，尽量减少冷反应性自身抗体的干扰，检出具有临床意义的同种抗体，选择相应抗原阴性的血液进行输注。推荐在 37℃ 进行 IAT 操作，并且不使用白蛋白或 PEG 等增强剂，因为其可能增加自身抗体结合补体的能力。CAD 患者输血时，必须保温输注，并严密监控。

（三）PCH 患者的输血

PCH 成年患者极少需要输血，除非溶血非常严重。PCH 患儿中，抗体的反应温幅要比成年患者宽得多，溶血也常更明显，因此输血可能成为挽救生命的治疗手段。虽然有一些证据表明罕见的 p 表型红细胞比 P + (P1 + 或 P1 -) 红细胞的存活时间长，但由于 p 表型的红细胞人群中频率很低，在紧急情况下不易获得，因此不应因此拒绝给危急的 PCH 患者输血。罕见的 p 红细胞应仅在对随机献血者血液输注无效的患者中考虑。

本 章 小 结

AIHA 是一种获得性溶血性疾病，患者由于免疫功能紊乱产生抗自身红细胞的抗体与红细胞表面的抗原结合或激活补体使红细胞加速破坏而致溶血性贫血。根据自身抗体作用于红细胞时所需温度，可以分为温抗体型、冷抗体型和温冷抗体混合型；根据发病原因，可以分为原发性和继发性。自身免疫性溶血性贫血红细胞破坏的方式，有血管外破坏，和血管内破坏两种。AIHA 的临床表现，在各种类型有其特点：温抗体型多起病缓慢，逐渐出现皮肤黏膜苍白、黄疸，患者可以有肝、脾脏肿大；冷抗体型发病多与寒冷相关。药物免疫性溶血性贫血多有明确的用药史，临床上表现为血管外溶血，停药后症状逐渐消失。抗球蛋白试验是 AIHA 最经典的检测手段，直接试验和间接试验分别用于检测红细胞膜上和血

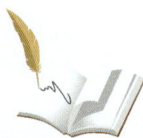

清中的自身抗体或补体。直接试验阳性，通常需要进行红细胞抗体放散试验，以明确红细胞表面包被的 IgG 抗体是否是自身抗体。特异性冷凝集素，通常为 IgM，可使自身红细胞、"O"型红细胞或与受检者同型红细胞发生凝集。而凝集反应常需温度低于 30℃ ，最高滴度多在 4℃ 出现，当温度上升(37℃)后凝集现象消失。约 1/3 的 WAIHA 患者存在室温下反应的冷凝集素，但这些凝集素在 4℃ 滴度在正常范围，在 30℃ 和 37℃ 也不反应。因此，这些抗体没有致病性，患者也不能由此诊断 WAIHA 合并 CAD。在少数情况下，WAIHA 患者血浆中会检出 37℃ 反应的 IgM 凝集素。这类患者通常溶血严重而且预后较差。吸收试验可以明确血清中自身抗体的性质。AIHA 治疗的重点是原发病的治疗，输血治疗需要格外谨慎。原发病处理得当，往往可以在短期内使贫血得到纠正，推荐只有在 AIHA 患者血红蛋白 <40g/L 情况下，根据组织缺氧与耗氧等情况、心肺代偿功能等情况综合评估考虑是否需要输注红细胞。

（王学锋）

扫码"练一练"

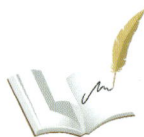

第十四章　输血不良反应与输血传播疾病

教学目标与要求

1. **掌握**　非感染性输血不良反应的病因、临床特点及预防措施。
2. **熟悉**　输血传播疾病以及相关病原体、预防与控制策略。
3. **了解**　可能经输血传播的病原体。

尽管血液经过严格程序的筛查、检测等处理，但输血仍有风险，依然存在发生输血传播疾病和输血不良反应的可能。

第一节　输血不良反应

扫码"学一学"

输血不良反应（adverse transfusion reactions）也称为输血反应（transfusion reactions），是指与输血具有时序相关性的不良反应，即在输血过程中或输血后受血者出现用原来疾病不能解释的新的症状和体征，是输血的非感染性并发症（noninfectious complication）。根据发病时间不同，分为急性和迟发性输血不良反应；根据病因不同，可分为免疫性和非免疫性输血不良反应，这两种分类方法是相互联系的（表 14 – 1）。急性输血不良反应（acute transfusion reactions）是指输血过程中和输血后 24 小时内发生的输血不良反应，迟发性输血不良反应（delayed transfusion reactions）是指输血 24 小时后发生的输血不良反应。血小板输注无效见第五章血小板血型系统。

表 14 – 1　输血不良反应的分类

	急性（ <24 小时）	慢性（ >24 小时）
免疫性	发热性非溶血性输血反应（FNHTR）	迟发性溶血性输血反应（DHTR）
	过敏反应	输血相关移植物抗宿主病（TA – GVHD）
	急性溶血性输血反应（AHTR）	输血后紫癜（PTP）
	输血相关急性肺损伤（TRALI）	输血相关免疫调节（TRIM）
		血小板输注无效（PTR）
非免疫性	输血相关败血症（TAS）	继发性含铁血黄素沉着症（铁超负荷）
	输血相关循环超负荷（TACO）	血栓性静脉炎
	非免疫性溶血	输血传播疾病（如各种肝炎病毒、HIV、CMV、EBV 等病毒；细菌、梅毒、多种寄生虫等）
	空气栓塞	
	枸橼酸盐中毒	
	电解质紊乱	
	低体温	
	凝血功能紊乱	
	肺微血管栓塞	

不同血液制品引起输血反应的发生率是不同的。输注白细胞、红细胞的输血反应

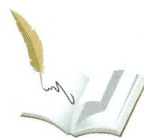

发生率分别为 6.49%、1.06%，输注其他血液制品的相对较低，一般均低于 1%。不同类型输血不良反应的发生率各家报道也不一致。美国 AABB 统计显示，在各种类型输血不良反应中，过敏性输血反应（荨麻疹）的发生率最高，为 1% ~ 3%；其次是 FNHTR，输注滤除白细胞的血液制剂 FNHTR 发生率为 0.1% ~ 1%；而其他类型输血不良反应的发生率相对较低。美国 FDA 报道近年输血相关死亡的前四位病因依次为 TRALI、HTR、TACO、TAS。

致命性输血反应多发生于输血早期，因此在输血过程中应仔细观察患者反应，特别是输血刚开始的时候。常见的输血反应临床表现包括：①发热；②寒战；③呼吸窘迫，包括呼吸困难、哮喘、咳嗽等；④输血部位疼痛，胸部、腹部、腰部疼痛；⑤血压变化，包括血压升高或血压降低；⑥恶心/呕吐；⑦尿色加深，尿色改变可能是全麻患者急性溶血时最早的临床表现；⑧异常出血；⑨皮肤表现：荨麻疹、皮疹、脸红、瘙痒和局部水肿等；⑩少尿/无尿。不同类型急性输血反应的典型临床症状和体征见表 14－2。常见的急性输血不良反应见表 14－3。

表 14－2　不同类型急性输血不良反应的典型临床症状和体征

反应类型	皮肤	疼痛	炎症	呼吸系统	低血压	高血压	其他心血管	胃肠道	神经肌肉	中枢神经系统	DIC	血红蛋白尿	肾衰竭
AHTR		√		√	√						√	√	√
轻度过敏反应	√			√									
严重过敏反应	√		√※	√	√	√	√	√					
TRALI				√	√	√	√						
FNHTR		√	√					√					
TAS	√	√	√	√	√					√	√	√	
TACO		√					√						
急性疼痛		√	√	√			√	√		√			
高钾血症								√	√	√			
低钾血症								√		√	√		
低钙血症		√	√										
低体温				√				√					
低血压性输血反应		√	√	√	√								

注：※仅仅脸红。

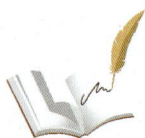

226

表14-3　急性输血不良反应

反应名称	发病机制	临床表现	鉴别诊断	实验室检查	治疗原则
AHTR	①供血者红细胞被受者体内天然存在的抗体所破坏 ②抗原抗体反应激活补体而引起的快速血管内溶血 ③多由ABO血型不相容输血引起，人为差错是其主要原因	发热、腰痛、血尿、低血压、休克、DIC等，甚至死亡	①FNHTR ②TAS ③TRALI ④非免疫溶血	①直接抗球蛋白试验（DAT）阳性 ②血浆和尿液中有游离血红蛋白 ③复查输血前、后标本血型 ④复查意外抗体筛查 ⑤复查交叉配血试验 ⑥检测溶血指标（如LDH、胆红素等）	①立即停止输血，输注生理盐水维持静脉通路 ②应用利尿剂，维持尿量>1ml/(kg·h) ③应用止痛药 ④治疗低血压 ⑤根据需要输血等
轻度过敏性输血反应	供血者血浆中可溶性过敏原与受血者体内已存在的IgE抗体反应，导致肥大细胞和嗜碱性粒细胞释放组胺等，引起荨麻疹等	荨麻疹、面部潮红等	①严重过敏性输血反应 ②TRALI ③TACO	排除严重过敏反应	①立即停止输血直至排除严重输血反应 ②抗组胺药可改善症状 ③如果没有呼吸困难或过敏性休克的证据，输血可继续，并严密观察
严重过敏性输血反应	通常是特发性的，少数是由于受血者体内存在针对供血者血浆蛋白（包括IgA、结合珠蛋白、C4等）的抗体所致	急速发生的休克、低血压、血管性水肿和呼吸窘迫等	①轻度过敏性输血反应 ②TRALI ③TACO	①IgA定量 ②检测IgA抗体（若IgA缺乏）	①立即停止输血 ②给予肾上腺素 ③保持气道通畅，吸氧 ④维持血流动力学稳定状态（静脉输液、升压药等）
TRALI	血液制品中的抗体与受血者白细胞抗原反应，产生炎性介质，导致肺毛细血管通透性增加、肺组织损伤	低氧血症、呼吸衰竭、发热、低血压、急性非心源性肺水肿等	①TAS ②TACO ③严重过敏性输血反应 ④心源性肺水肿 ⑤肺炎等	①供血者HNA/HNA抗体检测 ②胸部X光检查 ③检测BNP（可能有用）	①立即停止输血 ②呼吸支持，吸氧或机械通气 ③维持血流动力学稳定状态（静脉输液、升压药等）
FNHTR	①可能是由于储存的血液成分尤其是血小板制剂产生和累积的细胞因子所致 ②由于受血者体内抗体与血液制品白细胞抗原发生反应所致	①发热、寒战、畏寒、恶心、呕吐、呼吸困难、低血压等 ②一般发生在输血过程中或输血后4小时内	①AHTR ②TAS ③TRALI ④原发病引起的发热 ⑤药物引起的发热	①没有特异性检查 ②排除其他类型输血反应	①立即停止输血直至排除严重输血反应 ②解热药对症治疗
TAS	由于血液制品中污染的细菌所致，这些细菌来源于：①献血者皮肤（静脉穿刺部位）；②献血者已受细菌感染但无临床症状；③采集/储存期间污染	高热、寒战、低血压等	①AHTR ②FNHTR ③过敏性输血反应	①剩余的血液制品革兰染色和细菌培养 ②患者血液革兰染色和细菌培养	①立即停止输血 ②静脉输液 ③应用广谱抗生素

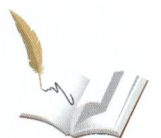

反应名称	发病机制	临床表现	鉴别诊断	实验室检查	治疗原则
低血压性输血反应	①发病机制尚不清楚，可能与产生缓激肽及其活性代谢产物相关 ②大多数发生在应用带负电荷的过滤器输注成分血或患者应用血管紧张素转换酶（ACE）抑制剂期间	①低血压、呼吸困难、荨麻疹、面部潮红、瘙痒、胃肠道症状等 ②大多数发生在输血开始几分钟内，停止输血和支持治疗后可迅速缓解	①AHTR ②TAS ③TRALI ④过敏性输血反应 ⑤原发病引起的低血压	①无特异性检查 ②排除其他类型输血反应	①立即停止输血 ②维持血流动力学稳定状态（静脉输液、升压药等）
TACO	中心静脉压升高、肺循环血量增加和肺顺应性降低导致的继发性充血性心力衰竭和肺水肿	①颈静脉压升高、双肺布满湿啰音、高血压 ②干咳、端坐呼吸、下肢水肿等	①TRALI ②严重过敏性输血反应	①胸部X光片 ②临床体格检查 ③BNP（可能有用）	①立即停止输血 ②采取坐位 ③吸氧 ④利尿 ⑤必要时行静脉放血治疗
急性疼痛反应	发病机制不清楚	①输血期间急性疼痛（胸部、腹部、背部等） ②其他症状包括：呼吸困难、高血压、寒战、心动过速、躁动、面部潮红、头痛等	①AHTR ②TRALI ③TACO ④过敏性输血反应	无特异性检查	①暂时停止输血 ②排除其他原因引起的输血反应 ③止痛
高钾血症	①多见于婴幼儿和接受大量输血的个体 ②储存的红细胞制剂中的钾离子浓度升高	①肌无力 ②心电图改变 ③心律失常、心跳骤停，甚至死亡		①电解质检测 ②心电图	下列措施可能有预防作用：低速输注、输注新鲜的血液或洗涤红细胞等
低钾血症	①可能与大量输血相关(特别是输注大量新鲜冰冻血浆)； ②可能与枸橼酸盐中毒继发的代谢性碱中毒有关	①心电图改变 ②肌无力 ③心律失常		①电解质检测 ②心电图	补钾
低钙血症	①其发生可能与大量输血相关 ②可能发生于肝衰竭患者大量输血时，正常肝脏可快速代谢枸橼酸盐，若枸橼酸盐输入速率超过了肝脏清除枸橼酸盐的能力，枸橼酸盐则可能结合钙离子，从而导致低钙血症	心电图改变、左心室功能不全、神经肌肉兴奋性升高、低血压等		①测血钙 ②测血镁	当钙离子浓度小于正常的50%，并且伴随低钙血症症状时，考虑补钙
低体温症	常发生于快速输注大量低温血（红细胞制剂）	①核心体温降低 ②低体温可能与代谢紊乱相关（高钾血症、乳酸增加等） ③止血功能异常等			当需要大量快速输血时，可以通过应用血液加温器以预防低体温

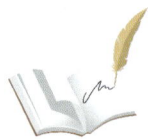

一、发热性非溶血性输血反应

发热性非溶血性输血反应(febrile non-hemolytic transfusion reaction,FNHTR),是指在输血中或输血后4小时内基础体温升高≥1℃,并以发热、寒战等为主要临床表现,且能排除 HTR、TAS、严重过敏性输血反应等引起发热的一类输血反应。

(一) 病因和发病机制

患者对输入的白细胞或血小板产生同种免疫抗体是 FNHTR 的主要原因,最常见的是 HLA 抗体,少数患者血液中发现 HNA 抗体或 HPA 抗体。受血者血清中的白细胞抗体与献血者的白细胞或血小板发生抗原抗体反应。白细胞抗体在多次输血以及妊娠或移植过程中由异体白细胞致敏产生,当体内已经产生白细胞抗体的患者再次输血时,输入的白细胞与体内白细胞抗体发生抗原抗体反应、激活补体,可导致白细胞破坏和致热原释放从而引起 FNHTR。

FNHTR 的另一个原因就是输入的贮存血中有细胞因子 IL-1、IL-6、IL-8、TNF-α等,这些细胞因子随着血液制剂储存时间的延长而增多;血液制剂中白细胞计数越大这些细胞因子的浓度也越高,特别是(22±2)℃保存的血小板。最近研究发现,血小板制剂中的白细胞可释放细胞因子,引起发热。FNHTR 的发生率随血小板贮存时间延长而增加,并与其中的白细胞数量有关。细胞因子出现于血浆中,采集后 1~2 天内去除白细胞可减少细胞因子产生。

(二) 临床特点

FNHTR 是比较常见的输血不良反应,其发生与成分血的种类、输血及妊娠的次数等有关。输注去白细胞红细胞 FNHTR 的发生率为 0.1%~1.0%,输注手工血小板时发生 FNHTR 的概率可高达 20%~30%。在多次输血或妊娠患者中,FNHTR 的发生率更高。

FNHTR 常见于多次输血者或经产妇,并有反复发热史。输血中或输血后 4 小时内体温升高 1℃以上,伴有寒战、出汗、恶心、呕吐、皮肤潮红、心悸、头痛。发热时间少则数分钟,多则 1~2 小时,但很少超过 8~10 小时。外周血白细胞数可轻度升高,部分患者血清中可检出白细胞抗体。

(三) 诊断

诊断 FNHTR 并没有特殊检查,应排除其他原因如 HTR、TAS 和 TRALI 等所致的发热。

(四) 治疗与预防

患者发生发热反应时应立即寻找原因,排除 HTR 和 TAS 等,如不能排除,则应停止输血,确定为 FNHTR 可用解热药如对乙酰氨基酚对症治疗,严重时可用糖皮质激素,哌替啶能缓解严重的寒战。由于 FNHTR 过程中没有组胺释放,抗组胺药物无效。

(五) 预防措施

(1)对反复发生 FNHTR 者可预服退热剂等,但是不提倡对所有输血患者常规给予解热药物,以免影响对 HTR、TAS 或其他致命性输血反应的观察和及时处理。

(2)对怀疑或诊断有白细胞抗体者,可选用去白细胞红细胞或洗涤红细胞输注。

二、过敏性输血反应

过敏性输血反应(allergic transfusion reactions,ATR)是指由于输注含有血浆的成分血而引起

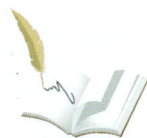

的一种轻重不等的变态反应性输血反应。ATR 一般发生在输血过程中或输血结束后 4 小时内,轻者只出现荨麻疹,重者可发生过敏性休克,甚至死亡,其中以荨麻疹最为多见。ATR 是比较常见的输血不良反应,其发生率高达1% ~3% 。

(一) 病因和发病机制

ATR 的病因尚不清楚。ATR 可能是由于输入的过敏原与体内已有的抗体间相互作用所致;在一些情况下,输入来自于具有遗传性过敏体质的献血者的抗体也可发生。这些过敏原大多数都没有被鉴定出来,少数严重过敏反应与 IgA 抗体有关,IgA 缺乏者可能产生 IgA 抗体,IgA 水平正常者也可能出现 IgA 亚型或同种抗体;IgA 抗体可以自然产生,患者不一定有妊娠或输血史。ATR 还可能由其他血清蛋白抗体所致,缺乏 IgG、结合珠蛋白、抗胰蛋白酶、转铁蛋白、C3、C4 等的患者可能产生相应血浆蛋白抗体。过敏体质如对花粉、尘埃、牛奶及鸡蛋等过敏的患者,输入血浆尤其是含有变性蛋白的血浆时可引起 ATR。其他可能引起 ATR 的原因包括供血者血液中含有受血者过敏的药物或食物及其他成分、受血者被动输入 IgE 抗体、供血者血浆中 C3a、C5a 增高激活受血者肥大细胞等。

ATR 的发生机制是由于供血者血浆中的过敏原与受血者肥大细胞及嗜碱性粒细胞上 IgE 抗体发生抗原抗体反应,致使这些细胞脱颗粒,释放出过敏毒素,如组胺、白三烯、前列腺素 D_2、血小板活化因子、细胞因子等,引起皮肤、呼吸道、心血管、胃肠道过敏表现。

(二) 临床特点

ATR 一般发生在输血开始数分钟内,也可在输血中或输血后立即发生。轻者可出现全身皮肤瘙痒、红斑、荨麻疹、血管神经性水肿等,多见于颈部及躯干上部,无其他系统症状体征。严重过敏反应常发生于输血开始后 1 ~45 分钟,表现为支气管痉挛、喉头黏膜水肿、呼吸困难、哮喘,甚至过敏性休克等,后果严重,需要立即识别并给予积极治疗,不得再继续输入任何含有血浆的血液制剂。轻度过敏反应发生率为 1% ~3% ,严重过敏反应发生率为 1: (20000 ~47000),后者占输血相关死亡的 3.1% 。

(三) 诊断

根据输血后短时间内出现过敏反应的症状体征,ATR 的诊断比较容易建立。严重过敏反应与 TACO、TRALI、HTR、TAS 等相鉴别,这些情况除表现为呼吸困难或血压下降外,还有其特殊的临床表现或实验室检查特点。

(四) 治疗措施

①轻度过敏反应可以暂停输血,可用抗组胺药物进行预防或治疗。如果 30 分钟之内症状缓解可继续输血。复发的过敏反应,需预防用抗组胺药。②发生严重过敏反应时,应立即停止输血,维持静脉通道并输入生理盐水或林格液,吸氧,给予肾上腺素、氨茶碱及抗组胺药物,反应严重者给予糖皮质激素,喉头水肿严重者应及时行气管插管或气管切开。严重过敏反应者即使症状缓解,也不能继续输血。

(五) 预防措施

①有输血过敏史者输血前半小时给予抗组胺药等。②对有 IgA 抗体需输血者可输注洗涤红细胞或不含 IgA 的成分血。

三、溶血性输血反应

溶血性输血反应(hemolytic transfusion reaction,HTR)是指在输血开始后发生的、与输

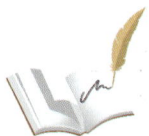

血相关的红细胞异常破坏引起的一系列病理反应，即患者接受不相容的红细胞或有同种抗体的供者血浆，使供者红细胞或自身红细胞在体内发生破坏。HTR 严重程度取决于输入不相容红细胞的量、血浆中抗体浓度（效价）和激活补体的能力、补体浓度、抗原特性、抗体特性、单核巨噬细胞系统功能以及输血速度等。

根据溶血发生缓急，可分为急性溶血性输血反应（acute hemolytic transfusion reaction，AHTR）与迟发性溶血性输血反应（delayed hemolytic transfusion reaction，DHTR）。给受血者输入不相容的血液可引起 AHTR、DHTR 或迟发性血清学输血反应（delayed serologic transfusion reactions，DSTR）。DSTR 是指患者输血后 24 小时至 28 天之中体内出现具有临床意义的红细胞血型的意外抗体，常可维持数月至数年，外周血血红蛋白（Hb）浓度变化可不明显。按溶血部位可分为血管内溶血与血管外溶血。根据有无免疫因素参与，可分为免疫性溶血和非免疫性溶血（nonimmune – mediated hemolysis）。

（一）急性溶血性输血反应（AHTR）

AHTR 发生于输血 24 小时内，多于输血后立即发生，大多为血管内溶血，多由 ABO 血型不相容输血所致。ABO HTR 的发生率约为 1∶80000，其致死的风险为 1∶1800000。另外溶血也可由供者血浆中抗体引起受血者红细胞破坏所致，如 O 型血浆或单采血小板输给非 O 型患者，血浆中抗 – A 或抗 – B 可能引起受血者红细胞破坏。AHTR 症状的严重程度与输入不相合血液的量有关，多数严重 AHTR 常由输入 200ml 以上引起，也有报道输入 30ml 致死的。

1. 病因和发病机制 AHTR 发生机制是抗体和红细胞膜上血型抗原结合，激活补体，形成膜攻击复合物 C5～9，使细胞膜上形成小孔，细胞外水分由小孔进入细胞，造成细胞溶解，血浆及尿中出现游离血红蛋白。引起 AHTR 的抗体大多为 IgM，少数为补体结合性 IgG。急性溶血反应过程中产生的过敏毒素 C3a、C5a 以及其他炎症介质如组胺、5 – 羟色胺、细胞因子如 IL – 1、IL – 6、IL – 8、TNF – α、单核细胞化学趋化蛋白（MCP – 1）等引起血压下降、休克、支气管痉挛、发热等临床表现。抗原抗体反应可引起血小板释放反应，释放出血小板第 3 因子，激活 FXII 启动内源性凝血系统；TNF – α 和 IL – 1 等可诱导内皮细胞产生组织因子，激活外源性凝血系统；同时，TNF – α 和 IL – 1 作用于血管内皮细胞，使其表面血栓调节蛋白表达减少，血管内溶血时，白细胞也出现促凝活性，最终导致 DIC 及消耗性凝血功能障碍。

急性溶血时发生肾衰竭的机制还不完全清楚，主要是由缺血所致，缺血的原因包括低血压、肾脏血管收缩及肾脏小动脉内微血栓形成，抗原抗体复合物沉积于肾脏，造成肾脏损害。此外，血液中游离血红蛋白结合一氧化氮，加重肾脏血管收缩，游离血红蛋白还可作为一种结合及转运蛋白，增加细菌内毒素的毒性。

2. 临床特点 ①多数起病急，在输入 10～30ml 不相合血即可出现 AHTR 的症状；少数也可在输血 24 小时内出现溶血表现。②典型的 AHTR 表现为寒战、发热、头痛、腰背痛、腹痛、胸前压迫感、呼吸困难、低血压、紫癜、血红蛋白尿及黄疸等。③严重者可出现休克、DIC 及急性肾衰竭等，甚至死亡。当患者处于麻醉或无意识的状态时，血红蛋白尿可能是血管内溶血最早的表现。

3. 实验室检查 ①核对血液制剂的包装袋、标签和患者血标本与受血者的信息是否一致。②肉眼检查输血前、后标本，看血清中有无游离血红蛋白。③复核血型：复查输血前

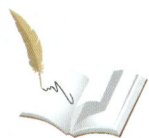

后受血者血标本、供血者标本的血型。④意外抗体筛查。⑤重做交叉配血试验。⑥直接抗球蛋白试验。⑦测定血浆游离血红蛋白。⑧测定尿血红蛋白,尿常规。⑨溶血的其他实验室检查。⑩查找有无导致非免疫溶血的原因。发生 AHTR 时,实验室检查可能发现血细胞比容下降、血浆结合珠蛋白降低、乳酸脱氢酶(LDH)增高、血浆中出现游离血红蛋白,6~8 小时后血清胆红素可能增高。

4. 诊断 根据患者的临床表现、实验室检查,诊断 AHTR 并不困难。应与 TRALI、TAS、患者原发疾病如自身免疫性溶血性贫血(AIHA)、葡萄糖 - 6 - 磷酸脱氢酶(G - 6 - PD)缺乏症、镰状细胞贫血等鉴别。

5. 治疗原则 ①立即停止输血,保持静脉通道。②抗休克,立即补液以维持循环。③纠正低血压,防治急性肾衰竭。④防治 DIC。⑤严重病例应尽早换血。⑥配合型输血治疗。早期及时治疗低血压、DIC,改善肾脏血供有助于 AHTR 预后转归。

6. 预防措施 ①标本采集:认真核对,确认患者和标本正确无误,严防任何差错。②认真仔细地进行输血前免疫血液学检查:ABO/RhD 血型鉴定、意外抗体筛查尤其是有妊娠史或输血史的患者、交叉配血试验。③输血前:床旁核对、确认患者和输血量的正确无误。④输血中和输血后:密切观察病情。

(二) 迟发性溶血性输血反应(DHTR)

DHTR 指输血后 24 小时至 28 天发生的溶血性输血反应,多由 ABO 以外血型不相容输血所致,以 Rh 血型不相容最为常见,临床上极易漏诊,输血前检查不规范是其主要原因。DHTR 一般较轻,以血管外溶血为主,但也有致死的。DHTR 发生率各家报道不一,比 AHTR 更常见,但临床上极易漏诊,发生率为 1:(2500~11000)。

1. 病因和发病机制 DHTR 几乎都是回忆性抗体反应,机体第一次通过输血、移植、妊娠接触自己缺乏的红细胞抗原后致敏,初次抗体形成较迟,如抗 - D 出现于输血后至少 4~8 周,也可能 5 个月,此时大多数输入的红细胞已不存在,一般不会发生溶血。随后,抗体水平逐渐下降,意外抗体筛查及交叉配血试验可能阴性。再次输血后,患者对先前致敏的抗原产生回忆反应,在几天内产生大量抗体,使供者红细胞溶解。偶尔,输血后的初次免疫反应也可导致 DHTR。DHTR 多由 Rh、Kidd、Duffy、Kell、MNS、Lutheran、Diego 等血型系统抗体引起,有些抗体如抗 - E 及抗 - Jk^a 水平下降很快,已致敏患者输血前检查可能漏检。抗体性质多为 IgG,一般不激活补体,或者只能激活 C3,所产生的炎性介质水平很低,因此 DHTR 症状通常比 AHTR 轻得多。

2. 临床特点 ①DHTR 一般发生于输血后 3~10 天,表现为发热、贫血复发、黄疸。②很多患者症状不明显,仅表现虚弱、不舒服、头疼等。③直接抗球蛋白试验(DAT)阳性。患者血液中可能出现输血前没有的意外抗体,DAT 阳性,随着不相合红细胞从循环中的清除,DAT 转为阴性。④由于 DHTR 临床表现不典型,有时难以诊断,医生可能想不到溶血反应,把不明原因的贫血归因于出血或其他臆断的原因,为纠正贫血可能再次输入不相合的血液,这样可能引起 AHTR。

3. 治疗与预防 DHTR 大多无须治疗,如出现类似急性溶血反应症状,则按 AHTR 处理。发生溶血反应后,应鉴定血液中的意外抗体特异性,以后输血时应避免输入相应抗原阳性的红细胞。

4. 预防 关键在于严格而准确地进行输血前血型血清学检查,包括 ABO 正反定型、

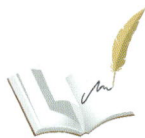

RhD 定型、意外抗体筛查、交叉配血试验。

（三）非免疫性溶血（nonimmune-mediated hemolysis）

机械瓣膜、体外循环、用小孔径输液针头快速输血；血袋中误加蒸馏水或高渗葡萄糖等非等渗溶液；不适当的加温、冷冻、加压、剧烈震荡等；均可引起溶血。受血者或献血者红细胞本身有缺损、膜缺陷，在血清中补体的参与下，发生红细胞破坏。发生非免疫性溶血时也可出现血红蛋白尿，但很少出现 AHTR 的其他表现。输入已经溶解的红细胞可能引起高钾血症及一过性肾脏损害。

四、输血相关循环超负荷

输血相关循环超负荷（transfusion-associated circulatory overload，TACO）是指短时间内输入大量血液或输血速度过快，超过患者循环或心脏负荷能力，出现心力衰竭或急性肺水肿的一种输血反应。TACO 的发生率各家报道不一，但是研究提示 TACO 比原来预计的更常见，发生率约为 1%，输注 1U 红细胞制剂发生 TACO 的风险约为 1:700。TACO 不仅是红细胞输注的最常见输血不良反应，研究提示输注血浆也可引起 TACO。TACO 是美国 FDA 报道近年输血相关死亡的第三位病因。

（一）病因和发病机制

1. 心肺功能不全的患者　心脏病如冠心病、心肌病、心律失常、贫血性心脏病、老年和婴幼儿患者，存在心肺功能不全或其潜在因素，如果输血过快过多就可能出现循环超负荷。

2. 心功能正常但快速大量输血或输液的患者　心功能正常的患者如果快速大量输血或输液，血容量快速增加，超出心输出量范围时也可出现循环超负荷。

3. 血浆胶体渗透压降低或肺血管渗透压增加的患者　低蛋白血症或大面积肺炎的患者即便输血不多也可使大量组织间液进入到血管内从而引起循环超负荷。

（二）临床特点

①起病急骤，输血过程中或输血后 6 小时内突然发病；②突然出现呼吸困难、端坐呼吸、发绀、咳嗽、咳大量粉红色泡沫痰、心动过速等；③查体可见颈静脉怒张、两肺布满湿啰音、血压增高等；④X 线检查可见肺水肿影像；⑤中心静脉压升高。少数患者可并发心律失常。TACO 处理不及时可危及生命。

（三）诊断

当患者在大量输血中或快速输血后出现呼吸困难、发绀、咳嗽、咳粉红色泡沫痰等急性肺水肿表现，应考虑 TACO 的可能，注意与 TRALI 鉴别（表 14-4）。

表 14-4　TRALI 与 TACO 的鉴别要点

特征	TRALI	TACO
起病	输血后 6 小时内，常发生于输血量少、血速度不快的患者	输血中突然发病或输血后立即出现，基本发生于大量输血或快速输血的患者
体温	发热	无变化
血压	低血压	高血压

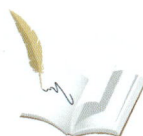

特征	TRALI	TACO
呼吸道症状	急性呼吸困难	急性呼吸困难
颈静脉	无变化	怒张
听诊	湿啰音	湿啰音
胸部 X 线片	双肺浸润，心脏正常	双肺浸润，心脏增大
射血分数	正常或降低	降低
肺动脉楔压	≤18mmHg	>18mmHg
肺水肿液性质	渗出液	漏出液
体液平衡	阳性，甚至是阴性	阳性
对利尿剂的反应	极小	显著
白细胞计数	短暂白细胞减少	无变化
B 型利钠肽（BNP）	<250 pg/ml	>250pg/ml
肌钙蛋白 I（TNI）	正常	升高
白细胞抗体	供血者有白细胞抗体，供血者与受血者交叉配型不相容	供血者一般无白细胞抗体，若有白细胞抗体提示 TRALI 即使是 TACO 病例

（四）治疗原则

①立即停止输血；②采取坐位，减少回心血量；③吸氧；④利尿；⑤必要时行静脉放血治疗（每次放 250ml）。

（五）预防

①输血前应根据患者年龄、体重、心功能状况、基础疾病、液体出入量平衡情况等确定输血量和输血速度；②对于易引起 TACO 的高危人群，如老年人、婴幼儿、严重慢性贫血以及贫血合并心血管疾病等患者，输血量宜少，避免输注全血或血浆；③在无进行性快速失血情况下，输血速度宜慢，1ml/（kg·h），血液可分次输入；④严密观察输血患者病情变化，监测液体出入量平衡。

五、输血相关急性肺损伤

输血相关急性肺损伤（transfusion-related acute lung injury，TRALI）是指受血者从开始输注含有血浆的血液制剂到完毕后 6 小时内，由于输入含有与受血者 HLA 和/或 HNA 相应抗体的血液成分，发生抗原抗体反应，导致突然发生的急性呼吸功能不全或非心源性肺水肿。TRALI 发生率为 1:1200～1:190000。由于多次妊娠妇女血中存在 HLA 抗体的概率高，输注来源于多次妊娠献血者血液的受血者发生 TRALI 的概率也增加。美国 FDA 报道 TRALI 是导致输血相关死亡的首位病因。

（一）病因和发病机制

目前认为，TRALI 发生与输入含有血浆的血液制剂中存在某些白细胞抗体（HLA 抗体、HNA 抗体）或生物活性脂质密切相关。引起 TRALI 的抗体 90% 以上来自献血者，少数来自受血者。献血者往往是妊娠 3 次以上的妇女，白细胞抗体则包括 HLA-Ⅰ、HLA-Ⅱ类抗体和 HNA 抗体，大多数 TRALI 都与这些抗体相关。受血者 HLA、HNA 与供血者血浆中的 HLA 抗体、HNA 抗体结合，发生抗原抗体反应，激活补体，使中性粒细胞在肺毛细血管内

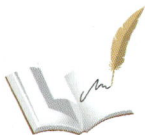

聚集并被激活，从而导致毛细血管内皮细胞损伤、肺毛细血管通透性增加、肺泡间质水肿，严重影响气体交换并出现低氧血症。

（二）临床特点

①输血后 6 小时内出现急性呼吸窘迫伴发热；②出现与体位无关的突发性、进行性呼吸窘迫，且不能用输血前原发疾病解释；③低氧血症：$PaO_2/FiO_2 \leqslant 300mmHg$；自然呼吸氧饱和度 <90%；④低血压：心脏不扩大，血管无出血；⑤胸部 X 片：双侧肺门有渗透阴影；严重患者伴非心源性肺水肿。

（三）诊断

TRALI 的诊断要点包括：①急性肺损伤临床表现：急性发作呼吸困难、缺氧；肺双侧浸润；发热、轻度低血压等；②输血后 6 小时内发生：输入含有血浆的成分血（新鲜冰冻血浆、血小板、红细胞等）；③排除其他急性肺损伤原因：败血症、肺炎、弥漫性血管内凝血、异物吸入等；④排除过敏性输血反应、TACO、TAS 和 HTR 等输血不良反应；⑤实验室检查：献血者或受血者血液中 HLA 抗体或 HNA 抗体阳性，或献血者血清微量淋巴细胞毒试验阳性。

（四）治疗原则

TRALI 的治疗措施包括：①立即停止输血；②呼吸支持：吸入高浓度氧气，必要时行气管插管、机械通气；③如果低血压持续性存在，可给予升压药物，肾上腺皮质激素可能有效；④支持、对症治疗。如果得到迅速治疗，绝大多数患者在 48～96 小时内，情况会得到改善。

（五）预防

TRALI 预防措施包括：①慎用血浆，尤其是经产妇血浆，英国从男性供者中采集新鲜冰冻血浆，美国 FDA 建议不使用女性供者血浆；②输注不含白细胞抗体的血液、输注滤除白细胞的血液、体外循环中加设白细胞过滤装置等。

六、大量输血的并发症

大量输血在紧急抢救大失血患者中发挥了极其重要的作用，但是它也可引起 TACO、凝血功能紊乱、酸碱失衡和电解质紊乱等输血不良反应。

（一）大量输血的死亡三联症

大量输血的死亡三联症包括酸中毒、低体温和凝血功能紊乱。它与大量出血、大量输血和输注的血液成分三者均相关，通常在输入 16 单位血液后仍无法控制出血时出现。

在大量输血时，输注未预热的晶体液、胶体液复苏患者，可造成血液及凝血因子稀释，进一步加剧出血和最终凝血功能紊乱的危险性；同时受胶体液类型的影响，交叉配血试验和出血时间的检测也可受到干扰；所有这些因素共同导致了大量输血的死亡三联症。

在大量输血中，采用正确的方案可以降低死亡三联症。更重要的是，在输血过程中要对并发症保持警惕并及时处理，因为它们可能导致后续的凝血功能紊乱；从总体上权衡利弊进行治疗对于良好的预后非常关键。

1. 酸中毒（acidosis）　大量输血患者出现酸中毒，一方面是由于存在失血性休克等病理生理过程，缺血缺氧引起代谢性酸中毒；另一方面应用 pH 较低的血液制品和 pH 为 6.5～7

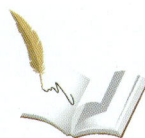

的红细胞制剂时可进一步加重酸中毒。酸中毒是组织低灌注和供氧不足的标志。虽然酸中毒可以促进氧从血红蛋白中解离出来，但同时也可引起组织水肿降低氧的弥散并破坏线粒体功能。酸中毒还可影响凝血功能，pH 7 对凝血功能的影响与体温 35℃ 的影响是相同的，如 rFⅦa 活性降低 90%。持续性、进行性酸中毒常提示预后不良。

2. 低体温（hypothermia） 在急性失血中，机体启动代偿性生理活动包括心动过速、血管收缩、激活细胞因子与激素以及凝血级联反应等来维持血容量。为使代偿机制有效发挥功能，机体必须维持恒定的体温，以使凝血因子和血小板发挥正常活性，以代偿因组织低灌注所致的代谢性酸中毒。但是由于输注的大部分制品都是低温的，如晶体液处于室温、新鲜冰冻血浆和红细胞制剂也是低温的，而且在复苏部位很难保证患者处于温暖状态，这些都易使患者发展为低体温。

低体温是大量输血的常见并发症，多发生于老年人及新生儿，如果通过靠近心脏传导系统的导管输血，更易发生低体温。低体温影响肝脏对枸橼酸盐的代谢，加重低钙血症对心脏的不良影响，大量输注冷藏血还可抑制心脏传导系统，引起心律失常甚至死亡。低体温可能通过减慢酶反应速度导致凝血功能障碍、血小板功能异常。

由于低体温干扰止血过程，因此在下列情况下需要应用专用血液加温器：①大量输血超过 5 单位；②输血速度大于 50 ml/min；③换血疗法时，特别是对 HDFN 的换血治疗；④受血者体内存在强冷凝集素；⑤患者发生静脉痉挛，输血时针刺部位发生疼痛。

3. 凝血功能紊乱 大量输血所致的凝血功能紊乱是一个多因素并发症，创伤对其的影响不低于大量输血本身。潜在酸中毒和持续性低体温的影响被输入冷的血液制剂或其他复苏用液体进一步加剧，非血制品（晶体液和胶体液）所致的稀释效应也不容低估。如果存在脑部损伤，进一步增加凝血功能紊乱的风险。

对于凝血功能紊乱，需要进行常规凝血指标监测，纠正潜在的酸中毒和低体温，适当补充血小板及凝血因子等。常用的实验室监测指标包括血小板计数、APTT、INR、TT、Fg、TEG 等。在低体温时，应注意凝血功能的筛查结果可能呈假性正常，因为实验室是在正常温度下进行测定。凝血功能紊乱时体温下降的最大限度是不能低于 35℃，死亡率与低体温程度和凝血功能紊乱所需的输血量直接相关。

早期控制出血是治疗的关键，可通过外科手术或血管内治疗来控制出血，以改善组织灌注和供氧、纠正酸中毒。另外，输入的液体应预热至 37℃，还可通过体外加热装置来保暖，如果确实需要也可通过体内加热或心脏旁路。文献强调：出血患者早期应用新鲜冰冻血浆（FFP）和单采血小板，效果更好，有助于发挥生理功能，目标是使 INR 在正常值的 1 ~ 1.5 倍以内、血小板计数 $\geqslant 50 \times 10^9/L$，早期预防凝血功能紊乱的发生。

（二）大量输血所致的电解质紊乱

1. 枸橼酸盐中毒（citrate toxicity）和低钙血症（hypocalcemia） 枸橼酸盐是血液采集和保存过程中应用的抗凝剂，其抗凝机制在于与血液中的钙螯合。在正常情况下，枸橼酸盐进入人体后主要在肝脏代谢并由肾脏排泄，不会发生枸橼酸盐中毒。在大量输血时，受血者往往伴有休克、组织灌注不足及肝肾功能不全等，机体对枸橼酸盐的代谢减慢，枸橼酸堆积和钙离子络合物增加，易发生枸橼酸盐中毒和低钙血症。临床表现为不自主的肌震颤、手足搐搦、血压下降等，病情严重时可出现心室纤颤甚至心脏停搏。低血钙降低心肌收缩，导致血管舒张，进一步加剧出血和休克，其纠正措施为静脉输入氯化钙。

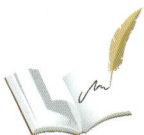

2. 血钾的改变　大量输血时患者血钾变化是由输血量、疾病状态以及机体代谢等情况决定，可出现高钾血症（hyperkalemia），也可出现低钾血症（hypokalemia）。

（1）高钾血症　库存血中钾、氨增高，pH 降低，但成人输注一般不会发生高钾血症或酸中毒；婴儿血容量小，其电解质平衡和酸碱度易受输入血液中所含电解质和 pH 的影响，输入库存时间过久的血液，或因抗凝剂过量、抗凝剂分解等，均可引起机体的电解质及 pH 紊乱，尤其是小婴儿肾脏保钠排钾和维持酸碱平衡的功能尚不成熟，可能出现高血钾、低血钙及酸中毒，输血患儿出现肌张力增高、震颤、手足抽搐等症状时应及时进行血钾、血钙及 pH 检查或心电图检查，如有高钾血症、低钙血症，应及时处理，对于大量输血者应尽量选用储存较短时间的血液。

大量输血时因输入大量的储存红细胞悬液，导致细胞外钾离子增高，而休克所致的少尿和代谢性酸中毒进一步加重高血钾，其纠正措施为：如果血钾 >6mmol/L，应用葡萄糖和胰岛素治疗，同时结合碳酸氢钠纠正酸中毒。严重者，在出血停止后，可能需要尽早进行血液透析。

（2）低钾血症　大量输血时枸橼酸盐在肝脏代谢产生碳酸氢钠，引起代谢性碱中毒（metabolic alkalosis），一方面使血钾从细胞外转移到细胞内，另一方面又促进肾排钾增多，导致低钾血症。

治疗应针对病因，只要病因得以解除，一般不需要采取特殊措施预防或治疗高钾或低钾血症。对于病情较重的患儿，大量输血时应输入贮存时间少于 7~10 天的血液，但如果输血量小，只需要减慢输血速度，有效期内的血液都可以用。

（三）空气栓塞（air embolism）

开放系统加压输血或更换输血器或液体时可能造成空气栓塞，术中、术后血液回收装置也可引起空气栓塞。空气栓塞的症状包括咳嗽、呼吸困难、胸痛、休克。

怀疑空气栓塞，应将患者置于左侧卧位，头的位置要低，以防气泡通过肺动脉瓣，也可以试着抽出空气。随着输血、输液器具的改进，空气栓塞现在已经很少发生。正确使用输液泵、血液回收设备、血液成分单采、处理管道连接处等，以防空气栓塞的发生。

（四）肺微血管栓塞

血液贮存过程中血细胞碎片、变性蛋白及纤维蛋白等形成微聚物，直径 20~120μm。标准输血器孔径为 170μm，不能滤除微聚物。大量输血时这些微聚物进入肺血管导致肺毛细血管阻塞，影响气体交换。其治疗包括氧疗、扩张支气管、纠正休克以及支持对症等可应用孔径为 20~40μm 微孔输血器预防。

七、输血相关败血症

输血相关败血症（transfusion-associated sepsis，TAS）又称为败血症性输血反应（septic transfusion reactions，STR），是指由于供血者血液被细菌污染而造成的严重输血反应。TAS 是美国 FDA 报道近年输血相关死亡的第 4 位病因。

（一）病因和发病机制

血液被细菌污染受许多因素如血液制剂种类、保存温度及保存时间等影响。血小板细菌污染率相对于全血、红细胞等其他血液制剂高。因为血小板悬浮在血浆中，其介质是细

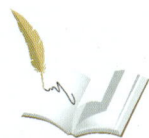

菌的理想培养基;在(22±2)℃保存,也较适合细菌生长繁殖。据报道输注细菌污染血小板的危险性比输血传播 HIV、HCV、HBV、HTLV 感染高出 10~1000 倍。2004 年起美国 FDA 要求所有的血小板制剂都必须进行细菌污染的检测。

污染血小板制剂的细菌可能来源于采血器材、采血环境、献血者皮肤或无临床症状的菌血症者血液。采血器材可能在制作、消毒、运输或存储过程中,出现耗材损坏、生长细菌;采血环境消毒不严,空气中细菌超标;静脉穿刺部位皮肤消毒不彻底;极少数无临床症状的菌血症献血者。从血小板制剂中分离出的细菌多为正常皮肤菌群,说明血小板污染菌多来源于供血者皮肤,也可能来自无症状的菌血症献血者,但后者较罕见。

(二)临床特点

TAS 临床表现取决于污染细菌的种类、进入人体的细菌数量、受血者免疫功能状况以及是否同时接受抗生素治疗等。输注革兰阴性菌污染的全血或红细胞,通常在输血 30 分钟后出现症状,重者输入 10~20ml 血后即刻发生输血反应。TAS 主要症状体征包括寒战、高热、烦躁不安、头痛、呼吸困难、发绀、面色潮红、心率加快、低血压等。寒战、发热、心动过速是最常见的症状。严重者可出现休克、急性肾衰竭及 DIC 等。部分输注细菌污染的血液制剂的患者,由于在输血前应用了抗生素治疗,不一定出现严重输血反应。但少数患者可出现危及生命的严重反应。

TAS 实验室检查主要包括直接涂片镜检和细菌培养。实验诊断 TAS 的关键是受血者和剩余的血液制剂中培养出相同的病原微生物。

(三)诊断

根据输血中或输血后短时间内出现高热、休克及皮肤黏膜充血等败血症的症状体征并结合实验室检查诊断 TAS。轻度 TAS 需与 FNHTR 鉴别,重度 TAS 需与 AHTR 鉴别。

(四)治疗措施

TAS 的治疗措施包括:①立即停止输血,保持静脉通道通畅;②应用广谱抗生素;③治疗急性肾衰竭、休克及 DIC 等。

(五)预防

TAS 的预防措施包括:①为避免献血者皮肤细菌污染血液制剂,一方面静脉穿刺前应用已证实有效方法严格消毒献血者皮肤,另一方面可将最初采集的 10~40ml 血分离出、不进入血袋;②加强对血小板制剂的细菌筛查;③血制品制备、贮存、运输及输注过程中严格执行标准操作规程;④可疑存在细菌污染的血制品不得发出、不能输注;⑤有感染灶或上呼吸道感染的献血者应暂缓献血;⑥输血过程中应严密观察。一些欧洲国家采用常规细菌筛查来降低细菌污染的危险。

八、低血压性输血反应

低血压性输血反应(hypotensive transfusion reaction,HyTR)是指在输血过程中或输血结束后 1 小时内突然出现的血压降低,排除其他输血不良反应引起的低血压。HyTR 是一种比较少见的输血反应,英国 SHOT 报告的发生率约为 0.04/10000。

目前 HyTR 的病因和发生机制尚未完全清楚,缓激肽被认为在其中起着重要作用。研究表明 HyTR 的发生可能与应用带负电荷的床旁白细胞过滤器、血管紧张素转换酶抑制剂

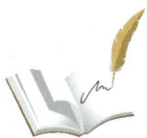

（ACEI）等有关，这些因素导致成分血中缓激肽浓度增加。AABB 制定的标准：对于成人收缩压下降 30mmHg 以上和收缩压≤80mmHg；婴儿、儿童与青少年收缩压较基础值下降超过 25%（如收缩压从 120mmHg 下降到低于 90mmHg）。HyTR 可伴有其他症状如面色潮红、呼吸困难或腹部绞痛，但低血压通常是唯一表现。HyTR 通常发生在输注血小板的患者，但也有报道发生于输异体红细胞和自体输血的患者，多数在输血开始 15 分钟内血压突然下降。与其他输血反应不同的是，一旦停止输血，无须特殊治疗，低血压即可迅速恢复。

目前尚无预防 HyTR 的常规措施，但是对于输血患者，在输血早期（尤其是 15 分钟内）密切观察患者生命体征是十分重要的。一旦发生低血压症状，除外其他原因，应立即停止输血。对于择期手术患者，建议提前数天停止服用 ACEI 制剂。也有报道输注洗涤红细胞可以预防 HyTR 复发。

九、输血后紫癜

输血后紫癜（post – transfusion purpura，PTP）是指患者输注含血小板的血液成分后 2 周，多见于输血后 5～10 天，因同种免疫使自身血小板大量破坏而引起的急性血小板减少和出血症状，多见于经产妇。PTP 主要表现为瘀斑和黏膜出血，严重者有内脏、颅内出血等。患者常为有输血史或妊娠史的女性。

（一）病因与发病机制

PTP 发生机制是受血者产生针对血小板抗原的同种抗体，国外报道多为 HPA – 1a 抗体。某些 HPA – 1a 阴性的患者，在多次妊娠或输血后产生抗 – HPA – 1a，当再次输入 HPA – 1a 阳性的血小板时，抗体与抗原结合可破坏输入的血小板，也破坏自身 HPA – 1a 阴性的血小板，引起血小板减少。患者自身血小板同时被破坏的机制还不清楚，可能原因包括：①患者的血小板抗体和供者的可溶性抗原形成免疫复合物，此复合物与患者血小板上的 Fc 受体结合引起自身血小板破坏；②供者血液中的可溶性血小板抗原结合到受者的血小板上，致使受者血小板被抗体破坏；③有人认为 PTP 是由自身抗体所致，输入不相容血小板后，机体产生自身抗体，迅速破坏自身血小板。

（二）临床特点

①输血后 7～10 天突然出现寒战、高热。②出血：轻者皮肤黏膜瘀点、瘀斑，口、鼻黏膜出血或月经增多；重者可出现内脏器官出血甚至死于颅内出血。出血表现一般持续 2～6 周。③实验室检查：血常规检查血小板计数明显减少；血清学检测可检出抗 – HPA – 1a。

（三）诊断

根据患者的输血史、妊娠史、临床表现及实验室检查诊断 PTP。PTP 患者一般有妊娠史或输血史；血小板计数常低于 $10 \times 10^9/L$；患者血清中可检测到 HLA – 1a 抗体以及其他 HPA 抗体，此外还可检测到 HLA 抗体或淋巴细胞毒抗体。

（四）治疗与预防

PTP 患者应用静脉注射丙种球蛋白治疗，血小板多于 3～5 天后恢复，如无效，可行血浆置换。PTP 多为自限性疾病，多在 2 周后开始恢复，2 个月内血小板计数恢复正常，一般不会复发。

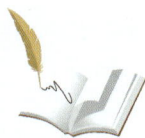

十、输血相关移植物抗宿主病

输血相关移植物抗宿主病(transfusion – associated graft – versus – host disease, TA – GVHD)是指受血者输入含有供血者免疫活性淋巴细胞(主要是 T 淋巴细胞)的血液或血液成分后,不被受血者免疫系统识别和排斥,供血者淋巴细胞在受血者体内植活,增殖并攻击破坏受血者体内的组织器官及造血系统,是一种致命性的免疫性输血并发症。TA – GVHD 主要受损的靶器官是皮肤、胃肠道、肝脏和骨髓。TA – GVHD 发病率为 0.002% ~ 0.005%,死亡率 > 90%。

(一) 病因与发病机制

TA – GVHD 的发病机制较为复杂,至今尚未明确。发生 TA – GVHD 需要三个条件:①供血者与受血者 HLA 不相容;②供血者血液中存在免疫活性淋巴细胞;③受血者免疫无能,不能排斥供血者细胞。

TA – GVHD 的易患人群包括:①免疫功能低下:先天性免疫缺乏、早产儿、新生儿、接受大剂量化疗、放疗的肿瘤患者;②近亲间输血;③输注大量"热血"和新鲜血的患者。TA – GVHD 的发生主要与受血者的免疫状态、供受者的组织相容性及输入的淋巴细胞数量三方面有关。

1. 受血者的免疫状态 TA – GVHD 发生于任何因素所致免疫系统严重缺陷的受血者,因为受血者免疫系统缺乏识别、清除输入体内的供者 T 淋巴细胞的能力,致使供者 T 淋巴细胞在受血者体内植活并分裂增殖,然后视受血者为"异己",反过来攻击和破坏受血者的细胞和组织,从而发生 TA – GVHD。

2. 供受者的组织相容性 免疫功能基本正常的患者发生 TA – GVHD 多见于直系亲属之间特别是 I、II 级亲属之间的输血。一级亲属间(父母与子女)输血后并发 TA – GVHD 的危险性较非亲属间高。由于供者的单倍体与受者相同,使受者的免疫系统受到干扰,不能识别供者淋巴细胞为外来物而加以排斥,使供者的淋巴细胞得以在受者体内增殖并产生抗宿主反应。

3. 输入的淋巴细胞数量 输入的供血者活性淋巴细胞数量多少与 TA – GVHD 发生及严重程度密切相关。一次输入供血者 10^6 免疫活性 T 淋巴细胞,可能引起免疫缺陷症者发生 TA – GVHD。输入异体淋巴细胞数量越多,TA – GVHD 病情越严重,死亡率越高。采用洗涤或过滤的方法处理血液制剂仍残存 $10^6 \sim 10^8$ 个淋巴细胞,仍可能诱发 TA – GVHD,目前国际上推荐应用辐照血液的方法来预防 TA – GVHD。

(二) 临床特点

TA – GVHD 临床表现较为复杂,症状极不典型,缺乏特异性。TA – GVHD 一般发生在输血后 2 天到 6 周,临床症状以发热和皮疹最为多见,多数在输血后 7 ~ 14 天出现临床症状:①发热:多为高热;②皮肤损害:特征性皮疹,中心爆发性斑丘疹并向肢端扩散,严重病例可进一步发展成为红皮病与出血性大疱形成;③肝脏损害:肝细胞内酶释放、肝功能障碍、急性肝坏死等;④胃肠道损害:恶心、呕吐、腹痛、腹泻、便血等;⑤骨髓抑制:三系均受到抑制、粒细胞降低尤为显著。患者于输血后 3 ~ 4 周死亡,死亡率高达 90% 以上。

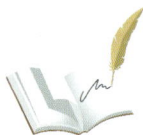

（三）诊断

根据病史、输血史、临床症状体征和实验室检查诊断 TA – GVHD。输入未经 γ 射线照射的血液制剂 2 ~ 50 天内，出现发热、皮疹以及胃肠道、肝和骨髓功能障碍为主要表现的患者均应考虑 TA – GVHD。TA – GVHD 还应结合皮疹部位病理活组织检查、染色体检查以及供者 T 淋巴细胞植活的证据等辅助检查进行确诊。

TA – GVHD 易漏诊，其原因包括：①缺乏对 TA – GVHD 的认知；②TA – GVHD 起病突然，发展迅速，病情严重，往往未做出临床诊断患者即已死亡；③TA – GVHD 临床表现缺乏与输血相关的特异性。

（四）治疗原则

TA – GVHD 缺乏特异性治疗方法，其治疗原则包括：①静脉滴注大剂量糖皮质激素；②静脉滴注抗淋巴细胞或抗胸腺细胞球蛋白；③应用抗 T 细胞单克隆抗体；④应用其他免疫抑制剂。这些治疗可单独或联合使用，但是 TA – GVHD 的疗效欠佳，死亡率较高。

（五）预防

由于 TA – GVHD 发病急，漏诊误诊率高，疗效差，病死率 >90%，因此预防尤为重要，其措施包括：①严格掌握输血适应证，避免不必要输血，提倡自体输血，避免亲属间输血，避免输新鲜血；②血制品辐照（最佳方法）：高危人群输血前应用 γ 射线辐照血液制剂，使淋巴细胞丧失增殖能力，除新鲜冰冻血浆和冷沉淀外，临床输注的其他血液成分均需要辐照处理。

十一、继发性含铁血黄素沉着症

含铁血黄素沉着症（hemosiderosis）又称血色病，是体内铁负荷过多的一组疾病。输血所致的含铁血黄素沉着症是由于长期反复输注全血、红细胞使体内铁负荷过重的一种输血不良反应，又称铁超负荷（iron overload）。

长期反复输血（全血和红细胞）特别是血红蛋白病、慢性再生障碍性贫血等患者输注 >100 U 红细胞时，不可避免地引起体内铁负荷过重。这些过剩的铁以含铁血黄素的形式沉积在网状内皮细胞和其他组织细胞中，引起包括心脏、肝脏、内分泌器官等的损害，可表现为肝功能损害、糖尿病、心律不齐、心功能不全、性功能减退、心肌炎、下丘脑性腺激素分泌不足、甲状腺功能亢进、关节痛、关节变形以及皮肤色素沉着等。严重者可能死于肝衰竭或心脏毒性。

根据患者的病史、输血史、临床症状体征和实验室检查结果进行诊断。必要时可行皮肤活检及肝组织活检协助诊断。

含铁血黄素沉着症的治疗方法就是去除体内多余的铁，皮下注射铁螯合剂去铁胺是目前较为有效的办法。有人推荐输注年轻红细胞，以减少输血量，延长输血间隔时间。

十二、同种免疫

反复输血的患者，可能产生针对红细胞、白细胞、血小板、血浆蛋白等的同种免疫（alloimmunization）抗体。红细胞同种免疫抗体可能引起 DSTR、DHTR 甚至 AHTR、HDFN；白细胞抗体可能引起粒细胞输注无效、血小板输注无效、FNHTR 等，影响移植器官的存活；

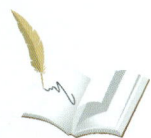

HPA 同种抗体如 HPA – 1a 抗体可能引起 PTR、PTP、新生儿同种免疫性血小板减少等。

十三、输血相关免疫调节

同种异体输血引入大量外源的抗原、抗体和细胞，在受血者体内既可引起免疫应答又可诱导免疫耐受。通常将异体输血后因免疫调节所致的各种有利或不利的实验和临床事件统称为输血相关免疫调节（transfusion – related immunomodulation，TRIM），广义的 TRIM 包括免疫抑制和促炎作用。TRIM 相关的临床效应包括：提高肾脏移植物的存活率；增加恶性肿瘤切除后复发和术后细菌感染的风险；增加输血后短期病死率；与未输血患者相比，激活内源性的巨细胞病毒（CMV）和人类免疫缺陷病毒（HIV）感染等。

目前 TRIM 确切的发生机制尚不明确，可能与 TNF – α 及 IL – 10 等炎症因子相关。来源于献血者的白细胞成分被认为是导致 TRIM 的主要因素之一，但去除白细胞是否确实降低异体输血相关的短期死亡率和感染率仍存在争议。当前采用更严格的临床输血指征和更保守的输血治疗方案，是减少 TRIM 的最重要措施。

十四、输血相关呼吸困难

输血相关呼吸困难（transfusion – associated dyspnea，TAD）是指输血结束后 24 小时内发生的呼吸窘迫，不符合 TRALI、TACO 或 ATR 的诊断依据，且不能用患者潜在或已有的疾病解释。TAD 的处理措施包括停止继续输血、对症治疗等。

第二节　输血传播疾病

扫码"学一学"

输血传播疾病（transfusion – transmitted disease）是指输入携带病原体的血液而感染的疾病，又称为输血传播感染（transfusion – transmitted infection，TTI），是输血的感染性并发症。目前，世界各国对献血者血液标本进行严格筛查，输血传播疾病的风险已大大降低，远远低于各种类型输血不良反应的发生风险；但是由于存在窗口期、病毒变异、试剂灵敏度等原因，输血传播疾病不可能完全避免。

疾病可通过输血传播需满足以下条件：①感染者血液中存在病原体时为无症状期；②病原体可以在血液采集、制备和储存等环节存活下来；③可通过静脉途径感染；④有易感人群；⑤至少有一些受血者感染并发展成疾病。

可通过输血传播的病原体包括病毒、寄生虫、螺旋体、细菌、朊病毒（prion）等（表 14 – 4），其中病毒包括 HBV、HCV、HIV、HAV、HDV、HEV、HTLV – Ⅰ/Ⅱ型、CMV、EBV、微小病毒 B19、西尼罗病毒（West Nile virus，WNV）、埃博拉病毒（Ebola virus）、寨卡病毒（Zika virus）等，寄生虫包括疟原虫、弓形虫、巴贝虫等。

表 14 – 4　输血传播病原体

病原微生物	英文缩写	所致的输血传播性疾病
甲型肝炎病毒	HAV	甲型肝炎
乙型肝炎病毒	HBV	乙型肝炎
丙型肝炎病毒	HCV	丙型肝炎
丁型肝炎病毒	HDV	丁型肝炎

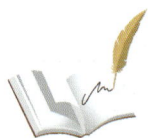

病原微生物	英文缩写	所致的输血传播性疾病
戊型肝炎病毒	HEV	戊型肝炎
人类免疫缺陷病毒 1 型/2 型	HIV – 1/2	艾滋病
人类 T 淋巴细胞病毒 Ⅰ/Ⅱ型	HTLV – Ⅰ/Ⅱ	成人 T 细胞白血病/淋巴瘤、热带痉挛性下肢瘫（TSP）和 HTLV 相关脊髓病（HAM）
西尼罗病毒	WNV	西尼罗热、脑炎、脊髓炎
巨细胞病毒	CMV	巨细胞病毒感染
Epstein – Barr 病毒	EBV	传染性单核细胞增多症、EBV 感染
微小病毒 B19	B19	再生障碍性贫血危象、传染性红斑、胎儿肝病
疟原虫	malaria	疟疾
梅毒螺旋体	syphilis	梅毒
朊病毒	prion	变异克雅病（vCJD）

输血传播的病原体往往不容易发现，其原因包括：①多数因输血感染疾病是无临床症状的；②若出现症状，通常无特异性，如发热、流感类症状；③潜伏期可能较长，可达数月甚至数年，不容易早期发现；④患者原发疾病可掩盖输血感染的证据；⑤输血与传播疾病的直接关系需要充足的证据来证明，而往往混杂因素较多，并不能得到确切结论。

近年来全世界输血传播感染的危险性已大大降低，主要由于：①严格挑选合适的献血人员；②筛查方法灵敏度大大提高；③病毒灭活技术的应用等。但是仍存在输血传播感染的残留危险性（residual risk），其主要原因包括感染者窗口期献血、病毒变异后不能被当前的实验方法所检测到、免疫静默感染者献血、实验室人工操作错误等。输血传播感染的残留危险性不仅依赖于窗口期的长短，而且依赖于献血者中的感染率。由于血液筛查方法的灵敏度不同以及各种经输血传播感染在不同国家感染率存在差异，因此残留危险性在不同的国家是不同的。

一、输血传播感染病原体的筛查方法

主要包括血清学筛查和核酸扩增技术（nucleic acid amplification testing，NAT）。

1. 血清学筛查 血清学筛查检测的是病原体的抗原和/或抗体，所用方法主要包括酶联免疫吸附试验（ELISA）和化学发光法等。ELISA 是目前我国血液筛查的主要方法之一，具有以下优点：①操作简单，可自动化；②危险性较低，污染概率也较低；③试剂稳定，检测费用较低等。但是 ELISA 有一定缺陷，包括：①有一定灵敏度和特异性的限制；②存在较长的窗口期；③免疫功能低下患者抗体产生受抑或病毒变异等情况，导致一部分漏检；④抗体的交叉反应，可造成假阳性的发生；⑤由于病毒存在众多的基因型或亚型，部分 ELISA 试剂不能检测出当地少见的基因型或亚型。

目前常规的血清学筛查检测抗原、抗体的窗口期较长，如 HBsAg、抗 – HIV 检测的窗口期分别为 56 天和 22 天，抗 – HCV 检测的窗口期则长达 70 天。由于血清学筛查检测的是相应病毒的抗原或抗体，而窗口期、病毒滴度、病毒变异等因素均可导致漏检，使得全球每年因输注病毒污染的血液制品而感染的事件时有发生。

2. 核酸扩增技术（NAT） NAT 是一系列直接检测病原体核酸技术的总称，主要原理是借助于 PCR、转录介导扩增（transcription – mediated amplification，TMA）等技术在体外将靶核

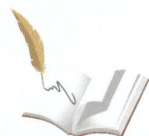

酸成百万倍放大，让看不见的极微量核酸变成直观的光电或可视信号，从而判断标本中是否存在相应的病原体，是迄今为止检测病毒的最灵敏方法。TMA 是一种利用 RNA 聚合酶和逆转录酶在等温条件下扩增目的 DNA 或 RNA 的核酸扩增技术，主要用于 RNA 扩增。核酸是病原微生物感染最直接的指标，在特异性抗体产生之前就出现在外周血中，因此，检测核酸能够有效缩短病原体检测的窗口期。因此，许多国家已常规将 NAT 用于血液筛查以保障输血安全。

NAT 检测模式包括血浆池（minipool NAT，MP‑NAT）和单一人份筛查（individual‑donor NAT，ID‑NAT）。核酸检测的灵敏度取决于血浆池大小和所用 NAT 方法的灵敏度。血浆池的规模6~16人份不等，样本数越多，NAT 检测的灵敏度越低。NAT 具有以下优点：①明显缩短窗口期；②可检测病毒变异株，NAT 扩增的核酸区域为保守区，能检测不同的病毒基因型以及突变的病毒；③能对目的核酸放大百万（10^6）倍，具有较高的灵敏度；④能对病毒进行定量检测等。

NAT 的质量控制需注意：①抗凝剂的选择，需选用 ACDA 或 EDTA 抗凝，禁用肝素；②标本运输过程对核酸稳定性的影响；③避免交叉污染导致的假阳性；④内参照的选择，这是对标本中可能存在的抑制/干扰物的质控措施，是对核酸提取和扩增有效性的质控；⑤NAT 本身不能检出所有的血清阴性感染。NAT 可用于筛查献血者 HCV、HIV、HBV、WNV、B19V 等。

每个国家应需要根据各自的病毒感染流行率、不同的血清学/NAT 筛查方法检出的传染性血液量、检测方法的成本—效益分析等方面发展各自的血液筛查策略，以保障血液安全。

二、输血传播疾病的病原体

（一）病毒

1. 人类免疫缺陷病毒（human immunodeficiency virus，HIV） HIV 是一种有包膜的 RNA 病毒，属逆转录病毒属，主要有 HIV‑1 和 HIV‑2 两种。世界各地 AIDS（acquired immunodeficiency symdrome，AIDS）多由 HIV‑1 型所致，HIV‑2 型则主要在西非流行。HIV 主要存在于血液中，在唾液、汗、尿、乳汁、淋巴结、骨髓中也有发现。1982 年发现第 1 例经输血传播 HIV，1985 年国外开始检测血液和血液制品中 HIV。输血是 HIV 传播的主要途径之一，输入污染 HIV 的血液而感染的可能性超过90%。全世界有 5%~10% HIV 感染者是经输血传播。另外，HIV 还可通过母婴垂直传播和性接触传播。

急性 HIV 感染的潜伏期平均为21天，一般 5~70 天不等。目前应用 NAT 可在 HIV 感染后 9 天检测到 HIV‑RNA，感染后 3 周应用灵敏的血清学筛查方法检测 HIV 抗体呈阳性，这分别是 HIV 核酸和抗体检测的窗口期。大多数 HIV 感染是无症状的。急性感染期症状较轻，表现为短期发热、全身不适、皮疹和淋巴结肿大等。通常恢复后无症状持续多年，直到艾滋病出现。诊断 HIV 感染主要是检测血浆中的 HIV 抗体和/或 HIV RNA。输血传播性 HIV 感染，50% 左右患者 7 年内发展成艾滋病，比其他途径感染 HIV 的人发展成艾滋病的周期要短。

目前输血传播 HIV 的风险估计约为 1∶1500000。输血传播 HIV 的残留危险性90%以上来自于窗口期感染者献血。应用 NAT 筛查可大大降低残留危险性，但是 NAT 筛查并不能检出低水平的 HIV 病毒血症，不能作为献血者筛查的独立方法。

2. 乙型肝炎病毒（hepatitis B virus，HBV） HBV 是一种 DNA 病毒，主要通过性接触、

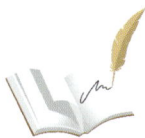

输血和母婴垂直等途径传播。自 1966 年发现 HBV，当前全世界有 3.5 亿 ~ 4.0 亿人是感染 HBV 的患者或携带者，其中我国约有 1.4 亿人，是 HBV 的高发区。HBV 感染是肝硬化、肝癌以及重症肝炎的重要病因。每年全世界约有一百万人死于 HBV 感染相关的疾病。有 15% ~ 40% 的慢性乙型肝炎患者可发展为肝硬化、终末期肝病或肝癌。常用于筛查献血者 HBV 的指标有 HBsAg、anti – HBC 和 HBV – DNA。

（1）HBsAg　　HBsAg 是 HBV 感染的主要标志，HBsAg 存在表明患者处于活动期，具有传染性，已作为献血者的必查项目之一。HBV 感染后 50 ~ 60 天，HBsAg 检测阳性。HBsAg 变异株不断被发现，是对 HBsAg 免疫检测的挑战。

HBsAg 广泛应用于血液筛查，但在下列情况下可出现 HBsAg（–）而 HBV – DNA（+）：①病毒变异：由于疫苗接种、治疗和免疫反应等所致 HBsAg 基因变异，使得当前主要检测试剂不能检出变异 HBsAg；②pre – S1 和/或 pre – S2 基因出现不同程度缺失；③免疫复合物的存在，anti – HBs 封闭 HBsAg；④某些 HBV 感染者血液中 HBsAg 含量低于大多数试剂的检测下限；⑤慢性 HBV 感染者中 HBsAg 含量与 HBV – DNA 水平缺乏相关性，可能出现 HBV – DNA 含量高而 HBsAg 阴性。

（2）anti – HBc　　在一些国家如美国、法国等，已经同时应用 HBsAg 和 anti – HBc 进行血液筛查。anti – HBc 不仅存在于急性 HBV 感染的恢复期，而且存在于 HBV 慢性携带者。输注 HBsAg 阴性、anti – HBc 阳性的血液仍然可以感染 HBV，发生比例为 2.1% ~ 8.6%，已经证实其血液中含有低水平 HBV – DNA。HBV – DNA 存在于 0.3% ~ 15% 的单独 anti – HBc 阳性人群。但是 anti – HBc 作为血液筛查指标也存在一定缺陷：①缺乏特异性，anti – HBc 假阳性率在健康、无症状人群中较高；②anti – HBc 不能检出血清转化前的窗口期感染者；③在 anti – HBc 阳性率 >5% ~ 10% 的地区，将丢失许多健康合格的献血者。

（3）NAT 检测 HBV – DNA　　近年来 NAT 被广泛用于血清学筛查阴性的献血者。NAT 筛查血液 HBV – DNA，缩短窗口期，降低残留危险性，提高血液安全性。NAT 能检测到少量 HBsAg 转阳之前的窗口期献血者，平均缩短窗口期 6 ~ 15 天。但是，NAT 并不能完全替代血清学筛查。处于急性 HBV 感染后期或慢性携带者中 HBsAg 阳性，而 HBV – DNA 含量很低，甚至检测不到。

（4）隐匿性 HBV 感染　　除了窗口期感染者外，输血传播 HBV 残留危险性的另一重要来源就是隐匿 HBV 感染（occult HBV infection，OBI）的慢性携带者。OBI 是窗口期之外、HBsAg（–）、HBV – DNA（+）、无或伴有抗体的 HBV 感染，可见于肝细胞癌、慢性乙型肝炎、HBV 携带者、HBV 感染恢复者、慢性丙型肝炎以及无 HBV 血清学标志物者。在高发区，OBI 携带者中最常见的血清学标志物就是 anti – HBc（+），其 HBsAg 含量太低而不能被当前实验方法检测到；HBV – DNA（+）存在于 4% ~ 25% 的 HBsAg（–）、anti – HBc（+）的人群。而在低发区，只有 ≤5% HBsAg（–）、anti – HBc（+）的血液中存在 HBV – DNA。anti – HBc 筛查可排除献血者中大部分 OBI，仅剩余只有 HBV – DNA（+）的小部分 OBI。OBI 患者病毒载量较低，通常 <500IU/ml。许多 anti – HBc 和/或 anti – HBs 阳性的献血者可能存在低水平 HBV – DNA，其血液对于正常受血者尤其以前经乙肝疫苗接种者可能不存在传染性，但是可导致儿童或免疫抑制个体如器官移植或骨髓移植患者感染 HBV。

3. 丙型肝炎病毒（hepatitis C virus，HCV）　　HCV 是一种 RNA 病毒，有 6 种基因型，还有多种亚型，不同基因型之间的 RNA 变化大，具有较大的遗传多态性。全世界 HCV 感染人群约有 1.7 亿，其中 75% HCV 感染转为慢性，发展成有症状的肝病需要十年以上，可引起

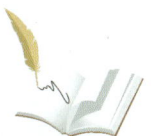

慢性肝炎、肝硬化、肝细胞癌。HCV 主要通过性接触、母婴垂直、输血、静脉用药等传播。

目前 HCV 常用的病毒标志物主要包括抗 – HCV 和 HCV – RNA 等。血清中出现抗 – HCV 通常在感染后 54 ~ 192 天，平均窗口期长达 70 天，而 HCV 感染后 2 周左右，病毒载量快速增加到高水平，并一直维持到抗 – HCV 转阳。由于抗 – HCV 检测窗口期较长，对献血者还存在一定的漏检率，致使 70% 输血传播性肝炎是由 HCV 引起。目前认为：反复输入多个献血者血液的受血者更易发生丙型肝炎，输血 3 次以上者感染 HCV 危险性增高 2 ~ 6 倍。输血传播性丙型肝炎患者早期通常没有明显症状，也不出现黄疸；潜伏期平均 7 ~ 8 周，80% 患者在输血后 5 ~ 12 周发病。应用 NAT 检测我国血清学筛查阴性献血者的样本发现 HCV – RNA 阳性率为 3.4 ：10 万。NAT 检测 HCV – RNA 可使窗口期从抗 – HCV 的 70 天缩短到 12 天，显著降低残留危险性。但是，不论 MP – NAT 还是 ID – NAT 可能都很难检出极低载量的 HCV 携带者。

4. 甲型肝炎病毒(hepatitis A virus，HAV) HAV 是一种小的无包膜的单链 RNA 病毒，血浆蛋白制品生产过程应用的可溶性消毒剂不能灭活 HAV，故发生过与输入 FVIII 浓缩剂有关的感染。潜伏期为 10 ~ 50 天，大多急性发病，表现为厌食、轻度发热、疲劳、呕吐、不同程度的转氨酶升高和黄疸等，呈典型肝病表现，死亡率通常低于 1%。实验室检查包括 IgG 和 IgM 抗体、HAV – RNA。HAV 主要经粪 – 口途径传播，感染初期症状出现前有 7 ~ 14 天的病毒血症，此时血液具有传染性。输血传播 HAV 少见，并未要求筛查所有献血者，但是制备血浆蛋白制品的混合原料血浆可能需要检测 HAV – RNA。

5. 丁型肝炎病毒(hepatitis D virus，HDV) HDV 是一种有缺陷的 RNA 病毒，只感染那些已感染 HBV 的患者。HDV 感染增加慢性乙型肝炎的严重程度。由于 HDV 依赖于 HBV 复制，所以使用敏感的 HBV 筛查方法，就可把 HDV 感染的献血者剔除。

6. 戊型肝炎病毒(hepatitis E virus，HEV) HEV 是一种小的无包膜的 RNA 病毒，有 4 种基因型即 HEV1、HEV2、HEV3 和 HEV4。HEV 主要经粪 – 口途径传播，大多为水源性传播，也有食源性传播。HEV 发病率尚无确切数据，但高发地区为 20% ~ 40%。潜伏期通常为 3 ~ 8 周。输血传播 HEV 少见，但在某些国家已实施 NAT 检测 HEV – RNA。

7. 巨细胞病毒(cytomegalovirus，CMV) CMV 是人类疱疹病毒属中的一种有包膜的双链 DNA 病毒。CMV 主要传播途径包括性接触、器官移植、母婴垂直和输血等。正常人群中抗 – CMV 阳性率高达 40% ~ 90%，阳性率随年龄和地域变化，但 CMV 抗体存在意味着 CMV 存在，但往往是潜伏的形式，一般无临床症状。CMV 在体内分布广泛，唾液、尿液、精液、子宫颈分泌物、乳汁、血液及内脏器官均可存在 CMV。对于免疫功能低下的早产儿、造血干细胞移植、器官移植、恶性肿瘤、AIDS 等患者，输注 CMV 抗体阳性的血液，可能引起 CMV 感染，出现发热、肺炎、肠炎、心肌炎、脑膜炎、肝炎、脉络膜炎等，并可增加细菌和真菌感染的机会，严重者可导致死亡。预防输血传播 CMV 的措施包括：①输注 CMV 抗体阴性献血者的血液；②输注去除白细胞的血液；③输注储存时间 >7 天的血液；④静脉注射 CMV 免疫球蛋白等。

8. 人类 T 淋巴细胞病毒(human T – lymphotropic virus，HTLV) HTLV 是一种有包膜的 RNA 病毒，属逆转录病毒属，有 HTLV – Ⅰ 和 HTLV – Ⅱ 两型。HTLV 主要传播途径包括性传播、母婴垂直及输血等传播。HTLV 感染率差异很大，在日本、加勒比海和非洲等地 HTLV – Ⅰ 感染率较高。我国 HTLV 感染率低，HTLV – I/II 抗体阳性率约为 0.3%。大多数 HTLV 感染无症状。HTLV – I 在体内主要感染 CD4$^+$T 细胞，血液、乳汁及精液均含有

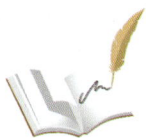

HTLV - Ⅰ。HTLV - Ⅰ感染者有很小的概率可发展为成人 T 细胞白血病/淋巴瘤或进行性强直性下肢轻瘫。HTLV - Ⅱ相关疾病甚少。HTLV 经输血传播已被确认多年。在美国等国家献血需做 HTLV - Ⅰ/Ⅱ抗体检测。预防输血传播 HTLV 的措施包括：①输注去除白细胞的血液制剂；②输注贮存时间≥14 天的血液制剂；③在 HTLV - I/II 流行区可考虑对献血者进行 HTLV - I/II 抗体筛查。

9. EB 病毒（Epstein - Barr virus，EBV） EBV 是已知的可经输血传播的病毒之一。EBV 是一种常见病毒，与传染性单核细胞增多症、非洲的 Burkitt's 淋巴瘤和亚洲的鼻咽癌有关。免疫功能低下患者输血感染 EBV 可导致淋巴组织增生性疾病。

10. 西尼罗病毒（West Nile Virus，WNV） WNV 是一种有包膜的单股正链 RNA 病毒，属于黄病毒科。WNV 是一种虫媒病毒，蚊子是其主要传播媒介，鸟类是其天然宿主，偶尔感染人和其他动物。2002 年 WNV 在美国引起爆发流行，在非洲、中东和西欧等地也有发生。美国 WNV 感染主要发生于 4 到 10 月。WNV 感染潜伏期为 2～14 天，早期病毒血症持续 7～10 天，此时血液具有传染性。低水平 WNV 病毒血症可持续一段时间，血液中 WNV 载量相对于其他经血液传播的病毒低。约 80% WNV 感染者是无症状的，约 20% 发展成西尼罗热，大约 1/150 WNV 感染者发展成脑膜炎、脑炎等西尼罗脑病，甚至死亡。感染 WNV 的移植患者发生西尼罗脑病的危险性较普通人群高 40 倍。

除携带 WNV 的蚊子叮咬人体外，还有其他方式包括输血（红细胞、血浆、血小板）、器官移植、哺乳、胎盘以及职业暴露等传播 WNV。在感染流行期间输血相关 WNV 传播的风险为 2.12～4.76/10000。美国 2002 年报道有 23 例经输血感染 WNV。研究表明 WNV 可存在于任何成分血，在 1～6℃条件下储存 42 天的红细胞中仍然保持传染性。美国从 2003 年 7 月开始应用 MP - NAT 筛查献血者中 WNV - RNA。许多 MP - NAT 假阴性是由于献血者体内低水平 WNV - RNA 应用 MP - NAT 检测不出，但是可能被更敏感的 ID - NAT 检出。因此美国 FDA 和 AABB 都建议在 WNV 高发区应用 ID - NAT 筛查献血者 WNV - RNA。部分欧洲国家也开始筛查 WNV - RNA。

11. 人类微小病毒 B19（human B19 parvovirus，B19V） B19V 是一种无包膜的单链 DNA 病毒，属细小病毒科，只对人有致病性。成人 B19V 血清阳性率约为 50%，发病率可达 1.5%。B19V 传播途径包括呼吸道、胎盘、血液和血液制品、器官移植等多种途径传播。B19V 可通过输注血浆蛋白制品，如凝血因子浓缩剂、免疫球蛋白和白蛋白等传播。已有注射血浆蛋白制品感染 B19V 而发病的报告。

大多数 B19V 感染者无症状，但儿童感染可导致传染性红斑，成人感染偶可引起关节病，溶血性贫血患者感染可致短暂的再生障碍性贫血危象，还可引起某些患者纯红细胞再生障碍性贫血或全血细胞减少，孕妇感染可能导致胎儿水肿。B19V 感染早期就可出现高滴度病毒血症，高达 10^{12}copies/ml，此时无症状，高病毒血症持续 5～10 天，直到表达特异性抗体从而中和病毒、控制感染。然而，在急性感染后，PCR 所检测到的低水平 B19V - DNA 可持续数月。研究表明，B19V - DNA < 10^4 copies/ml 的血浆经病毒灭活处理后在志愿者体内没有出现血清转化。

血浆蛋白制品中 B19V 安全性取决于 NAT 筛查以及灭活或剔除 B19V 的工艺处理能力。高滴度 B19V 对大多数物理 - 化学病毒灭活方法有抵抗。美国 FDA、欧洲 EMEA 建议血浆池中 B19V DNA 的开始剂量应小于 10^4 copies/ml。为降低输血传播 B19V 的危险性，可对混合血浆进行 NAT 检测。应用 NAT 可以将含高滴度 B19V 的血浆筛查出来，而含低滴度 B19V

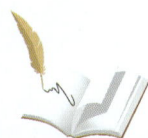

的血浆经病毒灭活工艺处理就足以防止其传播。NAT 筛查原料血浆中 B19V 能有效降低终产物如 FⅧ浓缩剂中的 B19V – DNA，显著降低输血传播 B19V 的危险性。2002 年荷兰已开始应用 NAT 检测原料血浆池的 B19V – DNA。一些国家如德国和日本筛查献血者B19V – DNA。

（二）梅毒螺旋体

梅毒螺旋体，因其透明不易着色又称为苍白螺旋体，导致梅毒（syphilis）。其传播途径包括性接触、母婴垂直和输血等。梅毒螺旋体对热和干燥很敏感，体外不易生存，48℃半小时可失去感染力；对寒冷有较强的抵抗力，0℃环境可存活 48 小时，– 78℃其致病力可保存数年，4℃保存 5 ~ 6 天失去活性。目前我国献血者中梅毒感染者有增多趋势。输血感染梅毒大多由于输注含有梅毒螺旋体的新鲜血液所致。预防输血传播梅毒的措施包括：①献血者常规进行梅毒血清学筛查；②不输新鲜血，输注保存血更安全等。

（三）寄生虫

1. 疟疾 疟疾（malaria）的病原体为疟原虫，可感染人类的疟原虫包括间日疟原虫、卵形疟原虫、三日疟原虫和恶性疟原虫。其传播媒介为雌性按蚊，经叮咬人体传播，少数病例可因输入含有疟原虫的血液或经母婴传播后发病。疟原虫进入人体后在肝细胞内寄生、繁殖（红细胞外期），成熟后侵入红细胞繁殖（红细胞内期）。疟原虫在室温或4℃贮存的血液中至少存活 1 周，血液贮存 2 周后输注，输血传播疟疾就很少发生。但是，疟原虫也可在含甘油的冷冻保存剂中存活，任何含红细胞的成分血均可能传播疟疾。献血人群中疟原虫隐性携带率在不同国家、不同地区存在很大差异。疟原虫在血液循环中可能长期处于无症状期，但此时可经输血传播。

输血传播疟疾是指因输注含疟原虫滋养体、裂殖体或裂殖子的血液而引起受血者感染。输血后发病的时间与输入含有裂殖子的血量和疟原虫种类不同而异。国内主要为间日疟，潜伏期多为 7 ~ 10 天，其临床表现与蚊传疟疾相同，表现为周期性发热、寒战、头痛、关节痛、脾肿大和溶血性贫血等。实验室检查包括血涂片、血清学检测、疟原虫 DNA 检测等。由于无肝内繁殖阶段，不产生迟发型裂殖体，输血传播疟疾无复发。

预防输血传播疟疾的措施包括：①凡到过疟疾流行区的人，未服过抗疟疾药物，至少 6 个月后方可献血；我国规定 3 年内患过疟疾的人不得献血。②疟原虫在保存血液中 14 天就失去活性，血液储存 2 周后输注一般很少发生输血传播疟疾。

2. 弓形虫 弓形虫病（toxoplasmosis）是由弓形虫引起的人畜共患性寄生虫病。弓形虫是细胞内寄生的原虫，可侵犯除红细胞以外的各种组织细胞。人、哺乳类、鸟类、爬行类动物均为中间宿主，猫科动物为终末宿主。弓形虫病可经消化道、胎盘以及密切接触传播，输入含弓形虫的血液也可引起感染。

（四）其他输血传播的病原体

输血传播疾病还包括巴贝虫病、Chagas 病、变异克雅病等，只在少数地区出现，我国尚无报道。

1. 巴贝虫病（babesiosis） 是由寄生于红细胞内的巴贝虫（babesia）引起的。巴贝虫经蜱虫传播，主要感染哺乳动物，人类是偶然宿主。巴贝虫感染通常是无临床症状的，可以携带数月到数年而不发病，但在某些个体如免疫功能受损、老年人以及无脾患者感染巴贝虫就像严重疟疾一样，可能致命。国外因输血感染巴贝虫的病例日渐增多。血涂片发现红细

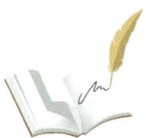

胞内巴贝虫即可确诊。

2. Chagas 病　其病原体为克氏锥虫（*Trypanosoma cruzi*），流行于墨西哥、美洲中部和南部，由猎蝽虫作为传播媒介，绝大多数感染者为无症状的慢性感染，但是血液具有传染性。在某些地区已有输注来源于慢性感染者的成分血而感染的报道。已确诊多例经输血感染 chagas 病，并且提示与血小板输注相关。2007 年美国 FDA 批准筛查献血者克氏锥虫抗体。

3. 变异克雅病（variant Creutzfeldt – Jakob disease，vCJD）　vCJD 于 1996 年发现，常感染年轻人，会出现精神症状，已有 4 例输血传播 vCJD 的报道。

4. 其他病原体　已报道的输血传播病原体还包括登革热病毒（dengue virus）、基孔肯雅病毒（chikungunya virus）、嗜吞噬细胞无形体（*Anaplasma phagocytophilum*）等。

三、输血传播疾病的预防与控制策略

这些策略包括：①挑选安全的献血者，加强对无偿献血知识的宣传和教育；②严格筛查血液；③加强对血液采集、制备、保存、运输、输注全过程中的质量控制；④加强对血液制品的病毒灭活；⑤临床输血应严格掌握输血指征，避免不必要输血，积极开展合理用血、成分输血、自体输血，加强患者血液管理等。选择去除白细胞、贮存时间≥14 天的血液制品可从一定程度上降低输血传播疾病的风险。

本 章 小 结

尽管血液经过严格程序的筛查、检测等处理，但输血仍有风险，依然存在发生输血不良反应和输血传播疾病的风险。

输血不良反应也称为输血反应，是输血的非感染性并发症，根据发病时间不同分为急性和迟发性输血不良反应，根据病因不同可分为免疫性和非免疫性输血不良反应。在各种类型输血不良反应中，过敏性输血反应（荨麻疹）的发生率最高，为 1%～3%；其次是 FNHTR，输注滤除白细胞的血液制剂 FNHTR 发生率为 0.1%～1%；而其他类型输血不良反应的发生率相对较低。输血相关急性肺损伤（TRALI）、溶血性输血反应（HTR）、输血相关循环超负荷（TACO）是已报道的输血相关死亡的最常见原因。预防 HTR 发生的关键在于严格而准确地进行输血前血型血清学检查，包括 ABO 正反定型、RhD 定型、意外抗体筛查、交叉配血试验等。

输血传播疾病又称为输血传播感染，是输血的感染性并发症。目前世界各国对献血者血液标本进行严格筛查检测，输血传播疾病的风险已大大降低，远远低于各种类型输血不良反应的发生风险。但是由于窗口期、病毒变异、灵敏度等原因，输血传播疾病不可能完全避免。可通过输血传播的病原体包括病毒、寄生虫、螺旋体、细菌、朊病毒等，其中病毒包括 HBV、HCV、HIV、HAV、HDV、HEV、HTLV – Ⅰ/Ⅱ、CMV、EBV、微小病毒 B19、西尼罗病毒、埃博拉病毒、寨卡病毒等，寄生虫包括疟原虫、弓形虫、巴贝虫等。输血传播疾病的预防与控制措施包括挑选安全的献血者、严格筛查血液、加强血液从血管到血管全过程质量控制、加强对血液制品的病毒灭活、严格掌握临床输血指征等。

扫码"练一练"

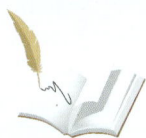

（王　琳）

第十五章 临床输血管理与质量控制

扫码"学一学"

第一节 临床输血管理

临床输血管理是以关注患者转归为目的，以节约人类稀缺资源，保证临床安全有效输血为原则，充分利用各种成熟血液保护技术，多学科协作的用血全程质量的管理。包括输血前评估、输血指征控制、输血申请、输血前血液相容性检测、血液贮存与发放、输注过程的监护及输血后疗效评价等重要环节。

一、管理依据

从 20 世纪 90 年代开始以《中华人民共和国献血法》为代表的一系列法律、法规体系逐步建立完成，临床输血相关法律法规主要包括：《医疗机构临床用血管理办法》《临床输血技术规范》等。

（一）《医疗机构临床用血管理办法》

2012 年 8 月 1 日起开始实施，主要内容为六章 41 条，主旨是树立血液是人类稀缺资源，临床需安全有效输血的理念；建立安全有效用血的保障体系；健全临床用血质量监控和改进机制。围绕以上主旨，管理办法主要在以下几个主要内容进行要求：针对临床用血管理中存在的问题，以加强管理组织建设和明确职能为基础，以健全管理制度为切入点，围绕"科学、合理利用血液资源确保临床用血安全、有效"的目标，构建临床用血质量管理体系。通过两条主线建立安全有效输血的保障体系，一条主线是组织机构的建设，在国家、省级卫生行政部门及医疗机构健全临床用血的管理组织，明确其管理职责，特别是在医疗机构，在管理办法正文中将医疗机构用血管理委员会和输血科或血库的建立要求及职责给予明确界定。二是在临床用血全过程管理的制度建设，明确要求建立相关管理制度并监督落实。为保证管理制度及管理职能有效实施，利用持续改进的管理手段建立用血管理的监督保障机制，在法律责任和罚责中给予充分的体现和要求，确保管理办法实施效果。

（二）《临床输血技术规范》

2000 年 10 月 1 日起实施，主要内容：共七章三十八条，为了规范、指导医疗机构科学、合理用血，根据《中华人民共和国献血法》和《医疗机构临床用血管理办法（试行）》

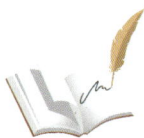

制定本规范。内容涵盖从医生提出输血申请直到输血完毕全过程的一系列规范化要求，以保证《中华人民共和国献血法》和《医疗机构临床用血管理办法》（试行）的实施。包括：输血申请、受血者血样采集与送检、交叉配血、血液出入库、发血、输血等过程管理的内容。

　　文件同时有九个附件，分别为：成分输血指南、自身输血指南、手术及创伤输血指南、内科输血指南以及术中控制性低血压技术等实行规范化要求，并制定相应操作指南输血申请单、输血治疗知情同意书、发血单和取血单的基本要求。

二、临床输血管理组织结构及功能

（一）医院用血管理委员会及其职能

　　1. 组织管理　委员会由主管院长、医务处、输血科（血库）、麻醉科及相关科室的主任或专家组成。负责指导、管理和监督临床科学合理用血。临床输血管理委员会每年应召开一次以上的工作会议，若遇特殊情况，可由主任委员或副主任委员召集临时会议，常设机构在医务处。

　　2. 委员会职能

　　（1）认真履行临床用血管理相关法律、法规、规章、技术规范和标准，制（修）订本机构临床用血管理的规章制度并监督实施。医疗结构应根据相关规定，结合医院实际情况，制定涵盖临床用血全过程的管理制度。管理制度内容至少包括临床用血原则、输血指征、用血申请、知情告知、血液入库、发血、取血、相容性检测、配合性输血、急救输血、大量输血、输血记录、输血不良事件监测、用血评估等相关管理要求或原则。

　　（2）评估确定临床用血的重点科室、关键环节和流程。委员会需评估确定本医疗机构临床用血的重点科室，评估依据的要素包括用血管理存在的问题、工作重点、工作目标、行政管理要求等。

　　（3）定期监测、分析和评估临床用血情况，开展临床用血质量评价工作，提高临床合理用血水平。医疗机构需建立临床用血质量评价制度，定期监测、分析和评估临床用血情况，开展临床用血评价工作，从而提高临床合理用血水平。评估的内容应至少包括以下关键参数和要求：评估目前医院各科室用血模式、针对血液的来源、数量、质量进行血液保障安全性评估、探讨减少异体输血机会的方案、评估现有输血指征控制标准、评估术前贫血管理的有效方法、评估自体输血采用标准、医院及重点科室年度用血分析、评估控制目标和管理措施的效果。

　　（4）分析临床用血不良事件，提出处理和改进措施。临床用血不良事件是指医疗机构中与临床用血相关的任何未预期或不适的症状、体征、疾病或可能导致身体伤害的事件。临床用血不良事件包括输血差错、各种输血不良反应、输血传播疾病、超申请量输血、过度输血以及其他可能导致严重后果输血相关事件，目的是通过持续改进降低输血风险。

　　（5）指导并推动开展自体输血等血液保护及输血新技术。血液保护是指在围手术期的各个不同阶段采取不同的技术或联合使用多种技术进行血液质和量的保护，减少失血，做到少输异体血，甚至不输异体血。具体包括：样本采集控制（医源性贫血控制）、术前预储式自体输血技术、术前通过药物治疗（如促红细胞生成素和铁剂的应用）纠正贫血、术中等容（高容量）血液稀释、术中（术后）自体血的回输技术、血液代用品的使用、合理把握输血指

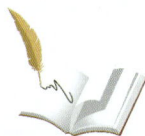

征、成分输血技术、控制性低血压技术、体温保护技术、术中体位的调整、术中止血技术（微创、激光、超声刀等）、止血药物的合理使用等。

（6）承担医疗机构交办的有关临床用血的其他任务。临床用血管理委员会或者临床用血管理工作组还应当承担医疗机构交办的有关临床用血的其他任务。

（二）输血科、血库设置

医疗机构根据其临床输血业务需求设置输血科或血库。设置要求：三级综合医院、三级肿瘤医院、三级心血管病医院、三级血液病医院等用血量较大的各级各类医院应设置输血科；三级中西医结合医院、三级儿童医院、三级传染病医院、二级肿瘤医院、二级综合医院等医院设置血库，用血量较小的医院可与检验科合并设置。

（三）输血科、血库的任务

输血科或血库在医院用血管理委员会的管理架构内，在医院行政部门的指导和授权下，实施具体的用血管理工作。其工作的内容决定临床安全有效输血的水平。同时工作内涵也同样对学科的发展有深远意义。

1. 建立临床用血质量管理体系，推动临床合理用血　这是输血科或血库工作的重中之重，是科室工作的核心，是保证临床安全有效输血的基础。质量管理体系应涵盖输血相关实验室及临床用血两个方面。

在 GB/T19000—2008《质量管理体系基础和术语》中质量管理体系的定义是在质量方面指挥和控制组织的管理体系。临床用血质量管理体系的定义即为指挥和控制输血科或血库建立临床用血质量方针和质量目标并实现这些质量目标的体系。质量管理体系构成包括：组织结构、程序、过程、资源和质量管理体系文件。组织结构包括技术管理组织结构和质量管理组织结构。

2. 负责制订临床用血储备计划，根据血站供血的预警信息和医院的血液库存情况协调临床用血　血液储备是输血科或血库的基本功能之一，是保证正常医疗秩序和安全的重要环节，用血管理委员会依据本医疗机构的医疗实际制定的血液储备指导原则是输血科或血库制定血液库存的重要依据。血液库存的设定可以依据医院三日用血量的平均数或高发急救用血的最大量等相关技术指数并参考供血机构与医院的距离等因素综合制定。

在供血紧张常态化的状况下，保障医疗安全成为用血安全的第一要务，在保证正常的医疗秩序和安全的情况下，如何调配有限的血液资源成为血液储备的核心。输血科或血库应在用血管理委员会的指导下设置适宜本医疗机构急救和诊疗安全的库存模式，确立急救库存及安全库存的储血数量和种类并建立库存分级管理及权限分配，特别是在供血紧张的情况下配合血站的供血预警建立安全协调的供血模式，确定医疗机构内的库存预警及响应机制。

3. 负责血液预订、入库、储存、发放工作　输血科或血库应当根据本院临床用血需求和计划，向血站上报用血计划、进行预订；需特殊稀有血型血液时，应提前预约、确认取血时间。血液入库前要认真验收核对并完成入库登记；血液应分类储存、按照血液失效的先后次序排放，维持保存温度，严格按照各类血液及成分储存期限保存、严格执行报废的报批手续。输血科或血库接受临床医师的输血申请单，核对后进行血液发放工作。

4. 负责输血相关免疫血液学检测　输血科或血库应负责进行输血相关免疫血液学检测即指红细胞、血小板和白细胞血型血清学检测的质量管理。

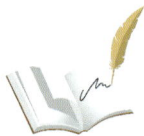

5. 参与推动自体输血等血液保护及输血新技术 输血科或血库工作人员应当与麻醉科等临床医师合作，推动多种血液保护及输血新技术的开展，包括各种减少出血的措施（控制性降压、血液稀释、抬高手术部位、维持正常体温、止血药的应用、微创技术、外科止血技术的改进）、自体血输血（术前储备自体血、术中/术后自体血回输）以及术前纠正贫血及凝血功能障碍等。

6. 参与特殊输血治疗病例的会诊，为临床合理用血提供咨询 输血治疗会诊是临床安全有效输血的重要环节。但目前输血相关的会诊需要规范和建设，特别是输血医师的培养，不仅是输血工作的需要，也是输血医学学科发展的需要。注重输血医师的指导和会诊，确保输血安全有效。输血医学涉及面广，是基础医学和多学科交叉的领域。合格的输血医师应该是复合型人才，是集临床医学、输血医学、血库实验室、血液管理、科研为一体的人才，比临床专科医师或实验室技师标准要求更高。

7. 参与临床用血不良事件的调查 输血不良事件包括输血管理中发现的不符合相关规定，可能引发输血安全的隐患或已导致发生输血安全的相关管理问题及严重输血不良反应。

输血科工作人员应熟悉临床用血不良反应的类型、临床表现及应对措施。发生临床用血不良事件，应按程序立即处理，及时进行研究处理并做好相应记录，并应定期汇总报告相关职能部门。对临床用血不良事件要定期进行讨论，分析发生的原因，研究和总结防范措施、处理方法。

8. 根据临床治疗需要，参与开展血液治疗相关技术 血液治疗相关技术包括血细胞分离、血液成分去除及置换等技术，根据临床治疗的需要，输血科或血库工作人员需要与临床医师合作，参与开展相应的血液治疗技术。

三、科室设备、设施环境管理

（一）设备管理要求

（1）设备应按科室相应职能配置，满足其任务、功能需要与预期使用要求。提供设备的生产商及供应商须具有国家法律法规所规定的相应资质。所有设备必须具有产品注册证、销售许可证和/或生产许可证。

（2）建立和实施设备的确认、维护、校准等管理程序，明确维护和校准周期，使用前须确认设备处于校准正常状态。

（3）关键设备档案应有专人管理，有使用、维护和校准记录。记录包括设备的型号、唯一性标识、维护、校准地点、周期、时间、方法、验收准则、发现问题必须采取的措施等。

（二）设施环境要求

具备与输血科、血库功能和业务相适应、布局合理的工作场所，并符合国家相关标准及生物安全要求。

（1）输血科或血库应按照《医疗机构临床实验室管理办法》第四章医疗机构临床实验室安全管理及《临床实验室安全准则（WST251—2005）》相关规定加强安全管理。

（2）建立消毒与清洁程序，规定消毒与清洁的区域、设备和物品及其消毒清洁方法和频次，保持工作区域卫生符合国家相应要求。

（3）输血科或血库工作场所的布局应满足业务需求，流程合理，采光明亮、空气流通、

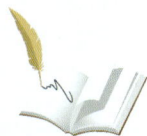

远离污染源，应单独设置生活区和工作区，且符合卫生学要求，便于手术取血。

（4）输血科工作区根据实际工作需要可设置如下室/区：入库前血液处置室、血液标本处理区、储血室、发血室、血型鉴定与配血室、血液治疗室、安全输血相关检测实验室、自身输血采集室、物料储存室、教学示教室、血液信息处理室、免疫血液学实验室、仪器分析室、资料档案室、污物暂存处置室等；生活区可根据实际工作需要可设置如下室/区：学习室（小型会议室）、办公室、值班室、更衣室、卫生间、浴室等。

（5）血库必须明确入库前血液处置区、贮血区、发血区、自体血采集室，其他工作区和生活区可与其他科室共用。

四、科室人员管理

输血科、血库由于其工作特殊性，人员设置应满足计划用血、输血申请审核、血液接收、储存、发放、受血者标本接收、检测、输血治疗、临床输血指导及质量管理等岗位的需求。

（一）人员设置原则

（1）从业人员应为具有国家认定资格的卫生技术人员，其中由高、中、初级不同职称人员按一定比例组成，三级医院输血科一般要求专职人员 8 人以上；血库专职人员 2 人，按工作量增加专兼职人员。

（2）承担临床用血指导评价中心的输血科应设有输血医师，负责开展辖区内医疗机构临床用血相关人员培训；承担辖区内临床用血疑难病例会诊工作；协助输血相关医疗事故调查处理；负责临床输血咨询服务。

（二）人员要求

（1）输血科、血库从业人员应毕业于输血、检验、医疗、护理等专业，并接受相关理论和实践技能的培训和考核。

（2）从事输血科、血库工作人员应当符合下列健康标准：①无精神病史；②无色盲、色弱、双耳听力障碍；③无影响履行输血专业职责的疾病或者功能障碍。

（三）管理人员要求

（1）输血科或血库主任为科室质量第一责任人。

（2）科室应设质量管理小组并设有质量主管负责临床输血质量。质量管理小组主要职能是对科室质量体系进行全面管理和持续改进，确保建立的质量体系有效运行。

（3）质量主管应具有医学或者相关专业本科以上学历，经过质量管理培训，具备临床输血质量管理的专业知识和实践经验。质量主管缺席时，应指定适当的人员代为行使其职责。

（四）人员培训

（1）制定继续教育和新入岗人员培训计划，保证员工得到持续有效的教育和培训。

（2）从业人员必须接受与其所在岗位相关文件和技能的培训，并且经过考核表明能够胜任岗位工作。

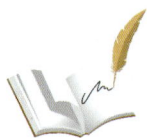

五、质量管理文件

（一）管理基本要求

输血科建立并实施持续改进质量体系。质量体系应覆盖临床输血的整个过程。质量管理文件应覆盖临床输血的整个过程。

（二）质量管理内容

1. 质量管理体系

（1）输血科质量体系应符合相关的法律、法规、标准和规范的要求。

（2）所有科室人员对其职责范围内的质量负责。输血科主任须经质量管理培训，负责质量体系或质量管理文件的建立、实施、监控和持续改进。

（3）输血科应设专人负责临床输血质量管理。

（4）建立和实施临床输血质量体系的监控和持续改进程序，以保证质量体系有效运行。

2. 质量体系文件

（1）输血科必须建立质量体系文件。质量体系文件覆盖临床输血的全过程。质量体系文件应包括质量手册、程序文件、标准操作规程和记录。

血库建立的质量管理文件应纳入所归属科室的质量管理体系。

（2）建立和实施形成文件及文件管理的程序。对文件的编写、审批、发布、发放、使用、更改、回收、保存归档和销毁等进行严格管理，并保留相关记录。使用的文件应为经过批准的现行版本。在实施过程变更前必须对新的或修改的流程和程序进行确认。文件应定期进行评审。

（3）建立实验室程序文件，应包括：标本、仪器、设备与试剂的管理、血液检测方法、质量控制、检测报告与相关记录。

（4）标准操作规程分为仪器操作规程和项目操作规程，内容应包括目的，职责，适用范围，原理，所需设备、材料或试剂，检测环境条件，步骤与方法，结果的判断、分析和报告，质量控制，记录和支持性文件等要素。

（5）在文件正式实施前，应对相关的人员进行培训，评价胜任程度及保存有关记录。保证人员能够在工作场所容易获得与其岗位相关的文件并正确使用。

六、血液库存管理

血液库存在医疗机构绝不是一种被动的单纯仓储作用的管理模式，忽视对输血科血液库存问题的研究和管理不仅会影响医疗机构的血液保障安全，同时会对血站血源的动员招募计划、应急状态下的血液供应及库存设置产生连锁反应。

（一）优化血液库存要素

血液库存管理不仅仅是血液的出入库和贮存温度的监控，重要的是对血液库存数量的优化和血液短贮存天数用出率的提高。其重要的统计评价指标为血液入库频率及短贮存天数用出率，入库频率越低，短贮存天数用出的比率越高说明库存管理优化调控能力越好。库存优化的要素包括：安全储血量、用血调控、择期用血评估、相容性检测项目组合等。

1. 安全储血量 是指库存各型血液的最低贮存量，该数量应能满足医疗机构向血站发

扫码"看一看"

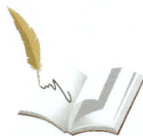

出抢救用血申请后，至血站送血到达或取回血液，并完成血液相容性检测的时间段内抢救时对血液的需求。安全储血量一般不少于 3 天常规医疗用血量。

2. 用血调控　是根据申请用血的方式、数量和病种对血液贮存时间要求，调配相应血液，使血液能在要求的时限内及时发出。原则是在保证治疗效果的前提下，按采血日期先进先出。

3. 择期用血评估　主要针对手术用血，是通过申请用血的各病种的实际用血统计情况对医生申请用血的数量及对血液贮存时间的要求进行分析测算，来确定由血站调配血液的数量，调控库存数量的评估手段。原则是按该病种既往用血数据统计的平均数和手术执行者的用血指征控制水平综合测算，再将全部备血总计后增加一个风险基数，确定为增加库存的血液数量和种类。

4. 相容性检测项目组合　主要决定于是否开展抗体筛选检测。如对用血者和供应的血液均开展抗体筛选检测，则对受血者抗体筛检阴性者的择期手术用血，库存血液不再固定分配至申请备血的每个申请单进行提前交叉配血，而是在临床发出用血要求时，临时选取库存较长的血液进行交叉配血后优先发出，以确保在库血液短贮存天数用出率的提高。

（二）血液预订、入库、贮存

血液预订、入库、贮存管理的内容至少包括如下 4 点。

1. 血液的预订　根据择期用血量、安全库存量和实际库存量进行比较确定补库血液的品种和数量，电话或通过网络向血站预订血液，同时确定取（送）血时间。

2. 全血、血液成分入库前的核对验收

3. 血液入库的登记　血液核对后，需将血液的相关信息进行入库登记。

4. 血液贮存　按 A、B、O、AB 血型将全血、血液成分分别贮存于有明显标识的血库专用冰箱不同层内或不同专用冰箱内。

（三）血液贮存的温度监控

贮血冰箱应均有温度控制（或自动控制）记录和报警装置，其温度监控主要分为两大类，一是冰箱自备的温度显示和温度记录纸；二是单独安装的数字化温度管理系统。

（四）发血

发血管理的内容包括如下。

1. 输血记录单　根据交叉配血结果，确定血液是相合或不相合、或相容或不相容。填写输血记录单后核对发血。相合则可随时发血，相容则应根据临床患者输血治疗的迫切程度和国家规范规定及本医疗机构临床用血管理规定架构下决定是否相容性发血，此属应急用血管理范畴。

2. 发血前核对　接到取血单后，按照输血记录单上献血者相关信息从贮血冰箱中取出相对应的血液成分。取出前首先通过血浆与红细胞分界来认真观察献血者血液有无溶血现象，确认无误后取出血液检查是否存在凝血块或有肉眼可见的细菌污染表现；检查血袋有无渗漏；认真核对血袋标识是否清晰，与输血记录单（发血单）是否完全对应。再次核对与受血者血型及与既往血型（电脑里存档）是否一致。无误后与输血记录单（发血单）一起放入专用运送箱内，发放血液。

（五）血液库存统计

建立并实施血液库存统计程序，内容包括：血液库存、患者用血、血液入库、血液出

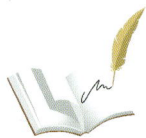

库的详细信息。通过库存统计确定血液的分配、与血站预订血液的种类和数量。使用计算机管理后可通过库存管理统计完成相关的查询功能，如患者用血量、病种用血量、病房用血量等。

按天、月、年的时间间隔，对血液及成分的出入库及库存进行用血统计和核对并按以上分类进行汇总。

七、用血过程管理

（一）管理基本要求

建立覆盖输血全过程的输血管理程序，确保临床安全有效输血。

（二）过程管理

1. 输血治疗决策　临床医生在决策为患者选择输注异体血治疗时，除结合临床指征外还应综合考虑以下几个方面的因素：临床整体治疗进程的时限；异体输血是否是对该患者最合适的治疗方法，输血是否为唯一可选择的决定；是否有其他有效方法替代异体输血；输血治疗的缺陷和血液成分的潜在危害；血液成分的质量和安全性如何；输血的风险能否被避免或减少到最小；血液成分的剂量是多少；标示的是何种成分；应该如何管理和监控血液成分；在临床可接受的时限内纠正血液学的不足有无特效疗法；患者是否应完全知晓医疗决定，潜在的益处和风险，患者是否拒绝输血等。

2. 输血知情告知　建立并实施输血告知程序，签署《输血治疗知情同意书》。至少包括：输血目的、输血方式的选择、输血品种、输血的风险、患者或受委托人是否同意等。无自主意识患者且无家属签字的紧急输血，以患者治疗利益最大原则决定输血方案，报医疗机构医务部门或主管领导批准后实施，备案并记入病历。在临床情况不确定时，以不输血为首选原则。签署《输血治疗知情同意书》是输血治疗过程中重要的医疗环节，一方面证明受血者或被授权人了解输血相关的风险，是对患者在医疗行为中个性化权利的尊重，是对患者自主权和自我决定权的保护；另一方面是医生履行对患者进行输血治疗的告知义务，对医疗机构和医护人员可起到减少纠纷，规避风险的作用。

3. 输血申请　《临床输血申请单》应由主治医师以上主管医师申请，连同受血者血标本于预定输血日期前送交输血科（血库）备血。申请单内容至少包括：受血者姓名、性别、年龄、病案号、科别、病区、床号、临床诊断、输血目的、既往输血史、妊娠史、受血者属地、预定输血成分、预定输血量、预定输血日期、受血者血型、血红蛋白、HCT、PLT、ALT、HBsAg、Anti – HCV、Anti – HIV1/2、梅毒、申请医师签字、上级医师审核签字、申请日期等。

4. 输血申请单的审核　输血科应对输血申请单进行审核，内容包括：受血者个人信息，血型，临床诊断，输血指征、目的等。如果发现属于不合理输血或有其他疑问时，应当及时与临床联系。

5. 血液成分的选择　根据临床输血目的确定最适当的血液成分用于最需要的患者，同时根据病种选择相应库存时间的血液，对库存时间无要求的病种输血时，按采血日期采用先进先出的原则，避免血液过期而浪费血液。

6. 发血与领血　建立并实施发血与领血程序。取血人持取血单到输血科（血库）取血，发血人将核对完毕的输血记录单和相应血液成分移交给取血者，取血人认真核对相关内容

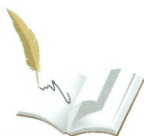

257

全部无误后双方在输血记录单上签字。

7. 临床核对与输血

(1)取血回病房后应当立即把血液送到输血护士手中,并做好交接手续。取回的血应尽快输用,不得自行贮血。

(2)输血前由两名医护人员核对输血记录单及血袋标签各项内容,检查血袋有无破损渗漏,血液颜色是否正常,准确无误方可输血。

(3)输用前将血袋内的成分轻轻混匀,避免剧烈震荡。血液内不得加入任何药物,如需稀释只能用静脉注射生理盐水。

(4)开始输血时,由两名医护人员携带病历共同到患者床旁核对,确认与输血记录单相符,再次核对血液后,用符合标准的输血器进行输血。输血前应记录患者的生命体征。

(5)输血过程应先慢后快,再根据病情和年龄选择适宜的输注速度,并严密观察受血者有无输血不良反应,如出现异常情况应及时处理。

(6)输血完毕,医护人员应认真填写输血反应回报单,对有输血反应的回报单应立即送达输血科(血库)进行相关检测验证。医护人员将输血记录单贴在病历中。

8. 输血病历记录　输血完成后,主管医生应对输血相关情况在病历中进行详细记录。包括输血时间、输注血液的血型、成分种类、血量、输注过程是否顺利、是否有输血反应等。病程记录中应对输血疗效进行描述。护理记录中负责护士应对血液输注进行记录和签字。

9. 输血指征控制及效果评价　输血指征控制是通过对申请单的审核、输血前相关检测项目及对输注后输血效果指标的监测,对临床输血是否合理和患者输注效果的管理过程,目的是节约血液资源,控制输血风险。包括:输血决策条件分析,输血前相关指标检测,全血及成分血的适应证符合率,血液输注效果评价,单病种用血分析,临床专业科室用血分析等相关控制管理指标。

第二节　临床输血相容性试验质量控制

输血相容性试验是临床输血前最后一个关键环节,质量水平直接决定输血安全,高质量的检测能最大程度地减少输血风险。检测结果对临床医生来说,即为确诊结果,其检测结果决定临床是否进行输血治疗。

一、输血相容性试验管理

(一)管理基本要求

建立和实施血液相容性检测的程序。为确保输血安全有效,应根据临床诊断和治疗情况选择适宜的相容性检测项目和方法。常规选择输注全血,红细胞、白细胞、血小板、血浆等成分应进行 ABO 血型和 RhD 血型同型相容性检测。

(二)过程管理

1. 建立和实施检测项目组合管理程序　内容包括依据预定输血成分决定的相容性检测组合,以及根据检测结果确定的继续增加检测的项目。其各种检测组合如下。

(1)申请含有红细胞成分项目组合为　受血者 ABO 正反定型、RhD 血型测定、抗体筛

扫码"学一学"

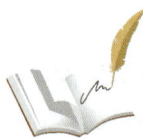

检；供血者 ABO 血型正反定型复核、RhD 血型复核；主、次侧交叉配血。

（2）申请血浆时项目组合为 应做受血者 ABO 正反定型、RhD 血型测定；宜做供血者 ABO 血型反定型复核；次侧交叉配血。

（3）申请血小板时项目组合为 应做受血者 ABO 正反定型、RhD 血型测定；宜做供血者 ABO 血型反定型复核，血小板血清学交叉配血。

（4）抗筛阳性结果时，进行抗体鉴定，同时对供血者进行阳性抗体对应的抗原测定，抗原阴性的供血者与受血者进行主次侧交叉配血。

（5）ABO 正反定型不符时，进行疑难血型鉴定（含亚型），正定型增加抗 - A$_1$ 和抗 - H，反定型增加 A$_2$、O 细胞进行检测，确定血型后选择相同或交叉配血相容的血液进行输血。

2. 建立和实施受血者血标本采集与送检标准操作规程 包括患者采血前准备，标本采集、运送、接收与储存等影响检测质量的相关环节。

3. 建立受血者血液检测实验的血标本采集程序 根据受血者情况制定血液检测实验血标本采集时限。包括确定输血后，医护人员持输血申请单，床旁当面核对患者姓名、性别、病案号、病区床号、血型、试管标签；实施血标本采集时再次核对试管标签。由医护人员或专门人员将受血者血标本与输血申请单送交输血科（血库），双方进行逐项核对，并签收。

4. 建立标本的接收和保存管理程序 包括标本的标识、状态、与申请单是否一致、重抽血液标本的条件，标本的保存条件及时限等。输血科（血库）必须只接收完整、准确和标识清晰的血标本，必须确认输血申请单的所有识别信息与血标本标签内容一致，当发现不一致或有疑问，必须另外抽取血标本。

5. 建立和实施输血前相关检测管理程序 选择正确的检测项目和方法，确保检测条件、人员、操作、设备、结果判读以及检测数据传输等符合要求。

6. 建立和实施血液相容性检测的程序 为确保输血安全有效，应根据临床诊断和治疗情况选择适宜的相容性检测项目和方法。

（1）预期输血的患者应进行 ABO、RhD 血型检测。输血前受血者应再次进行 ABO 正定型、反定型，RhD 血型复核检测。

（2）交叉配血前对受血者血标本可进行抗体筛选检测，当受血者、供血者血标本抗体筛选检测均为阴性时，可采用盐水交叉配血方法。若未进行供血者或受血者抗体筛选检测，交叉配血试验必须采用能检出不完全抗体的配血方法。

7. 建立和实施与检测项目相适应的室内质量控制程序 以保证检测结果达到预期的质量标准，应包括：质控品的技术规则定义、质控品常规使用前的确认、实施质控的频次、质控品检测数据的适当分析方法、质控规则的选定、试验有效性判断的标准、失控的判定标准、调查分析、处理和记录。

8. 输血科（血库）应参加经国家卫生健康委员会认定的室间质量评价机构组织的输血前相关血液检测室间质量评价

（1）输血科（血库）参加室间质量评价应当按常规检测方法与常规检测标本同时进行，不得另选检测系统，保证检测结果的真实性。输血科（血库）对于室间质量评价不合格的项目，应当及时查找原因，采取纠正措施。

（2）输血科（血库）应当将尚未开展室间质量评价的检测项目与同级别或上级别的输血

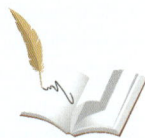

科(血库)的同类项目进行比对，或者用其他方法验证其结果的可靠性。检测项目比对有困难时，输血科(血库)应当对方法学进行评价，包括准确性、精密度、特异性、稳定性、抗干扰性、参考范围等，并有质量保证措施。

9. 建立和实施检测报告签发的管理程序 对检测报告的责任人及其职责、检测结果分析、检测结论判定标准和检测报告的时间、方式和内容等做出明确规定。

(1)检测结果的分析和检测结论的判定应由经过培训和评估可以胜任并得到授权的技术人员进行。

(2)签发报告前，应对整个检测过程以及关键控制点进行检查，以确定检测过程的正确性和有效性。

(3)检测报告应完整、明晰。检测报告至少应包括检测实验室名称、受血者血标本信息、送检时间、检测项目、检测日期、检测方法、检测结论、检测者签名，复核者签名和签发时间。

10. 建立和实施检测后标本的保存管理程序 检测后标本的保存时间应符合国家有关规定。建立标本的保存记录。

11. 建立和实施标本的销毁程序，保存标本的销毁记录

二、输血相容性试验室内质量控制

输血相容性试验室内质量控制是在保障发出血液的目标前提下，根据红细胞血型抗原抗体反应的特点，结合检测项目的组合，针对性地设计质控原则，制备质控品，在监测特异性和检测能力的框架下，对检测过程中的人员操作、检测方法、试剂和设备等过程环节的监控。

(一) 输血相容性检测室内质控关键要素的确立

1. 输血相容性检测质量范围

(1)红细胞相容性检测 包括 ABO 正反定型、RhD 血型鉴定、抗体筛查和交叉配血试验。

(2)检测方法中的质控环节 相容性检测的方法包括盐水介质法和不完全抗体检测介质法，后者中常用的有凝聚胺介质、抗人球介质、蛋白酶介质，检测技术则有玻片法、试管法、微柱凝集法和微孔板法。

抗原抗体反应检测关键控制环节主要包括：①血清和红细胞比例；②抗体种类；③细胞悬液浓度；④检测介质如蛋白含量、离子强度、增强介质的种类；⑤温度和孵育时间；⑥适当离心条件；⑦正确的条件下使用试剂；⑧准确的判读并解释凝集反应。

正确的检测条件对可靠的检测结果是十分必要的。确保正确的技术需要对这些检测条件和红细胞血型的相关知识进行全面质量控制。此外确保检测技术质量还需要考虑抗血清品种、检测方法的选择及严格按照生产厂家的指导说明操作等相关因素。

2. 质控细胞试剂设计要素

(1)抗原在人群中的分布频率 例如：Rh 血型中 e 抗原阴性(R2R2)在人群中约占2%；$K+$约为9%；$k-$约为2%。

(2)抗体出现频率 出现频率高的如抗 $-K$、抗 $-D$、抗 $-E$、抗 $-Fy^b$、抗 $-Fy^a$、抗 $-Jk^b$、抗 $-c$、抗 $-C$ 等。

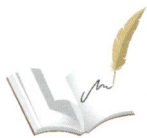

（3）联合抗体的频率 联合抗体的频率与人群的抗原频率和免疫原性有关。如：Fy^b 免疫原性较弱，但其抗体发生频率相对较高，甚至多次报道发现此极少发生的抗体。K 抗原人群发现频率较低，但它的免疫原性较强。多种抗体一般出现在多种抗原多次重复免疫。如抗 $-Fy^b$ 或抗 $-Jk^b$ 常伴随其他抗体一同出现。同其他频率较低的抗原更有可能产生联合抗体。

（4）所针对的患者人群 多次输血者或多次妊娠者可产生许多血清学问题。

3. 检测项目中的关键要素

（1）ABO 血型 ABO 正反定型检测方法均为盐水介质，不需对不完全抗体介质进行验证。正定型验证抗 $-A$，抗 $-B$，抗 $-A,B$ 的反应性符合试剂说明书的要求标准，一般用本实验室常规工作选用的方法（如试管法）对抗体效价和亲和力两个指标来进行评价。反定型验证细胞 A_1、A_2、B、O 对固定效价抗血清的反应性，方法选择也是用本实验室常规工作选用的方法（如试管法）对细胞凝集强度（亲和力）来进行评价。

（2）RhD 血型 检测方法有盐水介质和不完全抗体检测介质，检测细胞包括 D 阳性和 D 阴性细胞，选用本实验室常规工作选用的方法（如盐水试管法和聚凝胺法）对抗体效价和亲和力两个指标来进行评价。

（3）抗体筛选细胞 检测方法有盐水介质和不完全抗体检测介质，选择一种常见的有临床意义的意外抗体（如抗 $-E$）测定抗体筛选细胞的反应性是否符合筛选谱表，同时在不完全抗体检测介质中进行与抗 $-A$、抗 $-B$ 的反应性的排除试验。

4. 输血相容性检测室内质控原则

（1）ABO 血型测定 质控品设计以能检出为原则，按照血清试剂反应标准反应强度设置 3＋为最低检出标准，检测频次为每天工作人员开始检测工作前时。

（2）RhD 测定 质控品设计以能检出为原则，按照血清试剂反应标准反应强度设置与阳性细胞 2＋为最低检出标准，阴性细胞同时测定为阴性。检测频次为每天工作人员开始检测工作前时。

（3）抗体筛选 包括高低值两种血清，低值血清设置反应度为 ±，并且定义本实验室质控反应的结果判定原则和检测有效的明确界定，检测频率为每批次检测。

（4）交叉配血方法 为特定抗体检测的有效性测定，检测频率为每天工作人员开始检测工作前。

5. 质控品的技术原则

质控品由一组细胞和一组血清共同组成一套质控品或全血样本来实现检测质量控制，如可能应尽可能减少血清和细胞个数，以降低检测成本和降低工作强度。要按照相关规定，确定检测范围。如按照原卫生部《临床输血技术规范》要求，进行 ABO、RhD、抗体筛检和交叉配血的测定，因此 IQC 的检测范围应至少包括：

（1）质控血清 至少含有抗 $-A$、抗 $-A_1$、抗 $-B$、抗 $-D$，其反应强度满足试剂血清国家标准的要求；可与抗筛细胞反应的一种 IgG 抗体，其 IgG 抗体反应强度为一高一低，高反应强度原则为 2＋，低反应强度最佳为实验室所选方法检测的临界值，强度为（＋／－）。

（2）质控细胞 至少分别表达 A_1、B 和 D 三种抗原，其反应性有明确控制，同时有阴性抗原细胞的对照测定。

6. 质控品技术组合 按照以上关键要素和质控原则，可由一组（一般两个）质控血清和一组（一般 2～3 个）质控细胞完成全部 IQC 需求。

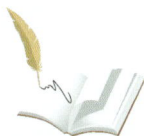

（1）质控血清　阳性血清含有抗－A、抗－A$_1$、抗－B，可与抗体筛选细胞反应的一种强阳性 IgG 抗体；弱阳性血清不含有抗－A、抗－A$_1$、抗－B，仅含有可与抗体筛选细胞反应的一种弱阳性 IgG 抗体。

（2）质控细胞　阳性细胞分别表达 A、B、D 三种抗原（即 A 型 D 阴性细胞、B 型 D 阴性细胞、O 型 D 阳性细胞）；阴性细胞不含有 A、B、D 三种抗原（即 O 型 D 阴性细胞）。

7. 实施室内质控的时效　实验室一般定义在每天开始实验时进行全面 IQC 测试，有效时间为 24 小时，如经论证检测条件对检测过程影响在允许范围，且工作量较小，可以将有效时间延长至 48 小时或者 72 小时。但工作中有以下情况时应重新测定室内质控的下列各项相关单项或全项检测：

(1) 自动化仪器重新开机后再次开始工作前。

(2) 检测过程中更换试剂批号。

(3) 重新更换实验材料如新开启同一批号的一瓶新的试剂。

(4) 更换另外的仪器设备或加样设备等。

8. IQC 记录　最好以表格形式记录全部内容。记录内容至少包括：批号（是否更换新的批号）、试剂效期、生产厂商、质控结果（反应格局及是否通过质控）、失控原因及分析、日期及检测者签名。

（二）室内质量控制程序

1. 开展室内质控的准备工作

（1）普及质量控制工作　对实验室全员进行质量控制相关理论知识和重要性的培训，培训内容包括相容性检测项目的基本原理、检测项目的临床意义；熟悉检测技巧、了解易出差错的环节及难点；熟悉检测试剂性能包括试剂盒组成；熟悉检测仪器的原理及性能；掌握结果分析处理的能力和质量控制知识；某些特殊项目检测如疑难血型和疑难配血的处理程序等。

（2）对仪器进行检查和校正　对实验室常用仪器设备进行检查和校正，如专用离心机、移液器、孵育箱、全(半)自动血库系统等。

专用离心机：每半年检查一次，质量参数离心机转速和离心时间，其质量标准为规定转速 ±50r/min，规定时间 ±0.5 秒。

温度计和移液器为国家强检计量，每年送专门机构校验并粘贴合格标识。

水浴箱或孵育箱：每 3 个月用校准后的温度计对照观察，允许误差：±0.5℃。

全自动设备由仪器设备的供应商提供评估、确认、维护、校准的相关服务并提供相应的报告。

2. 制定本实验室室内质控的 SOP　依照本实验室的所用试剂、所选方法、所用设备、所用质控品制定本实验室室内质控 SOP，内容应包括：质控品常规使用前的确认、实施质控的频次、质控品检测数据的适当分析方法、质控规则确定、试验有效性判断的标准、失控的判定标准、调查分析、处理和记录等全部内容。

3. 内部质控品的选择　质控品是专门用于质量控制目的的标本或溶液；质控品不同于校准品。质控品绝不能作为校准品用。室内质控的质控品主要有以下来源，实验室自制、QC 计划的提供者、商品选购。

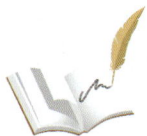

（1）自制内部质控品的需遵从重要特性　与检测标本相似（同质）其行为表现与真正的标本相同；测定值应处于能发现变异的水平；可大量提供；性能稳定；以小量分装贮存。

（2）商品室内质控品的控制特点各有不同，选择时可参考说明书进行测定并编制操作规程。

4. 质控品的正确使用与保存　严格按质控品说明书操作；质控品应严格按说明书规定的方法保存，不使用过期质控品；质控品要在与患者标本同样测定条件下测定。

5. 按照室内质控 SOP 进行操作并做好记录　按以上内容建立记录表格，内容应包括：试剂（表格中包括全部试剂）名称（生产厂商）、批号（是否更换新的批号）、效期、质控品测定结果、质控通过／不通过、失控原因及分析、质控品的反应格局、日期及检测者签名。

6. 室内质控的注意事项　①不能每天随机选择 A、B 细胞不进行确证即作为质控细胞使用；②不能每天随机选择抗－A、抗－B 血清不进行效价验证确证即作为质控血清使用；③不能随机选取 O 型细胞，不进行临床有意义血型系统抗原的验证即作为抗筛细胞进行相关检测；④商品化室内质控品使用时注意不要污染；⑤商品化室内质控品分装时要注意标识清楚。

（三）相容性检测室内质控失控分析

操作者在测定质控时，如果发现质控数据违背了质控规则，应填写失控报告单。失控的原因包括操作失误、试剂、质控品失效、仪器维护不良以及质控测定不当等。失控后的处理：

（1）重新测定同一质控品，主要目的是查明是否有人为误差，另外还可以查出偶然误差，即重测的结果在允许范围内（在控）。如果重测的结果不在允许范围内，则可以进行下一步操作。

（2）新开一瓶质控品，重新测定失控项目。如果结果正常，说明原来那瓶质控品可能过期或在室温放置时间过长而变质，或者被污染。如果仍然不在允许范围，则进行下一步。

（3）维护仪器，重测失控项目。检查仪器状态，对仪器进行清洗等维护。检查试剂，此时可更换试剂以查明原因。如结果仍不在允许范围，则进行下一步。

（4）请专家帮助。如果前几步都未能得到在控结果，那就有可能是仪器或试剂的原因，应积极和仪器或试剂厂家联系。

三、输血相容性试验室间质量评价

室间质量评价（EQC）是利用实验室间的比对来确定实验室能力的活动，它是为确保实验室维持较高的检测水平而对其能力进行考核、监督和确认的一种活动。室间质量评价也被称作能力验证。输血相容性 EQA 是由国家卫生健康委员会临床检验中心采用一系列的方法，定期、连续、客观地评价各实验室的实验结果。以发现 IQC 不易察觉的不准确性，了解各实验室之间结果的差异，帮助校正实验结果的准确性，提高实验室之间结果的可比性，从而提高本地区、本省或全国输血相容性检测实验室的检测水平。

（一）输血相容性室间质量评价的发展

我国已开展输血相容性检测 EQA 工作，包括：ABO 正定型、ABO 反定型、RhD 血型、抗体筛选和交叉配血五个检测项目。

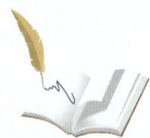

（二）输血相容性室间质量评价的组织工作流程

见图 15 - 1。

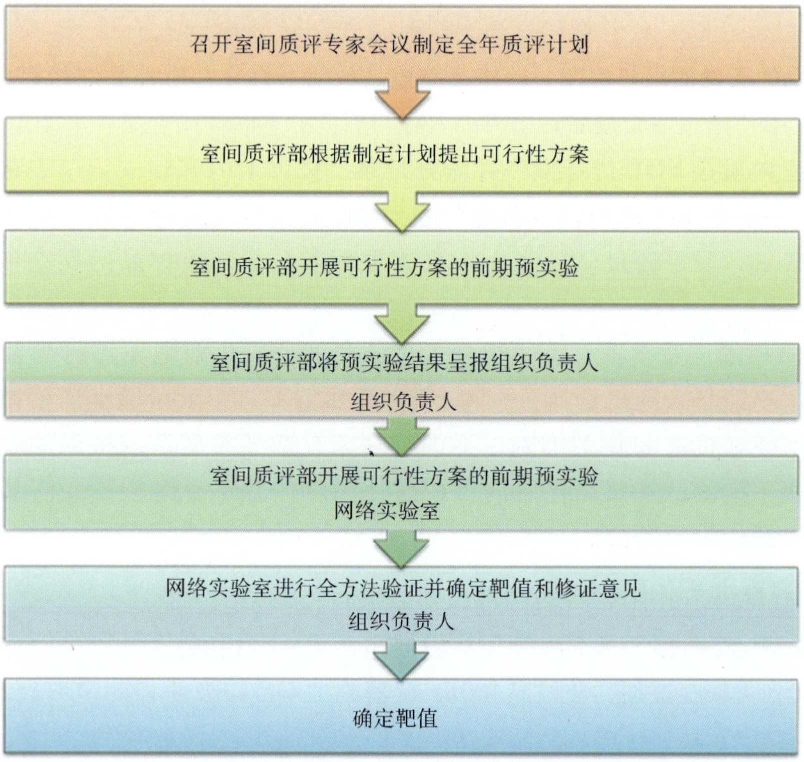

图 15 - 1　输血相容性空间质量评价的组织工作流程

（三）输血相容性室间质量评价的意义和作用

在实验室质量管理中，EQA 意义重大而受到密切关注，是实验室质量保证的重要组成部分，是多家实验室分析同一标本并由外部独立机构收集和反馈实验室上报结果来评价实验室操作的过程，EQA 也被称作能力验证，是通过实验室间的比对判定实验室的校准/检测能力的活动。输血相容性检测项目就是为了安全、有效输注血液而设计的，其室间质量评价计划的开展可以帮助输血科（血库）实验室提高输血相容性检测质量水平。输血相容性检测室间质量评价是对输血科（血库）实验室输血相容性检测的能力、水平做出分析、评价或鉴定。评价的意义在于：揭示实验室间的质量管理能力、检测质量的水平和差异，通过参加室间质量评价工作分析自身实验室存在的问题，发现影响输血相容性检测质量的原因，采取相应的措施和查出影响检测质量的因素，按照相关技术规范的要求：制定、确立适合本实验室开展的输血相容性检测项目、检测方法，减少无关的检测费用。建立、完善实验室质量管理体系，加强自身保护意识，避免不必要的医疗纠纷。根据中国原卫生部［卫医发］2006 第 73 号《医疗机构临床实验室管理办法》、［卫医发］2005 第 104 号《医院管理评价指南（试行）》的要求，医疗机构输血科检测项目须参加室间质量评价活动。综上所述，输血相容性检测室间质量评价对输血科（血库）实验室的质量管理、检测能力水平以及监控其持续改进与发展，都具有重要意义。

开展 EQA 的意义主要体现在以下几个方面：①协助卫生行政部门完善医疗机构输血科设置、技术准入工作；②规范行业管理标准及输血实验室的检测方法，加速行业建设；③

质控中心的建立，为输血行业提供咨询与交流平台；④对实验室进行监控，发现实验步骤中存在的问题，对各参评单位在实际工作中遇到的问题给予咨询和帮助；⑤与其他实验室进行比较，推荐血清学的新方法；针对实验室所用的方法、试剂、技术等提出建议。

开展 EQA 的作用主要体现在以下几个方面：①识别实验室间的差异，评价实验室的检测能力；②识别问题并采取相应的改进措施；③改进分析能力和实验方法；④确定重点投入和培训需求；⑤实验室质量的客观证据；⑥支持实验室认可；⑦增加实验室用户的信心；⑧实验室质量保证的外部监督工具。

（四）输血相容性检测 EQA 项目的建立

1. 输血相容性检测室间质量控制评价方案的建立　依据原卫生部《临床输血技术规范》参考 AABB 血液检验室间质量评价方案，结合全国相容性检测的实际情况建立。通过每年向全国参评实验室发放质控样品，客观地评价各实验室的检测结果，通过这种回顾性评价，建立实验室间的比对。

2. 输血相容性检测室间质量评价项目　现已在全国范围内开展的室间质量评价项目有：ABO 正定型、ABO 反定型、RhD 血型、抗体筛检和交叉配血五个检测项目均为定性实验，每个检测项目提供 5 个检测样本，根据现阶段技术条件和参评实验室的检测状况，采用分样标本方式，对质控品的检测仅限于实验结果的表现（用于记我所做，记我所见），对结果不进行综合结果分析的实验室间的比对模式。

3. 室间质评样本的检测要求

（1）参评者收到质控样本时，需要核对各种相关信息是否与质评计划一致。

（2）参评实验室对待质控样本应与临床患者标本进行同样的处理，不能特殊对待。

（3）质控样本的检测必须采用本实验室的常规方式进行。

（4）参评实验室必须按照 EQA 计划进行相关项目的检测与回报。

（5）各参评实验室不能在规定检测与回报时间内进行相互交流。

（6）参评实验室应制定本实验室的室间检测程序文件，记录整个检测过程，并保留原始单据。对上报质控结果进行复印保留至少 2 年。

（五）导致室间质量评价失败的主要原因

（1）检测仪器未经校准或有效维护。

（2）室内质控失控。

（3）试剂质量不稳定。

（4）实验人员的能力不能满足实验要求。

（5）上报结果抄写错误。

（6）EQA 样本处理不当。

（7）EQA 样本本身存在质量问题。

第三节　患者血液管理

患者血液管理不是一种"替代方案"，而是针对患者治疗的准则，减少或避免异体输血，进而达到改善患者预后的目的，是一种以病人为中心，多学科、多形式、有计划的诊疗方法。血液管理（blood management）是整合现有的技术和方法，减少或完全不输异体血，

扫码"学一学"

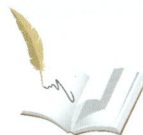

是以患者转归为中心，对患者实施多学科、多模式和有计划的血液保护措施。血液管理需要全面理解血液和输血，除了掌握各种输血相关技术实际应用之外，还兼顾哲学、生物学、生理学和伦理学等方面的内容。

随着人们对输血风险防范的加强及安全有效输血认识的提高，无血手术、无血医院等管理项目开始出现，这些均是不同侧重面的血液管理项目，国外学者整合所有相关要素提出了血液管理的项目管理概念(blood management)。血液管理是将合理的输血实践和血液保护工作整合在一起，通过避免不必要的失血或提高患者的血红蛋白水平以及改善患者贫血和凝血障碍来改善预后，目的是让患者经受最小的风险和得到最大的利益。谈到项目管理，就需要有组织的开展工作，设立输血管理项目最主要是取得医疗机构领导的重视和支持，依托医院用血管理委员会、医务处和输血科开展工作。其灵魂和核心是与医疗机构内各部门之间进行沟通协调的部门或专门人员，在国内目前状况下，最适合的人选为输血科的输血医师。用血管理组织负责制定本医院的输血指征、输血相关的制度和规定、临床各科室实施血液管理具体措施；组织相关医护人员输血知识培训，更新临床医生的输血观念；建立临床用血评价考核体系；定期检查、评估现有血液管理措施执行情况，并提出改进措施，始终保持管理措施有效运行。

血液管理组织成员应包括医院领导、管理人员、各学科专家、医师、护士、输血科及其他人员。血液管理组织应由专人负责。多部门的有效协作是血液管理成功的关键，共同参与，最终达到：减少失血、减少输血、降低并发症、改善患者预后的目的。

血液管理与血液保护的差别在于：①它的基本精神是以患者为中心，以改善患者转归为目的；②尽可能做到无血医疗；③强调多学科联合，即麻醉科、外科、ICU、输血科和内科共同致力于血液保护，其中不仅是主治医师，还应包括住院医师和护士等各层次人员；④它强调领导的组织、协调与监督，加大输血指南的执行力和输血风险管控；⑤强调多模式的血液保护及干预，不断研究和推广减少失血的新技术。

血液管理的主要技术包括贫血耐受的利用、造血的优化、液体疗法、积极止血、患者术前评估、医源性失血控制、围手术期血液保护、自体输血、输血指征控制及用血评价等管理内容。

1. 造血的干预 生血药物治疗进行性贫血及生长因子对不同血液成分的调节对血液管理至关重要，准确合理地使用此类药物可减少患者输血的风险。主要包括：红细胞生成素、红细胞生成刺激蛋白、合成代谢类固醇、催乳素、铁剂、铜剂、叶酸、维生素 B_{12}、造血细胞生长因子等。

2. 液体疗法 维持正常的循环血量对生命而言至关重要，及时补充所需液体及电解质是挽救患者生命时首选的疗法。血管内液体除了能够扩充血容量外还具有运输、代谢、与机体内水电解质保持平衡、影响循环、凝集及血液流变学等作用。主要包括血浆代用品、晶体液、胶体液的容量治疗。

3. 止血 止血是减少患者失血的最直接最有效的技术之一，主要包括药物性止血和物理性止血。药物性止血包括全身性止血药物和局部止血剂。

4. 患者术前评估 以尽量避免异体输血为目的，对患者进行病史了解、检查、血容量及允许失血量计算、制定血液保护治疗计划及患者教育等一系列活动。

5. 医源性失血控制 是指将由于医疗干预而失血，少量多次医源性失血累积导致患者贫血降到最低的方法，包括样本采集控制、卧床患者失血控制、患者应激性失血控制、介

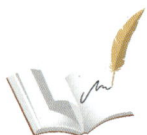

入诊断导致失血的预防、药物治疗造成失血的预防及失血时间的控制等管理方法。

6. 围手术期血液保护　是术前、术中、术后以减少出血、降低输血的一系列技术和管理措施。包括术前血液保护措施、术中药物血液保护方法、术中血液制品应用的管理、指征控制、术中血液回收及术后管理等。

7. 输血指征控制及用血评价　是指以降低输血量为目的的对不同输血患者制定相应指征控制标准及建立患者用血后效果的评价指标的管理措施。

第四节　血液预警

扫码"学一学"

血液预警可分为血液预警系统和血液库存预警系统，血液预警系统更确切的可称为血液不良反应监测系统。

一、血液预警系统

血液预警系统(血液不良反应监测系统)，是近年来在一些比较发达的国家和地区出现的为保障血液安全而建立的信息反馈系统。是由全行业相关人员通过共同认可的程序，来完成对临床输血的指导及输血不良反应的报告、追踪、鉴定与处理的血液管理与监控系统。

建立血液预警系统(血液不良反应监测系统)，可加强和规范血液调控，合理利用血液这一稀缺资源，通过监控临床输血反应，对输血不良反应进行数据收集、储存、分析与处理，从血液的采集到受血者追踪整个过程进行有效的监督和预警，逐步降低输血不良反应的发生率，提高社会公众对血液安全的信任度，体现政府对公共卫生事业的支持效果。通过监测、收集和分析输血反应信息，了解输血反应发生的频率和范围，提高对治疗结果的全面了解，有助于促进血站对血液质量保证的持续改进，尽最大的努力提高输血的安全性和公众信任度。

血液预警系统(血液不良反应监测系统)的内容包括对输血所产生的不良、意外反应的信息进行查询、收集和分析等。为了促进血液安全，血液预警系统还发挥以下的作用：向有关部门提供来源可靠的发生输血不良反应的情况；为预防再次出现不良反应而提出纠正措施；用已发生的不良反应实例来警示医疗和输血服务机构，这些实例包括与感染性疾病传播有关的、与血袋、保存液和血液加工过程有关的等等。

血液预警系统(血液不良反应监测系统)不仅仅注重受血者发生的不良反应。由于输血不良反应可以由采供血过程中的任何一个环节的失误而引发，所以血液预警系统的范围应包括全部的采供血过程，即从选择献血者开始一直到为患者输血的整个过程。

1. 血液监测网络的建立　血液监测工作可由相应的国家级主管部门负责。血液监测的网络系统应能将主管部门与医院和输血服务机构各自有关的工作具体地联系起来。

2. 血液信息溯源　血液信息要求能够追踪溯源，确定发放的每一袋血液用于哪一位患者；反过来获得授权还能够确定用于患者的血液分别来自哪一位献血者。通过回顾分析表明，如果仅知道分发成分血给患者是不能做好追踪工作的。临床在进行输血治疗后，有必要向输血服务机构积极反馈信息，这种信息应是完整和可靠的，反映了患者输血的结果。溯源的资料还可以包括急性不良反应转归的相关信息。

3. 输血服务机构之间的合作　输血服务机构间紧密合作是做好对输血不良反应的报告和分析的必然之路。其基础工作是确保对任何输血不良反应做完整的调查。在输血服务机

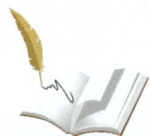

构参与调查的人员可以是负责提供血液成分的医生，或专门负责血液预警工作的医生；在医疗机构参与的人员可以是患者的主管医生，或负责实验室调查的医生，或专门负责血液预警工作的医生。需要特别强调的是，报告不良反应案例的责任不是指对患者治疗的责任。

4. 报告内容及规范要求　血液预警网络的所有机构所出具的报告应采用相同方式，这意味着不仅报告要使用统一格式，而且对报告人要进行相应内容的培训，以保证所有参与者都以相同规范来报告所遇到的案例。专门负责血液预警工作的医生应负责血液预警的报告。此外，为了在实际工作中做到报告规范，在建立网络之初就需要有完善的培训策略。

报告内容必须包含：输血后患者的信息、血液成分信息、不良反应严重程度的分级及不良反应的原因等。

5. 资料统计分析　所有的报告都应在汇入血液预警资料库之前进行认真的分析，这些资料可供不同的层次使用：如供采供血机构使用；供地区范围使用；供国家层面或国际上使用。无论血液预警网络有多大，每个参与机构都应不断地积累自己的资料。

6. 实施血液预警的相关原则　实施血液预警须符合以下相关原则：①保密原则：数据采集是匿名方式，只对输血链成员按各自的权限开放和共享；②免责原则：输血事件相关信息的收集和处理是为了更好的改进工作、保证血液质量和安全，而不是为了处罚相关的单位/个人；③义务原则：须主动上报职责范围内所发生的输血事件，否则将追究故意瞒报和漏报的行为。

二、血液库存预警

血液库存预警是为保障临床安全及时用血建立库存血液数量调控的动态预警机制，是指为提高血液应急保障能力，积极防范和及时处置各种风险因素，迅速、高效、有序、安全地满足临床日常用血及突发急救用血的需求，保证正常医疗秩序和医疗安全，血站根据采供血状况，如血液库存水平、临床订血的满足率及连续几天采血量的升降变化情况，确定预警的级别及启动时限，通过不同职能部门对用血医疗机构启动或关闭分级告警，用血医疗机构根据预警级别在临床采取不同调控措施进行响应的一种互动机制。

预警方案应涵盖组织机构及职责、预警监测指标、预警级别及管理、应急响应分级与管理等相关内容。

本 章 小 结

临床用血的管理及质量控制是输血医学的重要组成部分，决定了输血治疗的价值体现，在医疗工作中其法规的依从性远高于其他专业。

本章通过对临床用血管理的管理依据、临床用血质量管理体系建立、质量管理体系文件要求、用血过程管理、临床输血相容性检测质量控制管理、患者血液管理及血液库存预警等内容的简述，使学习者明确临床用血的管理架构，了解临床输血管理与质量控制的主要内容及行业管理需遵循的规范要求。在临床用血管理中树立患者血液管理的意识，了解血液预警对用血保障的重要意义。

《医疗机构临床用血管理办法》是临床用血管理的重要法律依据，其重点是行政管理部门、医疗机构、临床医生、输血科及血站在临床用血管理中的职责和义务。《临床输血技术

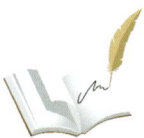

规范》是用血流程的管理。

输血相容性检测质量管理是输血科工作的重点。输血相容性检测的室内质控和室间质评决定了相容性检测的质量水平。

患者血液管理是用血管理的发展方向，其目的不是控制异体血的输注，而是在关注患者转归的前提下，追求患者输血治疗利益最大化，确保血液这种稀缺人类资源能够用到适宜的患者，采用正确的血液成分、在恰当的时机以适合的剂量进行输注。

（宫济武）

扫码"练一练"

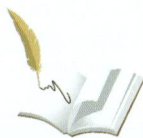

参考文献

[1] 杨成民，刘进，赵桐茂. 中华输血学［M］. 北京：人民卫生出版社，2017.

[2] 王憬惺. 输血技术［M］. 北京：人民卫生出版社，2013.

[3] 高东英. 血液管理学基础［M］. 北京：人民卫生出版社，2011.

[4] 中国医院协会团体标准（T/CHAS 10 - 2 - 13—2018）. 中国医院质量安全管理第 2 - 13 部分：患者服务 临床用血［J］. 2019.

[5] 中华人民共和国国家标准（GB18469—2012）. 全血及成分血质量要求［J］. 2012.

[6] 中华人民共和国卫生行业标准（WS 399—2012）. 血液储存要求［J］. 2012

[7] 中国输血协会团体标准（T/CSBT 001—2019）. 血液安全监测指南［J］. 2019.

[8] 中华人民共和国卫生行业标准（WS/T 622—2018）. 内科输血［J］. 2019.

[9] 中华人民共和国卫生行业标准（WS/T 623—2018）. 全血和成分血使用［J］. 2019

[10] 中华人民共和国卫生行业标准（WS/T 624—2018）. 输血反应分类［J］. 2019.

[11] 中华人民共和国卫生健康委. 血站技术操作规程［M］. 2019

[12] 中华人民共和国卫生部. 医疗机构临床用血管理办法［S］. 2012.

[13] 中华人民共和国卫生部. 临床输血技术规范［S］. 2000.

[14] Mark K. Fung, Anne F. Eder, Steven L. Spitalnik, Connie M. Westhoff. Technical Manual［M］. 19th ed. Bethesda：American Association of Blood Banks（AABB），2017

[15] Harvey G Klein and David J. Anstee. Mollision's blood transfusion in clinical medicine［M］. 12th ed. Chichester：John Wiley & Sons, Ltd. , 2014

[16] Geoff Daniels, Imelda Bromilow. Essential guide to blood groups［M］. 3rd ed. Wiley Blackwell, 2014.

[17] Michael F. Murphy, Derwood H. Pamphilon and Nancy M. Heddle. Practical Transfusion Medicine［M］. 4th ed. Wiley Blackwell, 2013

[18] Geoff Daniels. Human Blood Groups［M］. 3rd ed. Wiley - Blackwell, 2013.

[19] Denise M. Harmening. Modern blood banking and transfusion practices［M］. 6th ed. Philadelphia：F A Davis Co. , 2012.

[20] Mueller MM, Van Remoortel H, Meybohm P, et al. Patient blood management：recommendations from the 2018 Frankfurt Consensus Conference［J］. JAMA. 2019；321（10）：983 - 997.

[21] Spahn DR, Bouillon B, Cerny V, et al. The European guideline on management of major bleeding and coagulopathy following trauma：fifth edition［J］. Crit Care. 2019；23（1）：98.

[22] Carson JL, Guyatt G, Heddle NM, et al. Clinical practice guidelines from the AABB：red blood cell transfusion thresholds and storage［J］. JAMA. 2016；316（19）：2025 - 2035.

[23] Kaufman RM, Djulbegovic B, Gernsheimer T, et al. Platelet transfusion：a clinical practice guideline from the AABB［J］. Ann Intern Med. 2015；162（3）：205 - 213.

[24] Padhi S, Kemmis - Betty S, Rajesh S, et al. Blood transfusion：summary of NICE guidance

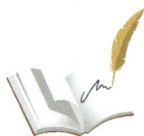

〔J〕. BMJ. 2015；351：h5832.

〔25〕 Simmons JW，Powell MF. Acute traumatic coagulopathy：pathophysiology and resuscitation 〔J〕. Br J Anaesth. 2016；117（S3）：iii31 − iii43.

〔26〕 Pham HP，Shaz BH. Update on massive transfusion. Br J Anaesth. 2013；111 Suppl 1：i71 − 82.

〔27〕 Mahdi BM. A glow of HLA typing in organ transplantation 〔J〕. Clin Transl Med，2013，2：6.

〔28〕 Holcomb JB，Tilley BC，Baraniuk S，et al. Transfusion of plasma，platelets，and red blood cells in a 1：1：1 vs a 1：1：2 ratio and mortality in patients with severe trauma：the PROP-PR randomized clinical trial 〔J〕. JAMA. 2015；313（5）：471 − 482

〔29〕 Hunt BJ，Allard S，Keeling D，et al. A practical guideline for the haematological management of major haemorrhage 〔J〕. Br J Haematol. 2015；170：788 − 803.

〔30〕 Mahdi BM. A glow of HLA typing in organ transplantation 〔J〕. Clin Transl Med，2013，2：6.

〔31〕 Centers for Disease Control and Prevention. National Healthcare Safety Network manual：Biovigilance Component v2. 5. 2 Hemovigilance Module Surveillance Protocol. Atlanta，GA：Division of Healthcare Quality Promotion，National Center for Emerging and Zoonotic Infectious Diseases，2018. 〔Available at https：//www. cdc. gov/nhsn/pdfs/biovigilance/bv − hv − protocol − current. pdf（accessed September 20，2019）.〕

〔32〕 International Society of Blood Transfusion（ISBT）. Red Cell Immunogenetics and Blood Group Terminology（working group）. Blood group terminology. Amsterdam，the Netherlands：ISBT，2019. 〔Available at http：//www. isbtweb. org/working − parties/red − cell − immunogenetics − and − blood − group − terminology/（accessed September 20，2019）.〕

〔33〕 Immuno polymorphism database. All HPA genetic information. Hinxton，UK：European Bioinformatic Institute，2019. 〔Available at https：//www. ebi. ac. uk/ipd/hpa/table2. html（accessed September 20，2019）.〕

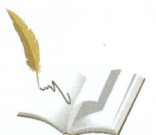